新知
文库

124

XINZHI

Eradiction:
Ridding the World
of Diseases Forever?

ERADICATION: RIDDING THE WORLD OF DISEASES FOREVER ?
by NANCY LEYS STEPAN
Copyright ©This edition arranged with REAKTION BOOKS LTD
through Big Apple Agency, Inc., Labuan, Malaysia.

战疫

传染病能否根除？

［美］南希·丽思·斯特潘 著
郭骏 赵谊 译

生活·讀書·新知 三联书店

Simplified Chinese Copyright © 2020 by SDX Joint Publishing Company.
All Rights Reserved.
本作品中文简体版权由生活·读书·新知三联书店所有。
未经许可,不得翻印。

图书在版编目(CIP)数据

战疫:传染病能否根除?/(美)南希·丽思·斯特潘著;
郭骏,赵谊译.—北京:生活·读书·新知三联书店,2020.8
(2021.5 重印)
(新知文库)
ISBN 978-7-108-06810-1

Ⅰ.①战… Ⅱ.①南… ②郭… ③赵… Ⅲ.①瘟疫-医学史-世界
Ⅳ.① R51-091

中国版本图书馆 CIP 数据核字(2020)第 057801 号

责任编辑　吴思博　徐国强
装帧设计　陆智昌　刘　洋
责任校对　张国荣
责任印制　卢　岳
出版发行　生活·讀書·新知 三联书店
　　　　　(北京市东城区美术馆东街 22 号 100010)
网　　址　www.sdxjpc.com
经　　销　新华书店
印　　刷　北京市松源印刷有限公司
版　　次　2020 年 8 月北京第 1 版
　　　　　2021 年 5 月北京第 2 次印刷
开　　本　635 毫米 × 965 毫米　1/16　印张 26
字　　数　310 千字
印　　数　06,001-10,000 册
定　　价　58.00 元
(印装查询:01064002715;邮购查询:01084010542)

新知文库

出版说明

在今天三联书店的前身——生活书店、读书出版社和新知书店的出版史上，介绍新知识和新观念的图书曾占有很大比重。熟悉三联的读者也都会记得，20世纪80年代后期，我们曾以"新知文库"的名义，出版过一批译介西方现代人文社会科学知识的图书。今年是生活·读书·新知三联书店恢复独立建制20周年，我们再次推出"新知文库"，正是为了接续这一传统。

近半个世纪以来，无论在自然科学方面，还是在人文社会科学方面，知识都在以前所未有的速度更新。涉及自然环境、社会文化等领域的新发现、新探索和新成果层出不穷，并以同样前所未有的深度和广度影响人类的社会和生活。了解这种知识成果的内容，思考其与我们生活的关系，固然是明了社会变迁趋势的必需，但更为重要的，乃是通过知识演进的背景和过程，领悟和体会隐藏其中的理性精神和科学规律。

"新知文库"拟选编一些介绍人文社会科学和自然科学新知识及其如何被发现和传播的图书，陆续出版。希望读者能在愉悦的阅读中获取新知，开阔视野，启迪思维，激发好奇心和想象力。

生活·讀書·新知三联书店
2006年3月

献给我的孙辈，伊莎贝尔、柯林、海伦娜、
埃丝特、爱洛伊斯、菲奥娜、艾丽卡。

目 录

Contents

1 序言

15 第一章 根除疾病与公共卫生
35 第二章 一切源自帝国扩张时代
73 第三章 洛克菲勒时代的悖论
119 第四章 战后的根除狂热
163 第五章 消灭疟疾任重道远?
217 第六章 根除天花的最后一击
267 第七章 充满争议的当代根除工作

317 注 释
395 参考文献
399 鸣 谢

序　言

本书的目的是研究根除疾病工作的起源、发展、影响和争议等问题，把它当作国际公共卫生的一个目标。

我们经常以一种不严谨的方式使用"根除"一词，例如当我们谈论根除贫困时，我们真正的意思是希望能够大大减少世界上的贫穷。然而在本书中，我是在更精确的、更现代的公共卫生意义上使用该术语，它所指的是"通过有意的工作，把全球疾病的发病率降低为零"[1]。根除疾病与"控制"疾病截然不同，后者是指仅仅把疾病的发生率减少到可接受的水平，而不是抱着使世界永远摆脱疾病的期望。讲根除，重点是零发病率，以及有目的的公共卫生干预措施。根除计划还设置了一个刻意的开始和结束日期（通常是十到二十年跨度）。最后，根除疾病还提出了有关费用的一种论点，就是认为，虽然根除工作开展起来代价高昂，但从长远角度看却比疾病控制费用低，因为一旦零发病率的目标得以实现，维护控制措施的持续成本可以永远取消，且不会带来疾病卷土重来的风险。

总之，根除代表着一种绝对的意义。

根除是一个现代概念和一项现代成就。虽然许多疾病（和物种）已经在人类历史的长河中灭绝，而无须采取针对它们的有意行动（因为环境条件的改变，或在生物有机体基因构成方面的未知突变），但对一种疾病的有的放矢的彻底根除却是最近才有的，它是20世纪的产物。[2] "根除"概念是洛克菲勒基金会在"二战"前与钩虫病、黄热病和疟疾的斗争中开创的。"二战"后，根除理念得到了新成立的世界卫生组织（WHO，简称世卫组织）的支持，发动了针对雅司病、黄热病、疟疾和天花，最近还有脊髓灰质炎和几内亚线虫病（麦地那龙线虫病，又常称为几内亚蠕虫病）的根除行动。这些行动属于国际公共卫生领域所采取的有史以来最大规模的、后勤保障工作最为复杂的和费用最高昂的举措，涉及众多国家政府的参与和支持，得到了各政治派别的通力合作，包括一定程度的国际合作。工作还吸收了各种资源，这些资源包括政治、财政、技术和人力方面的，来源于最重要的国际组织，如联合国儿童基金会和世界卫生组织，以及当代主要慈善组织，从"二战"前时代的洛克菲勒基金会到今天的比尔及梅琳达·盖茨基金会都有。事实上，根除行动必须被纳入国际公共卫生历史上最雄心勃勃的计划之列。

麻烦在于，迄今为止，只有其中一场根除行动已经实现了绝对的目标，这就是根除天花。[3]

也许，人类历史上造成死亡和毁容最多的疾病，非天花莫属。布满被感染者面孔和身体的丑陋的水疱对于天花被最终消灭以前见到它的人们来说，是难以忘记的。许多患者不仅留下了严重麻脸，也由于感染而致盲。在某些人群中，高达70%的感染者死于该病。世界卫生组织于1958年首次呼吁铲除该病。1967年开始的一项强化计划在十年后制止了该病的传播，最后一例自然发生的天花病例于1977年10月在一名索马里男子身上得到确诊。关于天花已经真正灭绝的正式公告，于1980年在日内瓦发表。这是人类历史上第一次将一种疾病人为地在全世界消灭。[4]这是一项了不起的成就。因此，常规的天花疫苗接种最终停止了（美国早在1972年就放弃接种）。

1980年的这一事件证明根除疾病实际上是可行的，这一证明在一个关键时刻到来，因为当时，人们对根除工作的热情几经挫折和失败，已经大大减弱。由于天花项目的成功，两项新的全球根除行动于20世纪80年代和90年代，与若干区域根除工作一起发动。几种其他疾病（例如麻疹）正在等待，作为今后根除努力的潜在候选病种。

正是在天花作为人类的一种苦难消失，以及国际上对根除疾病活动的热情重新高涨的背景下，我们需要评估2001年9月11日在美国发生的袭击事件，以及随后不久发生的事件的影响。当时，一个或数个身份不详的人故意散布致命的炭疽孢子，造成5人死亡，以及数周内邮局等联邦政府基本机构的瘫痪，并在一段时间里造成民众恐慌。[5]"生物恐怖主义"进入了政治话语领域。一种恐惧改变了一切，即未来可能会有人故意或恶意地企图利用天花作为对付平民群体的一种武器，而这些民众缺乏任何疫苗接种，因此在疾病面前毫无还手之力。一个迟迟没有实现的计划被暂停——摧毁保存在美国和苏联的世界上仅存的两个严密看守的实验室里剩余的天花病毒样本。天花疫苗被匆忙地再次投入生产。[6]现在，必须就给谁接种与何时接种的问题做出决策。对于接种本身所造成的死亡和副作用等随之而来的风险，必须与之相权衡的是天花的潜在生物恐怖主义威胁所造成的传染风险。[7]

根除天花的戏剧性故事不仅凸显了根除疾病作为一种公共卫生理念和目标的重要性必须持续予以关注,而且这项工作还有很成问题的状况。一方面,谁能否认完全根除一种疾病是一项积极的成就呢?而另一方面,又有谁能否认,迄今为止,完全根除是非常罕见的,而且根除也可能有无法预见的后果,如缺乏针对流氓成性的不负责任行为所造成的感染的防御措施?

若从一个更大范围的、不那么直接的角度来看待根除工作,那么许多公共卫生专家就提出问题:逐个根除特定的人类疾病是否是国际舞台上改善健康状况的最佳途径?根除工作下这么大功夫是否值得?根除是否实现人类健康的最好方法,尤其是在推行大多数根除行动的发展中国家?根除的成本和所带来的好处如何?是否有其他更有效的祛病方法因人们过于集中精力于根除行动而被忽视或被边缘化?彻底消灭一个物种或一种疾病与现代环境保护理念和生态学之间,是否存在着某种紧张关系,甚至矛盾?根除是否已成为"根除主义",即一种信仰或乌托邦梦想,而不是解决人群中健康欠佳问题的一种切实可行的方案?

鉴于历史信息,许多公共卫生和医学史家对绝对根除理念持否定态度或许是可以理解的。他们尤其指出,根除疟疾计划(简称MEP,由世界卫生组织于1955年至1969年领导),是所有根除行动当中规模最大的,却以失败告终,按照他们的判断,这是由于科学知识不足,错误的类比,以及西方的傲慢情绪导致的。

但是这一判断完全正确吗?一些人提出异议。他们认为,疟疾根除行动理应得到更积极的评价。例如,在2008年致《科学》杂志的一封信中,约翰·霍普金斯大学的蒂莫西·贝克(Timothy Baker)博士指出,印度曾是世界上有最大根除疟疾计划的国家,在"二战"结束后的几十年中，那里的疟疾发病率和死亡率急剧下降。尽管没有实现根除的目标，但疟疾发病率已经从1951年的每年约1亿起病例和100万人死亡减少到50年后的每年不到1000人死亡（而在此期间，印度人口翻了一番），今天，世界卫生组织给出的印度每年因疟疾死亡人数为1.5万（而另一些专家则估计这一数字更高）。尽管如此，贝克认为，疟疾死亡率的下降"凸显了疟疾项目的价值"[8]。

与此同时，全世界每年仍有3亿—5亿人感染疟疾，100万人因此死亡，其中90%发生在撒哈拉以南非洲地区。该地区是过去基本上没有加入疟疾根除行动的一个区域，今天则是国际卫生援助的重点。印度和非洲之间的反差是否显示出，尽管针对单一疾病的根除行动未达到最初设立的目标，但依然取得了相当可观的成果？而今天我们是否应该重启对根除的尝试呢？

最近，比尔及梅琳达·盖茨对这个问题给出的答案是肯定的。2007年10月，在一次疟疾年度论坛上，他们语惊四座，宣布打算将自己抗疟疾工作的重点从控制转移到根除。他们明确表示，他们所指的根除，是采用这个词的技术性的、绝对的意义。由于比尔及梅琳达·盖茨基金会是当今全球卫生领域里远超过其他组织的最大规模慈善机构，年支出预算超过世卫组织本身，所以盖茨夫妇拥有前所未有的威力，可以影响国际卫生议程，因此他们的言论总能引起关注。记者们问："他们真的是说……根除吗？"这同样是出席会议的很多疟疾专家的惊讶反应，因为他们认为，根除疟疾"虽然是一个崇高目标，但简直无法实现"。尽管如此，世卫组织总干事陈冯富珍博士还是从座位上跳起来为盖茨夫妇的大胆提议鼓掌。[9]

那么，根除到底是疟疾的一个合理归宿，还是科学技术傲慢和过于自信的又一例证呢？确定一个绝对的目标是否有利于人们集中精力解决公共卫生领域的某一问题,从而大幅度减轻特定疾病所造成的负担?还是说此类计划不可避免地会导致失望?在全球化和全球卫生的新时代中,根除疾病到底应占据什么位置?

我撰写本书旨在回答其中的一些问题。当我们谈到根除行动的时候,我们所谈论的是公共卫生干预的一种特征,这种特征已经在国际舞台上的公共卫生领域留下了自己的印记。从历史上看,将根除疾病作为一项目标,反映的是人们对医学科学和技术干预,对国际合作的可能性,以及对公共卫生知识的巨大信心。与此同时,实现这一绝对目标本身的难度,使把根除当作国际卫生领域里的一项关键行动来执行变得很成问题。

因此,我的目标是确定一个有影响力的公共卫生模型,并评估根除的历史,考察其中的"出于切实考虑的含糊之处"。

根除行动的灵魂:弗雷德·L. 索珀(Fred L. Soper)博士

目前,某些标准已经建立以判定哪些疾病可能适用于根除。例如1997年(距世界上最后一例自然发病的天花确诊20年)在柏林的达莱姆研讨会上,判断疾病是否适合根除的标准被划分到三个方面:生物、经济和政治。生物因素包含这样的一些问题:是否存在非人类的宿主或者说疾病生存的"蓄水池"(如果真的存在,那么根除疾病的运动就很难实现,甚至是不可能的,具体情况要看动物宿主的性质)?是否有确诊疾病的便捷方式?是否有阻止疾病传输的行之有效的干预方法?经济标准是和疾病给各国人民造成的财政负担的评估相关联的,此外还有根除疾病相对于控制疾病的成本效益分析。政治标准与政界对控制疾病的重视程度,和实现疾病根除的政治意愿相关联。[10]

然而，纵观疾病根除的历史，尤其是它在20世纪的发展历程，人们所选择出来的疾病看起来却要"混乱"得多，因为决策的形成参照的与其说是经过仔细权衡的因素，不如说是一定条件导致的事件，其所依据的有关该病的知识往往不完整，并受到人们对于疾病入侵的恐惧的影响。将疾病与生物学和医学本身联系起来的情况反而很少。此外，简单而言，根除工作中最为狠抓的一些疾病如果从纯生物学角度讲就不会成为选择对象（例如黄热病，因为该病毒有一系列动物宿主，这就使根除该病成为不可能，除非同时有意地消灭许多生物物种，而这样做几乎不可能，从环境学角度讲也是不可接受的）。事实上，根除的历史是一门综合史：这其中有帝国的历史；有医学科学和技术的历史；有"公共卫生"中"公共"一词的定义不断改变的历史；有国际公共卫生机构及其意识形态以及领导者的历史；有冷战的历史；有从"国际卫生"到"全球卫生"转变的历史等。

许多历史学家完整地记录了这些根除历史的各个方面，也详尽阐述了疾病根除历史的各个阶段。一部有关里德委员会（Reed Board）在哈瓦那的黄热病救治工作的著作一直以来特别受读者钟爱。还有一部有关洛克菲勒基金会20世纪20年代到30年代疾病根除工作的书也越来越得到广泛研究。[11]最近，钩虫一词已经出现在历史文献中（但雅司病尚未被提及）。[12]近年来，疟疾根除已是许多优秀历史类书籍的写作对象，但根据作者的兴趣不同所侧重的写作内容亦有所不同。例如，帕卡德（Packard）备受关注的新书全面地描述了疟疾的生态和社会历史；而奎托（Cueto）对墨西哥疟疾根除行动的出色研究则细致考察了战后单独一个国家的疟疾根除行动。[13]

但是，到目前为止，还没有一本书尝试从理念本身的角度讲述疾病根除的历史，讲解它从20世纪初期发展到当前形态的来龙去脉。[14]而这就是我写这本书的目的所在。

在讲述这段历史的过程中，我把早期的疾病根除主义者弗雷德·L. 索珀博士的生活和事业作为一个固定参考点，并借此展开了全书的时间和叙事坐标系。事实上，我曾尝试从索珀的角度来看根除行动，将其演变视为一种哲学，但与此同时又用批判的眼光审视他的观点，并保持一定的客观性距离。

索珀是一位美国公共卫生官员，他的一生几乎跨越了20世纪。[15]他绝对是疾病根除行动的主要倡导者，并且是与当今一些重大疾病根除行动有着密切联系的人物。他的一生清晰地印证了这一时期出现的公共卫生工作的新形态——国际专家对自己的知识充满信心，一个国家一个国家地奔走，一种疾病一种疾病地研究，以期建立一个无感染的世界。在业务方面，索珀紧紧地抓住细菌学、寄生虫学和20世纪初期萌芽的疾病向量理论的发展产生的新机遇，并开始关注洛克菲勒基金会的观点，即公共卫生的目的就是对现有知识的实际应用。

弗雷德·L. 索珀1893年出生在一个有8个孩子的美国中西部家庭，于1918年毕业于芝加哥的本杰明医学院，主修医学，随即加入洛克菲勒基金会从事国际卫生工作。索珀完全相信在美国学到的医学知识和完善的医学技能，但事实上他对贫困人口所面临的问题知之甚少。真实的情况是，他所掌握的几乎所有热带医学知识都是在约翰·霍普金斯大学设立的为期三周的寄生虫学课程里学到的，然后他就在1920年被派往巴西，之后是巴拉圭，长年从事疾病控制工作。

在迅速掌握了西班牙语和葡萄牙语后，索珀在许多热带疾病领域积累了丰富的经验；学会了在病原体、昆虫和人员安排问题上行使自己的权威；对自己的判断力树立了信心；并且因负责掌管大型复杂公共卫生项目而使这种才干有了用武之地。多年以来他领导了巴西的整个黄热病根除项目。

索珀集魅力、坚定和严谨等品质于一身，他身材高大，仪容仪态俨然一位军人，言谈举止也是一板一眼。在职业生涯中，他由于固执己见而树敌颇多。艾伦·格雷格（Alan Gregg）博士是洛克菲勒基金会的另一位年轻医生，早年曾和索珀共事过，他形容索珀是一个"横冲直撞的堪萨斯人，专横跋扈的程度简直超出了我的想象"[16]。但是，索珀在拉丁美洲也交了很多朋友，尤其是在他待了很多年的巴西。幽默风趣、刚愎自用和精力充沛等性格特点，使得索珀不仅吓跑了很多人，也吸引了很多人。他几乎不知道什么是累：能一连数日坐着快要散架的小轿车或旧公共汽车，或骑着骡子或是马，赶好几天路去内陆农村地区采集流行病学数据；也能在艰苦的条件下露营；同时还能强迫自己去对公共卫生难题刨根问底。

他是一位一丝不苟的领导者，要求别人就像要求自己一样严格。有人曾经描述索珀是"洛克菲勒基金会历史上最棒的野战军将领"[17]。马科里诺·坎道（Marcolino Candau）博士是世界卫生组织的第二任总干事，也是索珀在巴西工作期间的同事，在索珀的退休晚宴上，他回想起索珀"压榨机般的领导艺术"[18]。在巴西，大家都叫索珀"司令官"。[19]

索珀的一生都在从事国际公共卫生工作，他在拉丁美洲、北非和地中海地区都工作过，最后甚至还去了远东地区。这些经历让他完全着迷于一个彻底的，甚至是革命性的理念——把疾病消灭得一干二净。[20]索珀的理念在其工作成效的起起落落中发展着，他积极倡导彻底根除，将其视为解决全球公共卫生问题的万灵丹。索珀在一生中目睹了作为国际公共卫生目标的根除理念的声誉从20世纪

20年代落入低谷，又回升到"二战"后被广泛认可的过程。人们普遍认为，对这一概念的支持率的上升应归功于索珀，因为据一位评论家说，是索珀"展示了疾病根除概念的可行性"[21]。索珀是20世纪主要的疾病根除主义者。公共卫生历史学家约翰·达菲（John Duffy）认为，他是"世俗社会中的医学传教士"，因为他坚信根除疾病事业是正义的，而且"不容阻挠"。[22]英国著名的疟疾学家L. J. 布鲁斯-查特（L. J. Bruce-Chwatt）博士更是不吝溢美之词，盛赞索珀是"国际公共卫生事业中最伟大的诸侯之一"[23]。

20世纪30年代和40年代，索珀成为疾病根除行动的倡导者。当时，身为洛克菲勒基金会在拉丁美洲的一些最重要的公共健康运动的负责人，索珀确信，他已经发现了新的技术方法，可以通过消灭蚊虫媒介来彻底根除黄热病和疟疾（甚至在DDT尚未问世的时候）。"二战"期间，索珀被借调到美国陆军，在非洲和意大利从事斑疹伤寒和疟疾治疗工作，并且是第一批负责评估新型杀虫剂DDT对疾病控制效果的成员之一。"二战"后，索珀到泛美卫生组织担任领导工作，把疾病根除理念引入这里，在他的领导下，该组织在1947年到1959年大大增加了预算和工作人员，扩展了活动范围，尤其是在开展针对雅司病、黄热病、疟疾和天花的根除行动方面。

1949年，泛美卫生组织成为世界卫生组织的美洲区办事处（当时只有一个此类地区办事处）。[24]由于两个组织之间的这种联系，1955年，索珀在世界卫生组织决定启动疟疾根除项目的过程中发挥了影响力，拉丁美洲最终成为最坚持不懈地开展疟疾根除工作的地区之一。同时，索珀还把泛美卫生组织的能量投放到支持美洲的天花根除上，继而又支持了1959年世界卫生组织宣布的全球天花根除计划。退休后，他到处旅行，讲授疾病根除的目标和方法。泛美卫生组织保持了在疾病根除工作中领导者的角色，比如，1985年该组织启动了在西半球根除脊髓灰质炎的工作。几年后,世卫组织在全球范围支持了这项运动。

20世纪60年代后期,疟疾根除计划出现了闪失,索珀的名誉也随之受损,大家开始认识到,根除这种疾病是不可能的,因而根除计划被降级为控制计划。1977年,在天花根除成功实现之前,索珀怀着对疾病根除理念的坚定信念与世长辞。很多年前索珀曾去新德里评估该地疾病根除项目所需的支持,有人就根除工作向他提出质询,他回答说:"我从没说过疾病根除是一件简单的事情。"与他对话的人接着说道:"我倒是听人们说过这件事情是不可能实现的。"[25]

但是,根除天花行动的最终胜利以及根除计划在其他传染病方面的明朗前景表明是时候该反思一下索珀的一生了。在很多方面,他都是公共卫生领域里一位"被遗忘的人物",在国际公共卫生圈子以外鲜为人知(甚至在这些圈子内,人们的记忆也是短暂的)。例如,在洛克菲勒基金会1951年出版的为庆祝该组织研制出黄热病疫苗而撰写的《黄热病》(*Yellow Fever*)一书中,对索珀负责的预防工作提及甚少,尽管他在该领域付出了很多年的心血。之所以会这样,是因为写这本书是为了庆祝人类最终征服了黄热病,而基金会认为,1927年黄热病病毒的发现和1937年黄热病疫苗的问世才是征服黄热病的原因。正如罗伊(Löwy)所说,在洛克菲勒基金会黄热病根除行动中,以病毒为中心的历史描写几乎忽略了索珀的贡献(甚至没有一张照片)。[26]而就在这本书问世的时候,洛克菲勒基金会即将放弃实用公共卫生工作,并抛弃索珀郑重承诺过的要努力实现的消灭伊蚊目标。[27]

然而最近,在《纽约客》杂志的一篇文章中,马尔科姆·格拉德威尔(Malcolm Gladwell)盛赞索珀,说他是已经几乎消失的一类公共卫生专家——英勇、能够展现出几乎超人的、一心一意的（有时是肝脑涂地的）奉献和实干精神，具有很强的自信心，以及对根除事业的人道主义意义及其科学可行性的近乎狂热的信念。[28]

对索珀是褒还是贬，全凭人们自己判断，因而我也阐明自己的观点。不过，这本书不是索珀的个人传记，而是在讲述一个想法或理念的故事，抑或记述了20世纪公共卫生事业的风格。就我而言，索珀以非同凡响的人格见长，既有缺点，也有许多优点。他留下了大量的档案文件，他对疾病根除行动，以及他在拉丁美洲、北美和欧洲组织的许多公共卫生计划的记述，使其人生经历及其成就成为历史学家的宝库。作为疾病根除理念的总设计师，在根除史的长河中，索珀是一座重要的里程碑。

但是本书不仅记述索珀的事业，许多在疾病根除工作中名留青史的人物，无论是对索珀友好的，还是持批评意见的，都在书中得到应有的描述。本书还探讨了索珀身后的历史，审视了他去世后、根除天花以后，一直到现在的根除工作的历史，以及与之竞争的"卫生与发展"模式。同时，后天花疾病根除行动也慢慢地逼近其可能的结束点，新的疾病则作为根除工作的候选对象被提出。

疾病根除和疾病根除主义

从本书中我们可以看到，索珀对根除工作的热情还有另一个作用，那就是它将人们的注意力吸引到定义和限制现代根除概念的绝对主义上。

在索珀看来，根除并不意味着疾病发病率的某种模糊或笼统的下降。在他看来，根除是一种绝对不容妥协的疾病防治观点，是对完善人类生存条件的可能性的一种愿景，折中办法是不行的。他说:"一旦承诺根除疾病,则对于零点以上继续发生的一切病例,都必须做出解释。"[29]疾病根除的要旨就是"为降到零点而奋斗"。[30]马尔科姆·格拉德威尔说,索珀之所以令人敬佩,是因为他在决心从地球上彻底消灭疾病方面从不打折扣。

在索珀看来,接受疾病根除作为公共卫生的目标,就意味着对待疾病的心理或态度的一种根本改变,尤其是在被列为根除对象的一种疾病几乎绝迹的关头,因为在这个时候,大多数人往往会开始失去继续完成疾病根除工作的兴趣,而将其兴趣和精力转移到公共卫生领域的其他紧迫任务上去。而索珀则认为,仅仅把人群中的发病率降低到几乎不见踪影的程度是不可以的。实际上,正是在此时此刻,重要的疾病根除工作才开始。疾病根除必须是绝对的。

其实,提到弗雷德·L.索珀,我们不仅要讨论疾病根除,而且还有"疾病根除主义"——一整套对于让世界摆脱疾病困扰的信仰,或是一种乌托邦梦想。正如杰弗里所说,"疾病根除主义是一个不打折扣的术语,所要求的是某种完美度"[31]。完美的麻烦就在于,它很难实现,世界是不完美的,人类亦非完美。更为确切的说法可能是,进化适应和生态学的现实情况以及人类和病原体达成的瞬息万变的平衡,对于疾病根除都是不利因素,而人类历史的事实也恰是如此。

尽管从一开始,根除的哲学就遭到批评,但持续存在的反对意见却是在20世纪60年代根除主义达到高潮时,在新环保主义者当中变得明显的。有关环境问题的新的奇谈、环境保护论者的新生态学,从根本上与根除主义哲理当中所固有的"征战大自然"的理念相矛盾。生物学兼生态学家勒内·杜博斯(René Dubos)1965年依据这些理由批评了疾病根除行动。他预测:"疾病根除计划最终会变成图书馆书架上的古董,就像所有社会乌托邦学说一样。"[32]

正如根除天花的成功所表明的,杜博斯错了。无论以哪种形式,疾病根除计划大概都已被国际公共卫生界广泛接受。这些计划有强大的倡导者,也是为经济欠发达国家公共卫生问题确定治理目标的一种方法。对于这些方法的效益成本问题,人们还将继续讨论和评估。但是,从更广泛的意义来说,杜博斯的看法无疑是正确的,即根除主义在其大部分的发展史中都与公共卫生事业的其他模式关系紧张。这就引出了一些关键问题,即疾病根除是否能够作为公共卫生事业的一种模式,及其是否能适应公共卫生的新思潮。

在我看来,仅仅就事论事地批评根除事业是错误的——这是在迫使贫穷国家对疾病屈服,而富裕国家是绝不能容忍这些疾病的。毫无疑问,天花和疟疾的根除本身肯定是好事,它不需要仅仅根据是否提高经济生产力来进行评估。

然而,批评根除工作的人也有一定道理。仅仅基于科技手段进行根除是不够的。当地生态环境、社会条件、政治体制、经济因素——所有这些都需要纳入考虑范围,而这就使疾病根除行动的实现变得非常困难。研究发现,基础卫生设施是必不可少的。双方"阵营"——支持根除主义者和反对根除主义者——之间的敌对行动往往是激烈的,从历史角度看也是可以理解的,但是现在激烈的程度过分了。如今,我们能找到疾病根除行动的例子,它们虽以具体的单一疾病为重点,在寻求零发病率方面有专攻,但同时在其组织形态方面也更接近预防医学和基本医疗服务的理想状态。

疾病根除和基本医疗服务的逻辑不一定相互矛盾,我们应能从政治的角度设想二者的结合,从而制定出让二者相互加强的政策。

第一章

根除疾病与公共卫生

第一章的讨论框架由两场革命构成。

第一场是微生物学革命,大约发生于1870年到20世纪30年代。这场革命改变了医生思考疾病原因的方式,以及可能被用来控制疾病的方法。第二场则是死亡率和发病率领域发生的革命。这场革命从19世纪末开始在全球范围内发生。[1]那么问题是:这两场革命的关系如何?

综合考察第二场革命,我们能看到世界平均预期寿命增长了一倍多,从1830年的大约30岁,增加到现在的67岁,而在一些最富裕的国家则超过了80岁。19世纪下半叶,健康状况的这些改善首先从西欧工业发达的资本主义国家开始。自1950年以来,发展中国家的预期寿命提高幅度最大(因为与发达国家相比,发展中国家原本的预期寿命低得多,患病率和死亡率则高得多)。然而这些发展趋势并非不可逆,正如我们从撒哈拉沙漠以南非洲地区所了解到的那样。截至2000年那里的艾滋病流行造成了灾难性的影响，一度被认为已经得到控制的传染病，如疟疾和肺结核也卷土重来，再加上严重的贫困和日益恶化的政治与经济条件，这一地区的人口预期寿命已经下降到47岁。[2]尽管如此，世界上大部分地区人口预期寿命已经显著提高。詹姆斯·C. 莱利（James C. Riley）在最近所做的"死神的退却与人们普遍安然活到年老"的全球调查中，甚至把死亡率锐减的革命，即人们俗称的"健康转向"称为现代社会最辉煌的成就，认为其重要性超越了财富、军力和政局稳定。[3]

问题是：如何解释人类健康和寿命的如此根本性的转变？具体地说，公共卫生干预措施，尤其是基于细菌学、寄生虫学和传染理论的医学干预措施，在引起如此大幅度的改善方面起了什么作用？根除行动是如何促成，或者说在其他方面影响卫生领域的巨变的？

我希望，以医药卫生领域这两场革命为开篇，这本书能够对我们今天的一场重大辩论——关于人类健康与否的根源或原因的辩论——做出贡献。

医学和公共卫生领域的疾病根除和认识论革命

一些历史学家认为，使用"革命"一词来描述细菌学的发展有点用词不当。这是因为，从19世纪六七十年代开始，由路易·巴斯德（Louis Pasteur）和罗伯特·科赫（Robert Koch）等科学家提出的新微生物理论对医学理论的创新，只是被不同的医学团体和专业缓慢而不均衡地吸收着。同时，前细菌学和后细菌学时代之间还有很多连续性，尤其是在实际的公共卫生政策上，如隔离、检疫、消毒和熏蒸等措施的执行。[4]

不过，就概念而言，新的微生物学标志着一场革命，因为它从根本上转变了人们对疾病因果关系的理解。人们摒弃了斯蒂芬·库尼茨（Stephen Kunitz）所说的"多重弱充分"模型，转而采纳"必要的"因果模型。[5]在细菌学创立之前，公共卫生专家们认为，传染病是由一些源于人类居住区的名为"瘴气"或"臭气"的复杂有害物质所致。这些瘴气没有被定义为可以自我繁殖的活的生物体，而是某种无形的有毒物质，源于腐烂的物质、灰尘和潮湿的泥土。它们是多重的、弱致病的，因为被预设的结果——疾病——只是有时候从这些条件发生。公共卫生专家的目标是清理人造的居住区（清除垃圾，洁净供水）和天然环境（通过给沼泽地排水），由此来减少瘴气以及随之而来的疾病。尽管那时微生物在疾病传播方面的作用还鲜为人知，但以这些方式从各个方面努力来清理环境，起到了减少水源中致病微生物含量的作用。

随着细菌学和寄生虫学的发展，公共卫生专家提出的疾病模型逐渐被较为狭义的病因概念取代，其关注焦点是微生物本身，它们被视为疾病的必要媒介。19世纪80年代和90年代，接连不断地发现了众多传染病的微生物病媒——包括麻风病、肺结核、霍乱、炭疽、伤寒和白喉的等。致病微生物的发现引起了相应的实验操作（通过对这些微生物进行加热或者化学处理）来生产疫苗（最著名的是于1885年问世的巴斯德狂犬病疫苗，它是继詹纳于1796年发现天花疫苗后的又一种疫苗），以及保护性血清（例如，1882年问世的抗白喉血清），以减轻实际患病后的负面影响。

以德国著名细菌学家罗伯特·科赫命名的"科赫法则"，概括了微生物学所涉及的认识论的转变。在1882年发表的一篇著名论文中，罗伯特·科赫首次辨析了结核杆菌。不仅如此，他还研发了能看清微小细菌的标本染色法和有利于细菌繁殖的培养基。他给易感染的动物接种细菌，以便在动物体内复制疾病的症状，然后从其体内提取同样的结核杆菌，再次放入纯培养基里培养，以此证明杆菌是该病发生的根本"原因"。

科赫法则阐明了细菌是疾病发生的必要条件，从而事实上把疾病定位于病原体本身。[6]在结核杆菌发现之前，我们今天所讲的肺结核包括很多不同的状态和称呼，如瘰病和淋巴结核；识别该病要依靠许多不同的临床症状描述以及病理学调查。1882年以后，一种以结核杆菌的存在为依据的新型单一疾病"肺结核"出现了。同样地，许多其他疾病也被重新命名，以认可人类的这种新的认识。例如"象皮病"，一种生活在热带地区的人群所患的、因如大象般肿大的四肢和生殖器为特点而命名的疾病，在19世纪70年代确认病因为小丝虫感染后，首次更名为"丝虫病"（filariasis）。

微生物学的一个很重要的发展源自对寄生虫在疾病中作用的破解，例如疟原虫和非洲昏睡病中的锥体虫。此外，实验工作证明，昆虫在疾病传播中发挥了意想不到的作用，而这一发现对疾病根除行动的展开有特殊意义。在1897年到1898年，英国陆军医生罗纳德·罗斯（Ronald Ross）和意大利疟疾医生格拉西（Grassi）发现，疟疾的传播是由于人类被按蚊属雌性蚊子叮咬。1900年，里德委员会通过人体接种试验证明，黄热病是通过雌性埃及伊蚊（当时称为 *Stegomyia fasciata*）的叮咬传染给人类的。[7]这些发现几乎立即使人想到消灭这种蚊子就能消除这种疾病。

事实上，医生和公共卫生官员们很快就认识到一种可能性，这种可能性是新的微生物和疾病传播理论带来的，他们认为，这样一来就可以高效并经济地"送瘟神"了。这种方法就是通过调整干预措施来阻断因果传播链中的薄弱环节——采用药物、化学制剂或其他手段来围剿昆虫的滋生地。在这种情况下，人们很容易对改革者和公共卫生专家一度从事的清理污水和提供洁净饮用水的大规模行动不屑一顾，视之为过时的，甚至是无关紧要的。在这方面，沃尔特·里德（Walter Reed）博士和威廉·C. 戈加斯（William C. Gorgas）博士关于污泥与黄热病传播没有任何关系（但是蚊子确实与之有关）的结论是很有影响的。美国罗得岛州"新公共卫生事业"的领导人查尔斯·查平（Charles Chapin）援引了哈瓦那故事，断言里德和戈加斯的研究成果"使污物病因论寿终正寝"[8]。

但是，如果认为人们对依据新的细菌学和寄生虫学模型制定的政策已经达成共识，即从现在起，疾病控制方法将会按照新认识论编写的剧本运行，那就错了。新的微生物学带来了一批而不是一种政策选择，其反映的往往并不只是医学界的判断，还有相关人士的社会价值观、意识形态和政治立场。例如，在20世纪初，有人认为疟疾是由四种不同的疟原虫引起的（属于原生动物中的单细胞微生物并被称为间日疟原虫、恶性疟原虫、卵形疟原虫和疟原虫），会在人体产生四种不同类型的发热（恶性疟疾是最致命的）。还有观点认为疟疾是由30到40种不同的按蚊引起的，雌性蚊子通过叮咬将疟原虫传播给人类。

但疟疾同时也是由更大的（或者更深层的）社会、生态和地理因素所导致或者决定的，如特定的地理位置等。这些地方由于特殊的气候、地形和整体生态学，特别有利于能传播疟疾的蚊子繁殖（例如在非洲很多地区发现的冈比亚按蚊种群）。贫困也会导致疟疾的发生，因为贫困意味着人住在破旧的房子里，这些房子的窗户上没有防范装置以防止蚊子进入；贫困还令人无法去诊所看病（如果诊所存在的话）；无法得到救命的抗疟药物，或者是购买它们；无法购买浸透杀虫剂的蚊帐。贫困还会导致营养不良，由此降低了抵抗疾病的免疫力。

这些不同的原因都与认识疟疾有关，我们可以增加其他的原因。新的发展计划通过开拓新的劳动力市场而改变人类居住格局，这一活动反过来也使毫无免疫力和极易感染的人进入疟疾肆虐的地区，并常常带来灾难性的后果，比如疫情的全面暴发。开发项目本身可能会改变当地的生态环境，反过来也可能会促使（而不是抑制）按蚊的繁殖，从而增加人群感染疟疾的风险。这些地理和生态因素都决定着人们是否以及在何处可能感染疟疾。

因此，有关如何降低发病率的公共卫生政策的选择不是一个给定的，而是一个需要判断的问题，这一判断涉及疾病传播中最薄弱的环节、实施具体干预措施的难度以及具体干预措施可能会产生多久的影响。尽管如此，认同对疾病的细菌学/寄生虫学认识的公共卫生活动人士，仍然可能在应该采取什么措施上发生分歧。例如，20世纪的前30年，意大利的疟疾科医生——其中很多人对蚊子传播疟疾理论的创立做出了贡献——仍然认为疟疾与其说是一种"蚊子疾病"，还不如说是植根于贫困的"社会疾病"。他们将控制工作集中在用奎宁保护人类和改善其生活条件方面。另一方面，洛克菲勒基金会的疟疾专家则倾向于赞同罗纳德·罗斯的观点，即从根本上视疟疾为一种蚊子疾病，并将干预措施集中在找到新的方法控制或者消灭蚊子或其幼虫方面。我在这方面的观点是，源于某一特定科学理论的公共卫生政策是可以做出调整的，这些政策往往反映出相关群体的政治背景、意识形态和其他工作假设。科学并非在一个价值中立的环境下运行，而是在具体的社会、经济、政治和知识背景下被赋予意义，并创造意义的。[9]

但是，从历史上看，我们往往会发现，与公共卫生的前一个时代相比，微生物学革命与更狭义的疾病控制方法有关。人们的关注焦点越来越集中于传染的直接原因，如病原体和带菌者，而回避了

（如果不是真的忽略了）造成健康不良的更深层和更棘手的社会、经济和政治因素。从20世纪初到现在，这种控制方法对医学和公共卫生的实践一直产生着十分持久的影响。

该方法尤其决定了大多数根除行动的规划。这些根除行动被明确规划为有时限的、技术性的和专业性的干预，以在不涉及社会因素和经济因素的情况下逐一地在世界范围消灭疾病。20世纪的第一个10年，"根除"和"根除行动"开始以其更严格和绝对的意义被采用，同时，公共卫生领域中的新发现蔚然成风，新兴的实验医学不断发现新的寄生虫和至那时为止鲜为人知的人类疾病。[10]1909年，洛克菲勒出资成立了一个卫生委员会以根除钩虫病；1915年，又资助了黄热病委员会，该委员会前往拉丁美洲调研在整个西半球铲除黄热病的可能性。翌年，即1916年，美国统计学家弗雷德里克·L.霍夫曼（Frederick L. Hoffman）提出了《关于在西半球根除疟疾的呼吁和计划书》。"二战"期间，由于医学和科技领域中的进一步发现，如青霉素、氯喹和DDT，扩大了以科学为基础的公共卫生的范围，并在20世纪下半叶引发了一些有史以来规模空前的根除行动。

在所有这些不同根除行动中起作用的基本模式是病因普遍性模式——无论该病在哪里发现，都假定它有同样的病因，并可以采用同样的方法根除，而不管所涉及的人群的阶级和经济、地理状况差异。正是从这个意义上讲，根除工作成为国际性的。

死亡率革命和公共卫生

人们对根除一直褒贬不一。当根除行动徘徊不前时，其受欢迎的程度就有所下降；当其目标的实现看似指日可待时，其受欢迎的程度会有所上升，这是可以理解的。构成这些摇摆不定的态度基础的，是有关可行性、有效性和选择性的问题。鉴于疾病根除在技术上、经济上和政治上对社会和国际援助提出的要求，它是可行的吗？除了简单地将一种造成麻烦的传染病从人群中消除这一影响外，从人群中消除特定的疾病还有什么特别重要的作用？根除这一公共卫生干预措施是有助于整体健康状况的改善呢，还是倾向于否定或关闭通往人类健康的其他途径？

实际上，这些问题可以归结为公共卫生干预和人类健康改善间是什么关系的问题。参与公共卫生事业的人们十分自然地抱有的假设是，他们的运动是举足轻重的；的确，大家只需想一想巴西在减少艾滋病病毒/艾滋病方面，以及通过公共卫生行动和免费发放抗逆转录病毒药物所取得的成功，再把这一结果与南非的艾滋病病毒/艾滋病疫情加以比较便可。[11]

但或许很荒谬的是，公共卫生领域的主导范式却持与之相悖的观点。这一范式在公共卫生界通常称为"麦基翁命题"（McKeown thesis），以英国历史流行病学家托马斯·麦基翁（Thomas McKeown）的名字命名。他那本于19世纪70年代出版的通俗读物，时至今日依然框定着关于这一主题的辩论内容。麦基翁坚称，从1860年前后到20世纪30年代，英国人的死亡率能够大幅度下降几乎全都归功于经济增长和生活水平的提高，尤其是营养的改善，而几乎没有医学或者有的放矢的公共卫生干预措施的功劳。他把英国的具体情况拿来推而广之，形成了一种普遍和乐观的经济理论，即经济增长日益高涨的浪潮使全人类的健康状况得到改善。

这一经济理论之所以能产生持久吸引力的一个原因是在很多方面人们凭直觉感到它是正确的。促使19世纪的卫生专家在法国和英国采取行动的就是这种认识，即贫穷和疾病具有相关性。观察当今世界的状况，我们知道，穷国的健康状况通常比富国差；富国的穷人、穷困阶层或少数民族的健康状况也比富人差。

然而，在有关健康状况的经济理论问题上，人们有更多的话可说。

麦基翁开始就卫生领域中的变革著书立说时（19世纪60年代），正值他和另一些人对英国国家医疗服务体系（NHS）在卫生领域中一味注重生物医学和治疗的倾向持越来越强烈的批评意见。他认为，这种做法损害了更广泛的经济和社会应对措施。[12]麦基翁把英国第一次具有重大历史意义的死亡率锐减的革命作为主要研究案例，强调了它与第一次工业革命的时间相吻合，以此证明经济增长对卫生事业的积极影响。英格兰人与威尔士人的预期寿命在19世纪30年代仍处于总体低点，而19世纪70年代死亡人数则开始下降，因为工业化的比较积极的效应得到普及，传染病所造成的死亡人数也下降了。尽管如此，改善的到来是十分缓慢的，因为英国国内的各个阶级与地区之间存在种种差异。到1900年，英国人的预期寿命已经上升到平均46岁［因为曼彻斯特（平均36岁）和伦敦（平均44岁）等制造业城市数字较低］。[13]到1950年，这一数字已上升到大约70岁。回顾这场死亡率方面的巨变，麦基翁总结说，这些改善根本不可以归功于医学的治疗手段，如青霉素等药物，原因很简单：它们在20世纪40年代之前尚未问世。随后，麦基翁经过一系列的排除法，更大胆地否定了医学专家们对健康状况改善所做的贡献。他的结论是：人均收入的提高转变成总体营养状况的改善，此乃死亡率方面巨变的主要原因或者首要动力。[14]

无论这一经济学论点看起来有多么强的吸引力，许多历史学家现在已经开始察觉，麦基翁对于公共卫生干预措施带来的健康状况改善的全盘漠视有些过分了，而且确实是在历史和概念上的误导。[15]

毕竟英国的死亡率大幅下降和公共卫生行动本身之间也有同样引人注目的历史巧合。西蒙·斯莱特（Simon Szreter）和安妮·哈迪（Anne Hardy）等许多历史学家，以及斯蒂芬·库尼茨等社会理论家都加入了这场辩论，进而用怀疑的眼光来看待健康的经济决定论。他们以详细的流行病学和历史学研究为基础，认为麦基翁对许多有关卫生事业的历史细节的认识是错误的（如高估了肺结核发病率的下降）并忽视或者低估了许多重要的改善人口健康的公共卫生干预措施。尽管经济因素显然对健康很重要，但他们的结论是经济的增长经常会对人口造成负面影响，不仅不会改善健康，反而会造成斯莱特所说的四个"D"——混乱（Disruption）、贫困（Deprivation）、疾病（Disease）和死亡（Death）。斯莱特和穆尼（Mooney）检查了18世纪80年代到19世纪50年代的几十年间受到英国工业革命影响的数据，数据显示在19世纪30年代英国死亡率是上升了而不是下降了，这进一步证实了霍布斯鲍姆（Hobsbawm）关于工业化对英国人口最初影响的悲观观点。直到19世纪70年代和80年代，城市的死亡率才开始真正下降。[16]斯莱特认为，在19世纪的这些情况下，政府行为，尤其是地方政府行为，在通过逐步改革从而将经济财富转化为人口健康的过程中起到了非常重要的作用。[17]

这些行为并不是经济与财政积累的自然结果；相反，制造商抵制用支出资本成本的方法来改善公共卫生。[18]确切地说，这是许多不同发展趋势综合而来的结果。公共卫生行动有许多发起者，它包括不同群体的改革者，包括工程师、律师、医生和一些政客。为了对抗常常不受管制的工业和经济的"发展"造成的贫穷和住房拥挤，以及工业制造过程中造成的饮用水污染及同样的像曼彻斯特那样的制造业城镇的空气污染；也因为一系列因素的刺激，从担心在拥挤的城市暴发流行病，到对无自我保护能力者的人道主义关切，公共卫生学家等人士力主为环境和公共卫生立法。保健学家和公共卫生学家基本上抛开了他们调查中发现的社会不平等问题，关注更加"可操控的"改革，比如说任命市级卫生官员来管理和处理传染病，让市政投资自来水公司，提供有效的污水处理系统，扩大天花疫苗接种范围，以及通过其他重要的立法以改善住房条件、确保供应洁净的牛奶、管理垃圾和为医治肺结核、性病以及婴儿福利设立特殊服务。

斯莱特还引证了更多的政治发展的实例，例如工会团体的自我组织和代表能力。参考欧洲最初的卫生改善实例，斯莱特发现，经济增长和健康之间不存在必然正相关；19世纪50年代前工业化导致的生态失衡与人类健康的倒退和当时死亡率的上升相关，这些倒退违背了经济增长和健康改善之间的正相关。在其最近的著作《健康与财富：历史和政策的研究》（*Health and Wealth: Studies in History and Policy*）中，斯莱特扩大了他的分析范围，引入了全球化和发展中国家20世纪卫生状况的例子，如大城市中与日俱增的贫民窟，在那里人们感受到混乱、贫穷、生态失衡和疾病的沉重压力，而有意识地采取的公共卫生和政治行动已经使一些不良影响得到缓解。[19]

斯蒂芬·库尼茨在他的著作《人口健康》（*Health of Population*）中，对于人们对世界不同国家健康状况不平等的变化的多样化的解释秉持综合和比较的观点，并强调应重视有意识地采取的社会干预的重要性。他认为与经济增长本身相比，人口的大环境对健康结果更为重要，尤其是政府的行动，因为政府在很大程度上决定了人口生活的环境。政府的能力，及其是否愿意保护民众的意愿是至关重要的。从这方面来看，库尼茨指出"政治文化和政治体制有深刻的影响，也许比人均国民收入衡量的生活水平还要重要"[20]。

这些研究，与麦基翁的经济论文相反，关注的是政治背景和在历史上带来人口健康改善的多样化的干预措施，而不是单一的普适途径。詹姆斯·C.莱利（James Riley）在《提高预期寿命：全球历史》(Rising Life Expectancy: A Global History, 2001) 一书中指出，为了实现从高死亡率/发病率及低预期寿命向低死亡率/发病率及高预期寿命的卫生改善，大多数国家都在实行六个基本策略中的一个或者多个：完善公共卫生体系、提升医疗保健服务、收入再分配、改善营养、改变家庭生活习惯和加强教育。例如，在20世纪30年代到40年代的卫生条件快速改善时期，日本没有效仿19世纪末的英国在污水处理系统上投入大量资本，然而这个国家还是实现了预期寿命的快速增长和死亡率及发病率的下降，因为它在公共卫生和社会干预的其他领域采取了行动。[21]

疾病根除和卫生状况的改善

或许可以理解的是，考虑到根除行动和健康状况改善在"二战"后几十年中的重合，有时疾病根除主义者为全面改善健康状况所做的贡献应该得到赞扬。

这些改善在发展中国家或者后殖民社会尤为突出，因为这些地区的健康起点水平比欧洲低得多。例如，根据马科斯·奎托（Marcos Cueto）提供的拉丁美洲数据，墨西哥人的死亡率从1940年到1944年间的每1000人死亡21.8人下降到了1965年到1970年间的每1000人死亡8.9人。别的国家也显示出了类似的增长：即便是更穷的国家，比如危地马拉，在同样的时间段内死亡率也从每1000人28.5人下降到每1000人15人。1965年到1970年，整个危地马拉平均预期寿命达到61.2岁，还有些国家达到更高的数字，例如哥斯达黎加（64岁）、阿根廷（68岁）和乌拉圭（69岁）。[22]

印度提供了另一个"二战"后（在这个例子里，指的是独立后的印度）健康状况改善的例子。在20世纪40年代，印度的全国人口死亡率大约是每1000人死亡32人，但是到了60年代，死亡率下降到每1000人死亡21人。与此同时，印度人的预期寿命也提高了，从1947年的大约33岁（大约和1830年的英格兰一样）稳步增长了几十年，到了21世纪的开端，它几乎已经翻番到大约62岁。[23]

健康状况的这些改善与战后卫生工作的投入力度加大同时发生。许多针对具体疾病的大众卫生计划，而不是根除行动，得到落实。例如在1948年到1960年间，世界卫生组织给亚洲大约100万人注射了卡介苗以预防肺结核。[24]另一个在许多贫穷国家大规模实施的项目是用青霉素以对抗雅司病。在众多的根除计划中，根除疟疾是最有意义的，因为该病主要发生在农村而且被认为是农业和粮食生产的重大阻碍。根据蒂姆·戴森（Tim Dyson）的统计结果，20世纪40年代的印度曾发生几千万例疟疾，每年都造成成千上万人死亡。印度独立后于1953年发起了全国消灭疟疾计划，到1965年就减少到仅有10万活跃病例以及接近零的死亡率。[25]

由于疟疾和其他几个根除项目最终并没有实现零发病率的目标，它们往往被视为失败然后被终止；但是如果将其视为大幅减少疾病计划或其他大众健康计划，那么可以看出其实它们已经取得了很大的成绩。

正如苏尼尔·阿姆瑞斯（Sunil Amrith）指出的，在当时，许多评论家认为他们观察到的死亡率下降和大众健康计划有直接的因果关系。在最近的印度卫生改善证据调查中，里拉·维萨里亚（Leela Visaria）得出了同样的结论。"毫无疑问，"她写道，"疟疾的减少是20世纪40年代到60年代中期这段时间全国人口死亡率下降背后的主要原因。"[26]或许我们可以假设，在其他地方也是如此，根除带来的疟疾的集中减少也促使死亡率和发病率普遍地减少了。例如，从非洲的试点研究我们可以得知，当儿童疟疾发病率减少时，其他疾病的总发病率也减少了。[27]我们也可以说，在许多地方，根除行动标志着农村人口对西方医学和公共卫生工作的第一次接触——针对药物、免疫和杀虫剂。

循着这些同样的思路，或许这样假设是合理的，即"二战"后的健康状况改善比19世纪欧洲的健康状况改善更加得益于医疗技术。因为19世纪的英国还没有像青霉素和氯喹这样的药物，没有像DDT一样的杀虫剂和防止麻疹、脊髓灰质炎、白喉、流行性腮腺炎和黄热病的免疫制剂。例如与英国早得多的健康状况改善相比，撒哈拉以南非洲人口预期寿命的提高明显依赖于生物医学。而在当年的英国，干净的自来水，适当的污水处理系统，新的住房和劳动法却全部发挥了重大的作用。[28]

一些评论家进一步指出这种大众健康计划可以带来健康状况的大幅改善而无须等待经济的同步发展。[29]根据这个观点，因果关系就变成了一种特定疾病的大规模减少（或者根除）带来经济发展，而不是相反。在当前众多致力于国际卫生事业的经济学家中，杰弗里·萨克斯（Jeffrey Sachs）大概是这一观点最著名的阐述者之一了（尽管不是指疾病根除本身）。根据约翰·卢克·盖洛普（John Luke Gallup）和萨克斯的计算，疟疾高发国家的年人均GDP增速比没有疟疾的国家平均低1.3个百分点。他们因此推断，通过大规模投资一系列的抗疟疾活动，从药物到浸满杀虫剂的蚊帐，可以降低疟疾发病率，从而大大促进经济增长。[30]

但是，清晰地将疾病根除对健康改善的贡献同其他同时进行的社会、政治和经济改革（如收入和粮食产量的提高）对健康改善的贡献相分离是非常困难的，[31]如前所述，针对19世纪末欧洲健康状况改善的研究表明很多因素参与其中，而这也是"二战"后发展中国家卫生改善的真实情况。正如维萨里亚指出的，以独立后的印度为例，1945年到1971年，国家积极投入提高健康水平的行动，将目标确定为减少霍乱、瘟疫、麻风和肺结核，并大力投入到疟疾和天花的根除工作中。政府同时对交通运输和食物分配做了相当大的改进，并实施食品价格管理，此举是为了防止饥荒，独立前的印度曾因雨季缺雨导致饥荒随之而来。虽然影响健康状况改善的各种因素之间的关系显然很复杂，但至少在一段关键时期，它们形成了相互作用的"良性循环"。[32]

这一观点和斯莱特及其他历史人口学家和社会科学家的发现是一致的，且与麦基翁观点相反，即人的能动作用在把经济增长的潜能转化成人口实际健康的过程中起到至关重要的作用，而人均收入的增长并非健康改善的第一推动力。在阐述人类能动作用和具体社会干预的重要性时，历史人口学家将基本公共卫生和其他对公民健康有影响的因素，如受教育的机会、选举权等联系在一起。这不是要否认经济财富为人口健康提供了一个基本的平台；而是要使社会和政治干预的重要性增强，使之超越公共卫生的传统范围，并强调了有意识的政治选择的作用。[33]

约翰·C.考德威尔（John C. Caldwell）是澳大利亚非常有影响力的一位人口学家，他的研究专注于那些经济上贫困、但在健康状况上仍然"表现出色"的国家和地区，如哥斯达黎加和斯里兰卡，或者印度的喀拉拉邦；他强调尽管人均收入很低，但实现低死亡率和高预期寿命的方法是多种多样的。他强调的因素在很大程度上是女性自主性的问题（并且关心母亲和婴儿的健康）以及对教育的投入、对卫生服务的投入、开放的政治体系和平等主义的历史。他发现虽然卫生服务的投资是非常重要的，但成功并非取决于新的和昂贵的技术，而是服务的密度、效率和有效性（例如卫生工作者走访分娩和免疫接种时的孕妇）。政治和社会的承诺也同样重要（为所有有需求的人提供食物补贴和营养的基本平台）。[34]

考德威尔将这些研究结果作为对麦基翁观点的批判。他关于贫穷但健康表现良好国家（与健康结果相关联）相对社会平等的重要性的结论，也得到了富裕国家健康状况、社会平等和不平等之间关系的研究的支持。例如，英国研究人员理查德·威尔金森（Richard Wilkinson）就以其对健康领域的社会不平等研究而闻名。研究结果表明，在英美等富裕国家，人均收入对健康的影响要远远低于社会内部因贫富差距而形成的对健康影响。这等于在说，不平等的社会就是不健康的社会。[35]

考德威尔没有探讨根除行动本身对他所研究的健康改善的影响。试图单独衡量某一项行动的贡献或许是没有抓住重点的做法。正是社会的、政治的、经济的以及公共健康方面的活动和干预措施的综合作用带来了人类的普遍健康。

我认为，还可以特别指出，根除行动在历史上有时是决定因素当中比较次要的，尽管这种运动兴师动众，还耗费大量资源。因为，虽然这些运动经常会使被列选疾病的发病率急剧下降，但它们通常是作为独立活动组织的，与所在国的基本卫生服务机构不相干。它们依靠的是具体的、技术性的，通常属于技术手段的干预措施。这些措施通常没有充分的灵活性以适应所遇到的未知的生态和其他条件变化，其所确立的成功标准也太高，即绝对零发病率，这种标准很难使这些行动所需的政治意愿与财政来源长时间持续，尤其是在国家有许多其他相互竞争的卫生需求的情况下。在很多时候，结果常是前功尽弃，最终一度通过救治行动减少到接近零发病率的疾病又死灰复燃。当外来的资金来源枯竭和外国顾问离开该国时，基本卫生基础结构中的良好传统就丧失了（尽管在许多地方，此时疾病发病率要比根除工作开始前低得多，而且在相当长的一段时间，甚至几十年内，都会保持在很低程度）。

世界卫生组织在20世纪60年代后期全球疟疾根除行动失败后确认了曾作为国际公共卫生行动指导目标的根除行动的局限性。70年代的医疗保健新理念和对社会医学的重新强调，也在世界卫生组织的工作中占据重要的位置，这一理念引发了一场运动以使发展初级医疗保健体系而不是疾病根除行动，成为世界卫生组织的工作重点。此时许多人开始质疑对纵向组织的、针对特定疾病的、"专家式"公共卫生行动所做的大规模国际性投入。尤其是在贫穷国家，那里的人通常会同时患上很多种传染病，而不仅仅是某种特定需要被根除的疾病，根除行动因此显得目光短浅和有局限性。在那里人们缺乏足够的公共卫生基础设施并且无法获得一般的预防和治疗服务。人们也不能理解，"只针对一种疾病"的、组织管理严密的和经常有外国专家指导的根除行动为何可以消耗一个国家那么多可用医疗资源，而基础的医疗保健体系却居于次要位置？

人们不禁要问，将根除作为国际公共卫生领域的主要策略是否意味着排斥了公共卫生方面的其他替代方略。动用大量资源——财政的、技术的、人力的——开展根除行动是否是把人力和财政资源派上了最佳和最有效的用场。然而在争论的对立面，过去和现在一直有人认为，在实现另一目标——例如建立起初级医疗保健系统——的名义下放弃根除特定疾病既难以做到，也不是解决问题的办法。这场争论不会马上就结束。目前，世界正在遭遇一些人所认为的50年来最严峻的公共卫生挑战。新传染病的出现，如艾滋病的出现，杀伤力小但前景堪忧的猪流感、"非典"和禽流感，一度以为被控制住但又卷土重来的疟疾和肺结核；以及最贫困国家的预期寿命的下降（由于政治崩溃，国家机器失灵；包括毁灭性干旱或者洪水在内的环境变化，以及经济全球化带来的经济瓦解的打击）——所有这些都引发了一个问题，即应该采取什么措施，以缓解世界上最贫穷和最脆弱国家人民所承受的难以忍受的负担。2000年宣布的联合国千年发展目标规定了广泛且具体的行动目标，即到2015年将全球贫困水平降低至之前的一半并扭转艾滋病和疟疾等疾病的疫情态势。这一目标无疑是值得实现的，却仍然是一张没有足够资金支持的愿望清单，没有，并且不可能解决这些目标所想要解决的、酿成不平等现象的种种基本的社会和经济政策问题。[36]

在这种背景下，我们发现了国际卫生或"全球"卫生领域存在着的一种复杂的策略混合，正如人们现在所说的那样（我会在第七章讨论这种术语转变是否重要）。根除行动看来是要长久存在下去的，世界卫生组织对脊髓灰质炎和几内亚线虫病的全球疾病根除行动正在进行，还有区域性根除或者"消除"计划，如救治麻风病和南美锥虫病患者的计划。[37]雅司病今后可能会被列为根除的对象，因为根除这种疾病将完成一项自20世纪50年代开始的工作，采用同样的基本方法（大量使用青霉素），但初始的发病率却比以前低得多。麻疹是另一个主攻对象。

许多人大概会认为，一种像麻疹一样具有很强传染性的疾病的根除（哪怕是使其发病率大幅降低），在没有建立基本的或初级卫生服务体系的情况下可能性是很小的。但他们可能同时会认为，仅凭初级卫生体系来对抗麻疹也是不够的，特殊的、有针对性的免疫接种等公共卫生行动同样有必要开展。[38]由此可见，疾病根除和初级医疗保健主张之间的分歧可能正在缩小。支持和反对根除主义的双方的激烈论战或许正在重新布局。正如我期望展示的，我们可能正在看到一些案例，表明新的根除工作克服了"第一代"疾病根除工作的局限性，融入了初级卫生服务体系的一些特色，同时也继续以消灭特定疾病为己任。

第二章

一切源自帝国扩张时代

疾病根除的历史可以说始于"新公共卫生"最著名的发现之一——美国医生1900年在哈瓦那通过实验证明，黄热病是由蚊子传播的。由于黄热病和疟疾不同，患者有一点感染就意味着无药可治（到现在仍然如此），且由于它不是一种人们能够忍受的慢性感染，而是一种流行性的、死亡率很高的传染病，且其致病原因尚不可知，因此，消灭蚊子立即被视为根除这种疾病的符合逻辑的方法。蚊子是传播这种疾病的媒介这一情况是在美国陆军占领古巴期间被发现的，这是这项工作迅速从科研进展到实际应用的另一个原因。

1901年由威廉·C.戈加斯主持的在哈瓦那进行的消灭蚊子行动迅速获得成功，随后很快在古巴的其他城镇又有类似的灭蚊运动，如在巴拿马运河区，以及新奥尔良和巴西里约热内卢等城市。这些新方法实在是太有效了，以至于到1911

年的时候戈加斯已经在憧憬"这样一个时代,即黄热病作为一种人类所罹患的疾病,将会完全消失"[1]。1915年,洛克菲勒基金会聘用戈加斯到基金会新成立的国际卫生部任职,并且对在美洲根除黄热病的目标予以支持。[2]第一次世界大战结束时,该行动如火如荼地开始了。

工作初见成效的1920年,弗雷德·L.索珀医生和戈加斯的人生道路有了短暂的交会。索珀当时刚刚拿到医学学位,应聘到基金会的国际卫生部工作,上了约翰·霍普金斯大学环境与公共卫生学院为期三个星期的、有关热带环境卫生的课程后被派到巴尔的摩,而戈加斯正是那门课的主讲老师。索珀曾说,戈加斯的自信心很有感染力,他"把一切讲得那么简单和直截了当,就好像黄热病即将消失,而我们这些新人参与其中为时太晚,因而无法享受其根除过程的荣耀(原文如此)"[3]。

在所有的问题上,后来的事实都将证明戈加斯的观点大错特错!索珀尽管确实是个新手,却将在黄热病根除的历史上发挥至关重要的作用。不仅如此,黄热病根除历史是一条重要的主线,把疾病根除的历史在20世纪的滥觞,与其在"二战"结束后的全球鼎盛时期串联起来。黄热病是第一批被纳入根除计划的疾病之一,这种疾病的救治工作也成为疾病根除历史上最为坚持不懈的努力;早期的根除行动给坚信疾病能够根除的医学工作者留下了持久的印记,尽管事实证明,黄热病的根除工作按照索珀的话说,是"公共卫生史上最为引人瞩目的惨败"[4]。

1920年戈加斯和索珀的相逢尽管短暂,根除行动中的两个关键人物却从此联系到了一起,并确定了这一历史篇章的主题。这些主题就是黄热病救治中的政治、根除理念的帝国扩张时代的起源;疾病根除的实证基础和随之而来的信心,即实现疾病根除所必需的生物医学知识和技术已经被掌握并得到充分检验——尽管结果证明，这种信心是毫无根据的，但它成了几乎每一次疾病根除行动的特征；最后还有戈加斯本人在国际舞台上，在提供公共卫生工作的一种新模式方面的作用。这一模式被证明可以大行其道，后来经过修改，它被应用于截然不同于黄热病的那些疾病的救治工作，并被应用于完全不同于殖民占领和军事管制的局势中。第二次世界大战结束后，发展中国家感到，自己也有理由与世界卫生组织合作，并开始开展疾病根除工作，这一进程按照阿姆瑞斯的说法，就是"国际卫生领域的去殖民化"。[5]

尽管索珀再没有见到戈加斯（几个月以后的1920年的7月4日，戈加斯在伦敦去世，他在前往西非调查那里黄热病情况的途中在此逗留）。但正如我们将要看到的，索珀是戈加斯公共卫生事业传统的真正继承人。

疾病救治领域的权力斗争

为什么是黄热病？为什么在根除的历史上，这种疾病变得如此举足轻重，无论从生物学还是社会学角度，都为后来与之截然不同的根除行动提供了参照？

从历史上看，一种特定疾病对一段特定历史时期的特定社会意义很少直接取决于健康指数，例如特定人群中的感染人数，或者这种疾病的死亡率或发病率在总体疾病负担中所占的百分比。如果后一项因素对引起社会关注起决定性作用，那么像肺炎这样的呼吸类疾病或者腹泻感染，在19世纪和20世纪会成为公共卫生工作的重中之重——但事实并非如此。而经济开支，甚至有效的干预措施的提供，也并不一定会导致疾病控制工作中的协同努力。相反，我们发现，人们所表达的忧虑、所给予的关注，及其所采取的救治行动，都由我所说的"疾病救治领域的权力斗争"所决定。我所指的是这个问题与当今更大的政治和象征性问题，以及其他阶级和经济领域工作重点间的联系。在这方面，一种疾病能够在一定程度上引起公众的想象，而这种想象与其所造成的负担相比常常是不相称的。[6]

黄热病在美国的状况是这方面情况特别有说服力的例子。从历史和当下来看，黄热病主要发生在世界的两个地区——美洲和西非。而到19世纪末，按照死亡率或发病率衡量，它绝非美洲最严重的疾病。但是，这种疾病的超强流行性、高死亡率，及其在贸易和移民日益增长的时代中因其大规模流行和疾病隔离所造成的混乱，这些因素加在一起，使黄热病在美国受到了其他疾病所不曾有过的关注。

黄热病最初在17世纪由于非洲奴隶贸易而在美国出现，到18世纪末，在东部沿海地区它已经普遍流行，成为一种美国本土的地方性传染病；一直到19世纪最后25年，这种来势汹汹的流行病一直定期暴发，造成了恐慌、大规模的逃亡和很高的死亡率。[7]由于某种在当时未查明的原因，南北战争后，黄热病在美国的区域分布开始南移。原因可能是东北部城市卫生和居住条件的改善，不知不觉地减少了蚊子滋生地。[8]该病流行的范围缩小了——最后一次大范围的疫情发生于1878年。当时，黄热病席卷密西西比河流域，导致超过10万病例和至少2万人死亡。[9]但是，小范围的但仍然致命的黄热病疫情继续经常在密西西比州、得克萨斯州和佛罗里达州暴发，其严重性足够引起地方政府、州政府和联邦政府当局的持续关注。

黄热病不仅经常是致命的，也是不可思议的。无论当局做什么似乎都无法阻止它的蔓延。无论是逃亡还是隔离都不能有效阻止该病的发生。公共卫生专家将其与污垢、灰尘和城里人的，尤其是贫穷和"落后"人群的肮脏习惯相联系；然而这种联系并不能解释此病的传播：在一次疫情流行中，家庭中的一员可能会生病，而显然身处同样环境和影响下的另一位成员却安然无恙。有时，黄热病似乎是从外界侵入社区某一地区或社区的，例如经由港口，因为那里有来自国外的船只和人员，或者沿着运输路线，如运送已明显受污染商品进城的铁路线；而在别的时候，此病看来则完全是由本地和内部原因引起的，明显源自本土的滋生地。

从症状上来讲该病也是无法预测的，一些人只是患上轻度头痛、发热和恶心，而这些症状难以与疟疾等其他疾病的症状相区分（这就是为什么对其感染和死亡率的回顾性判断是不可信赖的）。但是在15%到20%的病例中，患者会进入有可怕症状的中毒阶段——极高温度的高烧、严重的黄疸（其黄热病的"黄"字由此得名）、口腔和眼底出血，有时还有黑色呕吐物，说明患者有内出血。对于陷入这一中毒阶段的许多患者来说，等待他们的是突然死亡——在具有中毒症状的患者当中，死亡率是10%到20%，而有时甚至高达90%。

黄热病对新近到达的移民异常凶猛的侵袭确实是其最典型的和可怕的特征之一，尤其在美国日益成为国际贸易频繁的移民国家之际。虽然免疫力如何获得还无从知晓，但长期生活在温暖气候之中似乎使人"饱经锻炼"，即获得适应力，并使之获得抵抗力（当时的观察者未曾发现的是，这些人几乎肯定曾经受过一场黄热病小恙的考验，通常是在童年，因而获得了终身的免疫力）。黑人被假定有天生的或者属于人种特征的对该病的免疫力。虽然在实际行医过程中，这个假设一次次地被证明有误，但对很多南方的医生来说，它却是在任何情况下都要坚守的信条。这是一个强有力的例子，说明政治种族主义是如何左右对疾病的解释的。[10]

因为黄热病以新近到达的移民为侵袭目标，所以移民问题对该病"助纣为虐"。正如玛格丽特·汉弗莱斯（Margaret Humphries）在其出色的研究报告《黄热病和美国南方》中阐明的那样，美国有大量的外来移民人口，所以对其整体而言，黄热病被断定为公共卫生方面的严重威胁，因此，原先基本上属于地区性的和南方的一个问题，却对国家公共卫生机构产生了前所未有的影响。例如，世界上第一个现代国家公共卫生组织美国公共卫生协会（American Public Health Association, APHA）成立于1872年，主要是为了应对黄热病。1878年国家隔离法获得通过，同样也是为了避免黄热病流行的威胁；该法授权美国海军陆战队医院服务体系（最初是为了维护海员而设立）在必要情况下可以宣布实施隔离，以阻止该病的蔓延。事实上，从1872年到1910年，美国海军陆战队医院服务体系的资金和人员配置在很大程度上就是为了黄热病的救治工作。[11]

19世纪最后的25年，驶往美国的航船日益增多，给联邦政府施加了更大的压力要求其控制黄热病。到1890年，来自外国港口的船只数量已经上涨到每年20000到22000艘，而1850年前后进行此类航行的船只则只有10000到12000艘。同时，船舶航行得也更快了。这就意味着，到了19世纪与20世纪之交，像新奥尔良这样的城市"就流行病而言，距离那些非洲、亚洲、欧洲和拉丁美洲的港口已并不遥远"。[12] 从1887年开始，按规定，外国领事馆官员必须每周把本国黄热病病例数量报告给美国海军陆战队医院服务体系。随着航运数量的日益增加，到访美国的旅客数量也大幅增长，这使得海关的入境健康检查和检疫措施变得更加严厉。

美国之所以越来越重视港口和航运，一个重要因素就是越来越多的人确信，无论黄热病假设的起源或传播模式究竟是什么，它都不是美国本国土生土长的疾病，而主要是从其他普遍流行此病的国家输入的。黄热病发生在温暖气候条件下，而即使是在美国许多南方城市相对温暖的条件下它都很难越冬，因此看起来它是不得不每年从境外卷土重来的。所以，为了斩断黄热病的传播，除了比较旧的方法，即燃烧硫化物来防止瘴气或者使用消毒剂之外，政府开始在入境口岸实施更加严格的消毒和检疫方法。入境口岸对黄热病控制的重视，使美国海军陆战队医院服务体系及其与联邦政府签约的医疗人员的权威进一步增强——这是当时一个有趣的例子，在美国南方在其他领域中强烈抵制联邦政府权威的时代，公共卫生领域却开始联邦政府化。

如果这些方法切实有效的话，或许黄热病就能被消灭在其起源地，如距离佛罗里达海岸只有145公里的古巴。因此，美国进入美西战争（American-Spanish War）的时机是十分有趣的：此时医学领域中实验的重要性日益增加，并且美国人日益确信，控制黄热病的方法存在于美国境外。1898年的战争使古巴落入美国手中，美国公共卫生部门得以在军事管制条件下，在这个岛国实施严格的公共卫生措施，而这对古巴的独立地位和公共卫生事业带来了深远的影响。

美国成为一个帝国主义强国

为了挣脱西班牙殖民统治的枷锁，古巴的抵抗组织进行了30年之久的斗争，而1898年美国在古巴的介入标志着美国作为帝国主义强国的崛起。正如小路易斯·A. 佩雷斯（Louis A. Pérez）所说："美国的干预将古巴解放战争转变成一场美国的征服战争。"[13]

到1900年为止，英国、法国、比利时和德国等帝国主义列强已经瓜分了世界的许多地方，掌控了90%的非洲地区和超过50%的亚洲地区，与之相比，美国则不愿意视自己为一个帝国主义强国。[14]直到现在，美国人在描述本国的国家起源时，仍然采用其与英国进行反殖民战争的角度；他们对于被称为帝国主义者感到很不自在，反而倾向于认为自己在这方面与欧洲人是不同的。他们经常宣称，美国的帝国主义影响是间接的，是建立在一个由自由贸易文化影响所构成的帝国之上的，而不是建立在征服各国人民及其土地之上。从历史上看，他们认为，美国的"海外领土扩张的欲望一直是有限的"；其"更倾向于认为，外国人将会使自己美国化，而无须美国进行正式的统治"。[15]

然而，大部分美国历史与这种有关美国帝国主义的观点是相悖的。[16]19世纪末，随着欧洲列强加快殖民扩张速度，美国也开始更具侵略性地帝国扩张，尤其是在中美洲和加勒比海地区。1898年以后，美国与拉美国家关系的历史特征是美国对紧靠本国南部边界的拉美国家反复的军事侵略，以及对整个拉丁美洲大陆广泛的经济和文化影响。[17]

在美国进入帝国主义新时代之初，美国军舰"缅因"号停泊哈瓦那港，似乎是为了准备入侵古巴。然而该舰于1898年2月15日被炸沉，很多美国人因此殒命。美国霸道的新闻界迅速谴责西班牙殖民政府制造了这起爆炸（尽管这种参与从未得到证实），这起事件使美国政府获得了所需的借口，以介入古巴人民反抗西班牙统治的斗争的最后阶段，驻古巴的西班牙军队迅速溃败，美国于1899年2月在军事上控制了古巴，取得了在关塔那摩建立永久军事基地的权利，并签署了臭名昭著的普拉特修正案（Platt Amendment），作为美国于1902年从古巴撤军的条件；而后者保证了美国对古巴的进一步干涉和在古巴内政事务中的否决权，与此同时，波多黎各也落入美国的掌控。1903年巴拿马在美国的策动下脱离哥伦比亚独立建国，美国因此获得了穿越该国心脏地带的16公里宽的带状领土。美国横穿这个地带开凿了巴拿马运河，1914年运河通航，直到1979年该运河都一直在美国的操控之下。[18]西班牙人的迅速投降使美国吞并了更远的西属殖民地菲律宾。在那里，菲律宾人和美国军队爆发了残酷的长期斗争，美军犯下了种种暴行。直到1946年，菲律宾才取得独立。

然而，即使取得了这些海外领土，美国仍然拒绝帝国主义的称号并且喜欢声称其干预从本质上讲是善意的，是符合他国的切身利益的。对于美国帝国主义的这种哲学与实力相混合的特点，西蒙·德·波伏娃（Simone de Beauvoir）在其名为《美国日记》（America Day by Day，1947）的极富洞察力的游记中进行了充分的描述："在普通美国人眼中，帝国主义穿上了慈善的外衣。他们的傲慢并不在于对权力的迷恋，而在于热衷把善的东西强加给别人，而奇迹在于，天堂的钥匙竟然在他们手中。"[19]

美国人眼里的"天堂钥匙"之一就是现代医学和环境卫生。长期以来，新殖民地被视为疾病的核心滋生地；而帝国主义介入或者占领殖民地的动机之一就是，这样一来，美国就有机会，甚至有权利——按照此类论点——去给有入侵美国大陆可能性的传染源消毒。美西战争给美国新兴的热带医学专业注入了活力，特别是这种病的救治方法当时尚未成为欧洲医生的专利。黄热病曾经在欧洲南部流行（于1861年和1865年分别突袭了法国在大西洋的港口圣纳泽尔以及威尔士的斯旺西），但到19世纪末，其传播范围则局限于美洲和西非地区。[20]1900年美国对黄热病传播方式的成功破解，使美国的热带医学研究第一次达到与欧洲平起平坐的地位。从此以后，美国一直持续着黄热病研究工作，并使之成为某种帝国的科学财产。

哈瓦那、黄热病和里德委员会

在历史上,若论获得最多论述或赞颂的医学研究工作,也许非里德委员会在哈瓦那取得的黄热病研究成果莫属。事件的发生围绕着1900年的短短几个月中,长期存在的黄热病传播途径之谜的破解。这项丰功伟绩带来了关于主要参与者的种种理想化的传记,以及对接受有风险接种的英雄事迹的记述。这些记述有很多缺乏准确性,几乎只字不提围绕着美国军事占领的医疗事故,也忽略了古巴这一事件发生地的背景。

我此处的目的并不是复述接种实验的事迹(我以前这样做过),[21]而是特别关注这样一个问题,即军事占领是如何影响黄热病传播途径的发现过程的,以及就疾病控制所得出的结论。我的观点是,因军事占领的需要,研究工作中断了,因此疾病根除行动是基于对该病的不充分的认识而展开的。

首先,我们必须认识到,就算西班牙军队是因为被许多传染病(其中之一就是黄热病)折磨得精疲力竭而迅速投降,这场战争对美国来说也几乎是一次医学的惨败。[22]这次惨败在一定程度上解释了为什么人们有时会对里德委员会做出言过其实的赞扬。这种称赞与之前发生的事情形成了十分鲜明的对比,以至于看来好像弥补了过去从其他角度来看,美国医疗技术和效率实在太过拙劣的说法。"感谢上帝,"黄热病委员会负责人沃尔特·里德医生写道,"在美西战争中被打得鼻青脸肿的美国陆军医疗部在过去一年里总算完成了一项值得称道的工作。"[23]

与英国不同的是,美国没有殖民地事务部或与之相似的部门来管理新殖民地的事务;美国的帝国主义从本质上是军事问题,而其在古巴、巴拿马和菲律宾的公共卫生工作基本都掌握在军医手中。

1898年美国入侵古巴的时候它的正规军队规模还很小，不得不通过招募成千上万未受训练的志愿兵（美国未来的总统西奥多·罗斯福和他的"莽骑兵"就在其中）来扩充实力。在医疗工作方面，这支军队同样人员配备不足且准备不充分；许多医生不得不按照合同匆忙入伍，以组建人员配备充足的医疗队。[24]根据西罗略（Cirollo）的描述，美西战争期间有345名美国军人在作战中死亡，却有大约2500名军人死于疾病。三分之二的死亡不是发生在古巴本国，而是在集中着志愿兵的、驻扎美国本土的营地里。[25]

当时的媒体报道美国陆军医疗能力低下且军营中的疾病状况十分严重，这些报道引起了公众强烈的抗议，以至于政府成立了三个不同的医疗调查委员会以调查公众的指控，黄热病委员会就是其中最有名的一个。[26]黄热病从一开始就在一些部队营地和周围的小镇里威胁着美国侵略者，并损害着美国科学事业和执政能力的名声。直到1899年年末为止，哈瓦那城本身一直保持着无黄热病状态，而这主要归功于一个客观事实，即该港口本身被美国人封锁，因而阻止了非免疫人群的进入，尤其是西班牙移民。把首都清理干净是最重要的工作。连年的战争让这座城市陷入混乱的状态，到处都是战争垃圾——不仅有成堆的垃圾、动物尸体和腐败物，还有乞丐、孤儿和基本一无所有的人。在哈瓦那城，首席卫生官、陆军少校威廉·C.戈加斯，那位出生在美国南方的、能干的医疗官员，开始了彻底的清理工程，这两项工作在很多地方每天都进行——用烟熏房屋和给街道消毒。哈瓦那的酒吧、沙龙和咖啡馆均被关闭，首都的整体死亡率因此稳步下降。清理工程不惜工本，平均每天大约有300人在从事这项工作。

但从1899年7月起，该岛黄热病病例数又呈上升趋势。当年8月，哈瓦那港重新开放贸易，到年末时约有12000名移民进入城市，其中60%定居在首都。到1900年12月，黄热病再次在哈瓦那流行起来，1900年这里共产生了1400个病例。[27]戈加斯发现他无力制止该病的蔓延；显然，单单打扫该市的卫生是不够的。

美国陆军黄热病委员会通常被称为里德委员会，成立于1900年5月，此时已经进驻古巴。这个委员会共有四名成员，在华盛顿新建的美国陆军医学学校教授细菌学的沃尔特·里德博士是委员会的负责人；第二位成员是英裔加拿大人詹姆斯·卡罗尔（James Carroll）博士，在华盛顿担任里德委员会的助理；第三位，杰西·拉齐尔（Jesse Lazear）博士是一名美国医生，任职于约翰·霍普金斯大学，从事黄热病研究工作，并且在意大利工作过，对医学领域中的昆虫学也略知一二；而阿里斯蒂德斯·阿格拉蒙特（Aristides Agramonte）博士，这个团队的第四位成员，是一名出生于古巴但在美国受教育的病理学家。其实这四个人中没有一人能被称为真正的黄热病专家，但幸运的是，里德委员会和亨利·R.卡特（Henry R. Carter）医生有密切的联系，他是任职于美国海军陆战队医院服务系统的一位非常有经验的检疫官员，仔细研究过黄热病疫情；1898年，他在密西西比州对黄热病流行病学的调查，证实了一个非常重要的客观事实，即在一次流行病的流行中，黄热病第一批和第二批病例的出现，大约会间隔两星期或者更长的时间。卡特称这个时间段为"外在性潜伏期"，并在1900年发表的论文里提出了这个发现，这表明，无论黄热病的"致病菌"到底是什么，在其有可能感染另一个人之前，都必须在自然环境里经历一些改变。[28]卡特被派往哈瓦那，并将这篇论文交到刚刚上任的里德委员会委员们手中。

消化吸收这一资讯，并使之成为黄热病流行病学研究的核心内容经历了一个过程。里德委员会的成员在距离哈瓦那几英里的军事基地哥伦比亚营地展开了实验，用了好几个星期检验各种黄热病可能的致病菌，但这项工作毫无成果（这种病的病原体是一种病毒，直到1927年才被分离出来）。

目前我们尚不清楚，是何种发现使里德委员会最终将黄热病的传播途径锁定为蚊子的。在一些关键点上，证据存在分歧。可以确定的是，当时关于昆虫传播疾病的看法"已经在流传"，不仅有关于丝虫病的，还有关于疟疾的。1897年到1898年间，罗纳德·罗斯和巴蒂斯塔·格拉西（Battista Grassi）通过实验证明了这些疾病是通过疟蚊（anopheline mosquitoes）传播的。[29]以此类推，研究者开始假设其他几种疾病的传播也需要昆虫这种媒介，黄热病就在其中。此外，当时可供参考的还有古巴内科医生卡洛斯·芬莱（Carlos Finlay）早在1881年提出的、非常确切的蚊子传播黄热病的假设。就像当时的很多古巴医生一样，芬莱也是在美国受的教育，他进行人体接种试验，用蚊子叮咬的方式将黄热病病毒接入非免疫个体。[30]遗憾的是，芬莱的接种试验没有使人信服。[31]不过，他在里德委员会工作期间住在哈瓦那，自愿为美国当局提供服务；而美国人决定验证蚊子假设，正是在芬莱成功地从在古巴发现的600多种蚊子中识别出最有可能与此相关的埃及伊蚊（*Stegomyia fasciata*，后被称为*Aedes aegypti*）时。埃及伊蚊和造成疟疾传播的疟蚊是完全不同的类型；芬莱还为接种试验提供了雌性蚊子（雌蚊靠吸人血维持生命）及其蚊卵，用于接种实验。如果不是依靠芬莱确切的传播理论，里德委员会几乎不可能这么快就获得成功。

事实上，在最初的蚊子接种实验中，里德委员会犯了很多错误；1900年8月进行的最初的人体实验没有证明任何事情，因为没有一个人被携带黄热病病毒的蚊子叮咬后病倒。[32]卡特所得出的结论的重要性显然没有被充分认识，即埃及伊蚊通过叮咬黄热病病人而成为病毒携带体后，在10到12天内是无法将病毒传染给另一个人的。关键的第二轮叮咬实验在8月底至9月初进行，此时里德远在美国。接种试验由拉齐尔主持，受试者包括他自己、卡罗尔和一名自愿参加的陆军士兵。这一次三个人都得了黄热病，士兵和卡罗尔康复了（尽管卡罗尔病得非常重），但是拉齐尔一病不起，1900年9月25日因黄热病去世。[33]

拉齐尔的死是个转折点。里德收到电报后返回哈瓦那，并迅速采取行动。感染黄热病的三个病例表明蚊子理论是正确的，但是里德认识到，用这种方法进行的接种不能算作这个理论的确切的实验证据。拉齐尔和卡罗尔在工作中没有遵循严格的试验方法。以卡罗尔为例，在被叮咬前后，他并没有和感染的非实验来源隔离，因此另一只蚊子，或甚至是和病人的直接接触，都可以导致其感染。置拉齐尔于死地的感染是一次未经准确记录的叮咬。[34]

然而，里德10月份返回古巴后通过研究拉齐尔的笔记意识到，卡罗尔和拉齐尔都被12到16天前吸过黄热病病人血的蚊子叮咬过，所以他们感染黄热病的结果和卡特就外在性潜伏期所得出的流行病学结论是一致的。基于这个认识，里德决定发表公开声明，主要是为了争取这一研究成果的首发权。10月23日，在印第安纳波利斯举行的美国公共卫生协会会议上，里德发表了具有历史意义的观点，即黄热病确实是因雌性埃及伊蚊的叮咬而传播的。不久后，这篇论文就发表了，由里德委员会的四名成员共同署名。[35]

一回到古巴，里德就授权了一系列进一步的人体接种实验，从11月开始在城外专门建造的拉齐尔营地，动用了陆军和平民志愿者，在严格的方法指导下进行实验。[36]新的一系列人体实验总共产生了16例黄热病病例，其病因无可辩驳地就是受携带病毒的蚊子的叮咬，并且是在蚊子携带病毒第12到14天之后；此外不可思议的是，这次实验中没有一位病人死亡。这一实验结果发表在第二份具有历史意义的论文里。[37]

另一组由古巴医生胡安·吉特拉斯（Juan Guiteras）进行的实验就没有那么幸运了；吉特拉斯故意将感染黄热病的血液注入非免疫的志愿者体内，以检验是否能诱发轻微病症，并因此使受试者获得免疫力（以一种类似于接种的形式，很像芬莱所做的），他用此法感染了8人，其中3人死亡。[38]

从现在的角度来看，即使是在那个极其随意进行人体实验的年代，这些实验造成的死亡人数也太多了。由于里德委员会对所有参与者造成的巨大死亡风险，后来所有的人体实验都终止了。

知识不完善带来的问题

因此，尽管有了相当多的惊人发现，但是在很长一段时间里，有关黄热病的更多知识还是未知的，也出现了几个错误的假设。由于种种原因，包括戈加斯首先成功地将新的关于蚊子的理论应用于黄热病控制方面后，流行病学的或实验性的研究工作都没有继续进行。

事实上，人体接种实验的持续时间只有短短几个月，而且实验基本证实了埃及伊蚊传播黄热病这一推断。里德委员会的成员没有能力在实验中分离黄热病病毒中的传染性微生物，尽管他们证实了其形态是亚显微结构（sub-microscopic）——事实上，小得都可以穿过非常精密的瓷质过滤器。[39]幸运的是，在不危及人命的情况下，里德委员会仍被允许进行实验，但是他们没有能力通过实验使动物感染黄热病，失败的原因尚不明了。人们普遍认为动物不是黄热病的宿主，因为在黄热病流行期间，并无动物死亡或生病的情况发生。事实上，因为缺乏可利用的实验动物，里德决定继续进行危险的人体实验；但如果没有里德委员会执着地寻找，人们可能还要经历更漫长的时间去探索这个问题。20世纪初，帕特里克·曼森（Patrick Manson）爵士等英国医生根据其在西非获得的黄热病知识，提出了这样的可能性，即森林动物，尤其是猴子，是黄热病的天然宿主或者病源，但是他们当时并没有就这一想法采取进一步的实验行动。[40]直到20世纪20年代末，在由洛克菲勒基金会资助的新的实验研究阶段，科学家们才得以用实验的方法使猴子感染黄热病，并且确定了黄热病病毒的类别，从而建立了可能的动物模型，并最终在1937年研制出可使用的黄热病疫苗；本书的第三章将详细描述这些事件。

由于没有可培养的病原体或者动物实验品，也就没有潜在的疫苗，和已知的可以治疗黄热病的医学疗法，因此人们的注意力理所当然地集中在埃及伊蚊本身，因为它可能是传播链中最容易攻克的对象。然而在这一点上人们又一次过早得出了结论，即在黄热病传播过程中只有一种唯一的伊蚊参与其中。[41]其实当时人们仅仅测试了其他为数不多的几种蚊子，就急于得出了否定答案。[42]确切地讲在城市环境下，埃及伊蚊在黄热病传播过程中发挥的主要作用当时已经得到确认，但尚没有黄热病作为一种病毒是如何在野外条件下生存的完整描述。假设可能来源于里德委员会对卡洛斯·芬莱医生的信任，因为他从研究过的几百种蚊子中敏锐地识别出作为主要病媒的可信对象埃及伊蚊。芬莱在哈瓦那负责黄热病研究工作，并像里德委员会成员及亨利·R.卡特医生一样相信黄热病从根本上是一种城市疾病，这一事实就能解释为什么他们花了那么长的时间才确认了目前被称为"丛林"或"森林"黄热病的存在了，这种黄热病有着不同的蚊子病媒和流行病学特征（无论如何，在美国是找不到黄热病传播的丛林形态的）。

然而，即使在那时，也有人提出其他物种作为病媒发挥作用的假设。例如，亨利·R.卡特博士评论说，人们用其他种类蚊子做的实验实在太少，"虽然类比并非总是一个可靠的向导，但通过类比我们会猜测，该属的其他蚊种，或者可能是其亚种会传播黄热病，而另一些则不会"。[43]他非常正确地指出，这不仅仅引起纯学术的兴趣，而且具有实际的重要性，因为用于控制一种蚊子的方法或许对另一种具有不同栖息地和行为的蚊子不起作用。

黄热病研究工作的半途而废导致黄热病流行病学模型是不完善的，它的缺点在30多年后才变得明显。[44]作为对黄热病控制的粗略的指导，这种知识被证明是有效的，在几十年里也使美国稳居解决黄热病问题的主导地位。但从更长远来看，不完善的流行病学模型被证明对黄热病根除行动起到消极的作用。

实践运动

黄热病救治历史的特点，是将蚊子理论非常迅速地转化为实践——这种结果与疟疾的情况截然不同，正如我们将在后面看到的。之所以迅速且完全地依赖灭蚊行动，一个原因是古巴的准战时状况及其被占领的状态；另一个原因则是一种结论得到了迅速的证实，即灭蚊计划是行之有效的。

里德委员会的工作开创了两种新的控制策略。第一个是防止蚊子叮咬任何感染黄热病的人。这就意味着将所有黄热病患者隔离在防蚊纱窗后。第二是消灭蚊子本身，要么是在蚊子成虫进入房间叮咬的时候，要么是在蚊子幼虫在水潭里的时候。[45]

为了实现后一目的，里德委员会使用了各种化学药品和熏蒸法。原油与石蜡的混合剂曾长期被当成一种杀幼虫剂施用于地表水。各种其他化学药品,如硫化物或除虫菊酯(一种菊花提取物),也被应用于房屋熏蒸以杀死成年蚊子(尽管药剂往往是熏晕而不是杀死蚊子)。当然,哈瓦那居民对蚊子控制的新方法并不熟悉。在蚊子变成杀灭对象之前,他们就已经受到了严格的公共卫生管理。现在,灭蚊工作则使人们受到新的公共卫生监管。[46]公共卫生官员必须消灭、掩埋,或者采取化学方法或其他任何方法清除人们住所内及其周边的所有可能的蚊子滋生地。盛放饮用水的罐子必须密封,或者其水面必须覆盖一层薄薄的混合剂(以窒息任何蚊子幼虫),并且安装水龙头(在以后的活动中,有时会把专吃幼虫的鱼放入水罐内)。精心策划的房屋熏蒸往往留下一层层灰尘,或者造成烟雾性破坏。

陆军少校威廉·C.戈加斯不是一位研究型科学家,而是一位肩负重任的军人。他根本没有参与里德委员会的工作,起初也并不相信蚊子是黄热病传播的唯一来源,也不认为可以消灭所有蚊子;然而,作为一名陆军军官,他服从了命令。[47]1901年年初,为了遵从古巴军事总督莱昂纳德·伍德(Leonard Wood)博士的指示在抗击黄热病的卫生工作中狠抓这种新的灭蚊计划的落实,戈加斯于2月份开始在哈瓦那工作,最终卫生部门三分之二的工作人员的工作从清扫街道转移到挨家挨户地送杀幼虫剂,并很快就取得了成果。每年夏季的几个月都是流行性黄热病高发的月份,但是现在疫情死亡人数却很少。8月份的病例(总共6例)得到确诊的时候,戈加斯获得授权,把检疫人员部署到从哈瓦那以外可能已经感染地区进入该市的所有铁路线上。任何非免疫人员试图进入该市都需要报告,然后被隔离一周。8月份和9月份,哈瓦那仅仅记录到少量的发病人数和死亡人数。最后的病例记录发生在10月初,在之后的1902年黄热病高发季节，黄热病也没有卷土重来。戈加斯写道："我承认，这就是蚊子传播理论得到实践证明的证据。"[48]在一个世纪或者更长时间内频繁侵袭哈瓦那的一种疾病，看来已经被征服。

实际上，抗击黄热病的行动是被当成一次军事行动，并且在军事管制下进行的，对人员的层级指挥和对所需资源的迅速统筹因此成为可能——这是在一般的非军事情况下很难复制的一种模式。[49]人们首先关注的是识别和隔离所有黄热病患者。这些患者与非免疫人群的接触被切断，通过在自家室内或者实施隔离的医院中安装蚊帐避免遭受蚊子叮咬（蚊子的叮咬行为可能会导致这些昆虫被再次感染）。[50]然后，患者及其近邻的房屋也被隔离，并且需要焚烧硫化物或喷洒除虫菊酯对其进行消毒，以杀死或熏晕该处所有的蚊子成虫。这就意味着要堵塞房子墙壁和窗户的缝隙（在大多数人居住的破旧房屋中，这是一件很难办的事情），而不是将房子付之一炬。房子的隔离状态将在消毒后解除，所有蚊子尸体将被打扫干净，工厂和仓库都经历了硫化物或除虫菊酯的消毒。

为了清理蚊子的滋生地，戈加斯详细地在地图上标记出每所房子和每个场所。为了达到清理街道的目的，卫生部已经把城市划分为几个卫生区；现在城市又被划分为几个蚊子检查区，每个区所包含的房屋会由一位检查员在指定的时间进行检查，频率是每隔一天或一星期，而且在整个抗击黄热病行动中，同一个地区始终由同一位检查员负责。每位承担抗击黄热病服务使命的检查员都会由一队除虫剂喷洒员陪同，他们将除虫剂倒在水面上；检查员也随身带着为这次行动设计的印刷表格，在表格上填写每个需检查场所的厕所、化粪池和污水池的情况及蚊子侵扰率。这些报告每晚都呈递卫生部的中央办公室，每天汇总，以编制一份有关幼蚊和城市全部住宅情况的详细管理目录。院子和花园里的能够引起蚊子滋生的旧瓶、废罐以及任何容器类的垃圾都被清点并清除。房屋的排水沟被清理干净并矫直以防止积水；根据房屋的情况，尽可能地给窗户安装纱窗。原则上，每座房屋都要每月重检一次，以保证这些规定得到执行，以及房主对蚊子保持警惕。

美国当局为其中大部分工作承担了费用，但是对房屋里可能成为幼虫滋生地的开放水源的持续看管则责成每个房主负责。为了强制履行该责任，哈瓦那市长颁布了一项法令，如果在随后的检查中发现该处有幼虫的存在，那么房主将被罚款10美元，罚款将由古巴法院收取。[51]有时候，仅仅一个月，就会有多达1000例这样的处罚被提交法院。

到1901年3月，戈加斯的检查员发现，哈瓦那有大大小小近26000个水塘滋生蚊子幼虫，其中大部分是埃及伊蚊。很多水源此后被清理了，到1902年1月，经过10个月的灭蚊工作，检查结果表明，在整个城市范围内滋生蚊子的水源数量已经下降到不到300处。[52]因此，滋生幼虫的房屋比例从1901年初估计的100%下降到1902年3月的0.6%。如前所述，1901年10月底以后哈瓦那在很长一段时间里没有再发现一例黄热病病例，而此时距哈瓦那彻底根除黄热病还有很长一段时间。[53]

1902年，美国占领军撤离古巴，将公共卫生事业交给当时年事已高却极负盛誉的芬莱医生来指导。一段时间的平稳并不意味黄热病的彻底终结。该病继续引起美国当局的不断关注，因为他们不相信古巴人会继续进行防止黄热病进一步传播所需的监管，除非美国对其施加压力。黄热病的确卷土重来了，先是在1904年，之后是1905年。这一情况（以及政局动荡）导致美国从1906年起重新占领古巴三年。灭蚊措施的实施范围扩大到岛国的每个城镇，到1908年年末，黄热病再一次被消灭，这一次在几十年内都没有复发。1909

年，美国最终撤离古巴，撤退时指示古巴当局承担起其"殖民地责任"，以使美国免遭黄热病病毒的再次侵袭。⁵⁴

为白人打造安全的热带

哈瓦那的灭蚊方法也迅速在其他地方被使用——美国本土、巴西、墨西哥，当然还有巴拿马。人们感到发现了一种外科手术式阻止黄热病的方法，而无须从总体上改善环境卫生，或者解决根本问题，如贫困和卫生条件的整体不足。

1905年，新奥尔良像哈瓦那一样，遭受黄热病侵袭。这次，地方当局直接请求罗斯福总统提供联邦政府援助。美国海军陆战队医院服务系统派出了20名军医，与当地公共卫生官员合作，在当地居民自愿募集的资金支持下，采用了在哈瓦那的灭蚊方法。虽然这场疫情被控制住了，却有3402人患病，452人死亡（死亡人数近患者总数的七分之一）。⁵⁵热衷于西非黄热病研究的英国医生鲁伯特·博伊斯（Rubert Boyce）被利物浦热带医学院派到新奥尔良观察这场灭蚊行动。他用赞赏的口吻描述了工作的高效和近乎军事化的作风。⁵⁶

1903年到1906年间，巴西首都里约热内卢的黄热病得到根除，这对在更大范围内传播灭蚊法和其公共卫生治理方法至为重要，因为巴西被认为是美洲黄热病的确切发源地之一。巴西与南美洲除了两个国家之外的所有国家接壤，所以其特有的黄热病被视为对整个新大陆的潜在威胁。一个政治目的激励了巴西的黄热病根除计划。巴西当时一心要吸引来自欧洲的白人移民，从而使其黑人占多数的人口"白种化"。但是，由于所有人都知道，新移民特别容易感染黄热病，在热带地区建立欧洲文明国家的愿景便因该病的一再流行而遥不可及。简言之，控制黄热病在巴西像在美国一样，具有政治意味。

1903年，在法国受过教育的、现代派巴西细菌学家兼公共卫生局长奥斯瓦尔多·克鲁斯（Oswaldo Cruz）医生，发起了一场抗击瘟疫、天花和黄热病的行动。在抗击黄热病过程中，克鲁斯使用了戈加斯的房屋消毒、病人隔离及灭蚊和销毁其滋生地的方法。该卫生运动的另一个特点是对城市人口的严格集中指挥。这种做法虽然没有达到军管的程度，却也具备严厉的措施。里约热内卢拥有超过60万人口（两倍于哈瓦那），还有很高比例的非免疫外国居民。在总统的支持下，克鲁斯狠抓了改善环境卫生的目标，依靠特别法庭强行确保居民遵守灭蚊规定。不出三年，克鲁斯就成功地解决了里约热内卢的黄热病难题。一直到1928年，这个城市都避开了黄热病的侵袭。[57]

然而，在所有新灭蚊方法有效性的例证中，巴拿马的成功案例对根除理论来说是最重要的，因为西方和东方之间海上通道的开放同时带来了潜在的新且快的疾病传播方式，或许甚至包括黄热病向远东——那个蚊子很多，却没有黄热病地区的传播。当然，巴拿马运河区的建立是一项大规模的工程，当时的新闻报道经常说，其最终的成败取决于美国能否控制疾病在运河区基本上是移民出身的劳工当中的传播。[58]戈加斯领导的环境卫生运动的成功使其声誉扩大到美国本土以外的范围，并且使他的观点获得广泛支持。这种观点得到英国等欧洲殖民主义强国的殖民官员的赞同，人们认为采用新的热带医学成果会使热带地区成为白人安全的去处。

1904年5月8日，在美国战争部的全权领导下，美国占领了巴拿马运河区。[59]运河的建筑工程集中在一个完全人造的地理空间、巴拿马的一个准军事化地带。该地带长64公里稍多一点，宽约16公里。在以后的10年，这个人造空间被转变成一条巨大的海上运输通道。在运河区工作的许多人也非本地人，因为在建设最紧锣密鼓的时候，有大量劳动力从巴拿马以外的国家进入此地。在工程最高峰时，劳动力包含从巴巴多斯引进的2万劳工，而他们同样由主要从美国引进的白人工程师和官员管理。[60]

19世纪80到90年代，在德莱斯普（de Lesseps）领导的法国穿越巴拿马开凿运河的失败行动中有数千名工人死于疾病。尽管有这样的前车之鉴，委托管理运河建设的巴拿马委员会的成员中仍然没有一位高级医学专家（已升职为上校军衔的戈加斯被美国医学协会推荐担任这一职位，但被他拒绝了）。时任巴拿马首席卫生官的戈加斯很快发现，就其实施公共卫生措施的权限而言，情况不如古巴那么令人满意。起初为改善环境卫生制定的预算也捉襟见肘，哈瓦那的灭蚊方法要么是不为巴拿马委员会所知晓，要么就是被其置之不理。由于缺乏资金、物资和人员，戈加斯无力阻止1905年3月暴发的一场黄热病疫情，这场疫情的起因是负责穿越该地峡开凿运河的艰苦工作的第一批外来非免疫劳工到达了巴拿马。

这场疫情造成了恐慌。许多美国官员立即离开巴拿马回国，在一段时间里，运河工程几乎停止了。戈加斯差点因不称职而被免职。罗斯福总统在以运河开凿为代表的恢宏工程中投入了巨大的政治资本，因而否决了将戈加斯免职的提议。与此同时罗斯福也注意到了疾病的代价，不光是法国未能使运河竣工的教训，他也亲眼目睹了疾病对美国在古巴进行的战争的影响。

戈加斯最终得到了他所需的支持，并在此后几个月内就阻止了黄热病疫情的蔓延。直到1954年，这种疾病没有再在巴拿马运河区复发。[61]戈加斯再一次把灭蚊理论当作黄热病控制的核心，并且汲取了哈瓦那的经验教训，在这次黄热病防治行动中，第一步就是解决科隆和巴拿马城两座城市的问题。这两座城市分别位于大西洋东北端和太平洋西南端的运河计划中的航道上，都曾经历过多次黄热病流行，现在则生活着许多来自美洲东北部的非免疫的工人以及来自加勒比地区的官员和工人。戈加斯采用了他曾经在哈瓦那采用的隔离和熏蒸策略，用了约136公斤硫化物和54公斤除虫菊酯——据苏格拉底·利齐奥斯（Socrates Litsios）说，这相当于整个东北部地区全年的供应量，也是戈加斯在市场上能找到的全部供应。[62]两座城市使来访者感到震惊，因为那里破败严重、散乱、肮脏，也缺乏基本的卫生条件。但戈加斯仅仅关注黄热病问题。就像在哈瓦那一样，城市被测绘，进而被划分成一个个灭蚊区，每个区都有自己的检查员，指挥熏蒸和灭蚊队伍，对所有场所进行搜索，寻找滋生蚊子的水容器，然后根据情况将水倒掉、密封或加油，许多白人工人的房子装上了纱窗。一条新的法律获得通过——住所内如果发现处于幼虫期的蚊子将被罚款。到1906年初，死于黄热病的人数呈现出下降趋势，而到1906年9月，戈加斯宣布，巴拿马的这场黄热病疫情已经结束。

控制疟疾对于巴拿马运河工程的成功同样重要。虽然疟疾不是一种引人关注的疾病，但其分布范围比黄热病广泛得多，在工程进行的整个运河区都可以发现。在任何时候，都有很高比例的劳动力因长期患病住进医院，丧失劳动能力。奎宁是一种有效的预防药物，戈加斯极力倡导奎宁的使用，并免费向民众提供。但是，由于控制疟疾所需服用的奎宁剂量很高以至于可能会产生严重的副作用，许多人拒绝服用。

因此灭蚊行动依然是工作重点。消灭疟蚊的方法曾经由罗纳德·罗斯爵士在西非的塞拉利昂、英国当局在印度西北部试用和推广，但结果好坏参半（正如我们将在第五章看到的那样）。疟疾从生态学上讲很复杂，要想使其传播程度持续减弱，就必须了解不同种类的疟蚊的习性和栖息地，及其与人为环境的互相影响，这是一个长期过程。

但这不是戈加斯的做法。他的方式是对传播疟疾的蚊子发动全面攻击。据戈登·哈里松（Gordon Harrison）说，灭蚊工作沿着从巴拿马城到科隆的约76公里铁路线进行，涉及大约160平方公里的区域，以及分布大约30个村庄或工程营地的大约8万人。[63]戈加斯把这个区域划分为25个卫生区，派出一队队的工人，每一队都在卫生检查员的指挥下，将石蜡油洒在滋生地上并且大量清理和填平地沟。同时，他们在距城市和村庄约183米的范围内清理灌木丛并修剪草丛。这些方法旨在使地面暴露在阳光下，并使水潭减少，以减少疟蚊繁殖。[64]问题在于，巴拿马运河的修建工程是通过爆破岩石，以及挖掘并清理成吨的土方进行的，这种做法使疟蚊的潜在滋生场所不断增加。控制疟疾需要在环境中大量喷洒石蜡油，每月施用大约189270升，这样的做法给环境与经济造成严重负担。虽然疟疾并没有像黄热病一样从运河区消失，但医院收住的患者人数的确在不断下降，其在当地总死亡率中所占百分比也是如此。[65]三年内，戈加斯就把疟疾发病率减少了一半。

对当时的人们而言，戈加斯领导的公共卫生治理行动是卓有成效的典范，也是帝国扩张向前推进的重要一步。[66]黄热病和疟疾蚊子传播理论，还有更为笼统的实验医学都被认为对殖民主义产生了广泛影响。直到19世纪末，人们一直相信，白种人永远不可能适应热带气候，因为他们在那里承受着炎热的天气、疾病和野蛮文化的道德沦丧所带来的肉体和道德堕落的不断威胁。但是，新的热带药物的研制意味着通过对具体情况的干预，欧洲人对热带环境的控制能力可能会大大提高。戈加斯甚至表示，随着黄热病和疟疾两种疾病的被消灭，"对盎格鲁-撒克逊人来说，热带地区的生活比温带地区的将会更有利于健康"。他认为，在几年内，热带地区国家——因为这些国家所提供的劳动报酬率大大高于温带——就会成为白人定居的国度，因而"财富、文明和人口的中心将会在热带"[67]。英国疟疾专家马尔科姆·沃森爵士（Sir Malcolm Watson）阐明了同样的看法。通过环境卫生的改善，热带地区"即便不成为白种人永远的家园，至少也会成为世界上这样一个地区，白种人在那里可以生存，而所冒的健康危险却并不比在本国大"[68]。

当然，事实上巴拿马取得的成就是很有限的。在付出巨大财力和人力的条件下，这个国家也只有一小部分区域摆脱了黄热病，并在一定程度上摆脱了疟疾。这些区域多半是会影响运河工程施工的地方。而控制疾病只是为了方便美国人为自己修建运河，其他区域的公共卫生问题美国就不管了，因此更多的疾病其实并未得到控制，巴拿马的整体卫生状况依然糟糕。即使是在运河区本身这一小块区域里，健康权利的分配也是不平等的，一些人从新公共卫生行动中获益要比另一些人多得多。白人和黑人在健康方面的差异是显著的。与当时美国本土的政策一样，运河工地强制执行黑人和白人间的种族隔离，不同群体对应不同的工资等级、不同的房屋供给（只有白人工人可以住专门建造的带纱窗的房子），因此健康方面的结果也不同。美国当局坚持严格控制人们进出工作区域，拒绝那些被认为不合适，或会对工程造成麻烦的闲杂人等。[69]

即便如此，马尔科姆·沃森爵士在1915年访问巴拿马运河区时，仍称之为"现代公共卫生专家的麦加"。[70]

军事隐喻和疾病根除模型

新公共卫生的典型特点是使用军事隐喻和军事语言来描述疾病控制措施——针对"敌人"展开了"战役",敌人指的是病原体和昆虫病媒,对于这些"敌人",人们必须展开"战斗"或者发动"攻击",动用化学制品等"武器",派出灭蚊"大队",从而夺取"胜利"。

这样的军事隐喻并不是抗击黄热病运动的发明。它们有更长的历史,在19世纪60年代和70年代流行起来,当时"入侵""击败""压倒"和"作战"等动词被路易·巴斯德和罗伯特·科赫在讨论细菌学时使用,疫苗被描述为"打击疾病的武器"。这样的隐喻提供了一种有关疾病对社会犯下的"错误"的主要看法,因此提供了有关"纠正"这种错误所需的"干预"框架。[71]这样的例子不胜枚举。例如,罗纳德·罗斯爵士宣称:"公共卫生治理是一种战争形式。"[72]最近的一个例子,来自对世界卫生组织领导的全球疟疾根除行动失败的分析,将失败归咎于"低估敌人和对可用武器的过度自信"[73]。

正如我在其他地方所论述的,自然科学领域有隐喻自然化的趋势,因此它们就不再被当作修辞使用,而被当作对世界本来面目的真实描述。[74]由于现实描述隐喻化的这种趋势,将军事隐喻与根除联系起来并不令人意外,因为根除行动本身需要采取军事化的战略:"从宏观角度来看,由此产生的一个显而易见的结果就是,人们认为解决方案和疗法也必须遵循军事路线:只有通过大规模的动员才能'击败'疾病,因而需要更多的资金、更多的人员、更多的研究、更多的各种努力。"这一定量论直接地,甚至是合乎逻辑地源自"打仗"的思想意识。[75]其所造成的影响是两方面的。历史学家戴维·阿诺德（David Arnold）说，军方参与医疗干预的做法是帝国扩张时期的显著特征之一，但同样重要的是从军事角度考虑医学研究的倾向。[76]这些形式的类比是在历史过程中形成的。可以把它们与20世纪更晚时候形成的一组替代性的医学隐喻进行对比。后者将疾病与有关"生命之网"的环保主义概念相联，从而指明有关病原体和人类共存的理念。从这后一组有关大自然与疾病的隐喻中我们可以看到人们对公共卫生的理解已与军事隐喻时代截然不同，正如我们将要看到的那样。[77]首先，这一观点放弃了对疾病进行外科手术式打击的想法，比如根除疾病。

埃德蒙·罗素提出了一种更具历史针对性的分析思路，他认为在战争、公共卫生语言和使用化学制品来消灭害虫之间存在着一种密切的隐喻性的和真实的联系。他认为，从意识形态上讲，对害虫的控制创造了一套价值观念，战士们用其来发表有关作战的，甚至彻底消灭隐藏的敌人的言论，无论这种敌人是寄生虫还是人类。在科学和技术上，"害虫控制和化学战争创造了彼此用来扩大其所谋求实现的目标规模的知识和工具"[78]。

一个公共卫生的新模型？

虽然罗素没有提及美国在哈瓦那和巴拿马抗击黄热病的行动，但这些行动却是说明他的论点的范例。在哈瓦那和巴拿马运河区，一种美国军事或者准军事帝国主义公共卫生模型得以实现，其核心是使用化学方法消灭害虫和疾病。这是一个令人钦佩和值得效仿的榜样。鉴于这个模型的重要性，它的一些特征值得强调，特别是这一模型在一些重要方面背离了以往的公共卫生实践经验这一点。毕竟，戈加斯在哈瓦那军事化管理的8个月中的所作所为"为以后的

30年确立了控制黄热病工作的模式"[79]。

我将这一新模型的生物医学性质列为其第一个特征。对污物、瘴气和人类过度聚居的专门研究——这些问题在传统上一直被认为与流行性发热的暴发相关——被专门研究微生物和昆虫叮咬、认为这是健康不良的真正原因的做法取代。这不是有关疾病的常规处理方案。如前所述，戈加斯用满意的口吻写道，他在哈瓦那根除了黄热病，却无须解决公共卫生方面一直存在的任何问题，事实上他把三分之二的工作人员从打扫房屋的工作中抽出来转成灭蚊部队；安装自来水设施替代储水容器；用宽敞的住房替代肮脏杂乱的住所——这样一来就有可能安装纱窗和门帘。他的做法并不被视为新的公共卫生成果的一部分（尽管回想起来，似乎良好的住房条件和纱窗在一定程度上加速了黄热病在20世纪美国的消失）。在美国，改良主义的社会议程在公共卫生领域中的衰落尤为明显。公共卫生的专业化，与人们积极接受细菌学、专注于研究受疾病危害的个人而不是人群，以及运用专业技能的干预相关。[80]

该模型的第二个特征就是专注于研究单一疾病，以及把控制措施当作独立于现有公共卫生服务体系之外的"战役"来组织。在哈瓦那，美国当局从其军事效率和紧迫性的角度寻找理由，以解释为什么要专注于单一疾病的救治，并把黄热病救治工作与其他公共卫生工作相分离。美军是一支占领军，必须迅速采取行动，其驻扎不是为了长期逗留，因而也不为古巴人民的总体健康承担责任，其重点任务是稳定自己的政治影响和军事驻扎。古巴居民对黄热病控制工作即使不怀有敌意，也常常漠不关心，或者因为他们已经在儿童时期的感染中获得了免疫力，或者因为他们居住在美国当局规定的重要区域以外的地方。古巴人大部分是贫穷的，而且对于自己在反抗西班牙人的斗争中经历的疾病和死亡心有余悸（这些斗争造成了所有独立战争中最高的人均死亡率之一）。对他们而言，结核病、呼吸道感染、严重的婴儿死亡率及食物匮乏才是他们的首要问题，而不是黄热病。

除了真实的战争情况，将黄热病救治工作作为一个外在于公共卫生系统的独立、自治的体系也有技术和行政管理方面的原因——在灭蚊技术方面需要培训的通常是文化水平较低或没有受过教育的人员，对灭蚊人员的监管也需要单独进行。还有人认为，只有将该服务机构作为一个特殊的单位保留才能使其不受政治压力干扰。这一专业服务机构必须像一支部队那样管理，包括在严格的层级约束下完成灭蚊任务的小组或班，就好像其真的是军队一样。正如我们将会看到的一样，建立这种专门用于根除一种疾病的独立于一般公共卫生体系之外的服务机构的理念是弗雷德·L.索珀所十分热衷的。

虽然在某些情况下，该模型有可取之处（对于"非典"等高度传染性疾病的突然暴发，可能需要进行迅速，具有高度针对性、一定独立性的公共卫生部署），但总体而言，以独立的组织来应对疾病哪怕是流行病，会有使公共卫生工作四分五裂、效率低下的风险。人们，尤其是贫穷国家的人们常常同时患多种疾病。一个感染艾滋病的人很有可能患有周期性发作的疟疾，同时还患有发展迅速的肺结核。一种全面综合的公共卫生方法是必需的。

公共卫生事业的戈加斯模型的第三个特点，是绘制详细的地图和注意保存记录。尽管在以前的流行病控制工作中也曾经使用地图，但生物统计数据的保存，例如登记人口死亡的原因，或者病例通报存档，是19世纪欧洲卫生革命非常重要的特点。疾病根除行动以一种新的精确度进行计划、地图绘制和记录。记录保存不仅追踪行动是如何进展的，而且事实上还是运动的决定性特色。

戈加斯绘制了行动目标地点的详细地图，指出所有街道上所有房屋的位置，并据此展开了黄热病救治运动。地图保存在中央办公室，以便检查员送来的数据可以在一个地方得到综合评估。检查员及加油组或灭蚊队的工作也是计划周密的。检查员每天或每星期必须检查的房屋数量、他应该走的检查路线，以及检查工作如何展开，都是事先制定的并且得到严格遵守。[81]检查员的工作受到上级检查也是其预料之中的，如果其工作偏离正常程序，或者未能完成任务，就会被罚款，甚至被解除职务；后来还为检查员分发制服，以显示其身份和权威（有时，他们也会带一个铃铛用来宣布他们大驾光临）。在巴西，由于采用了同样的方法，所以按照罗纳德·罗斯所建议的术语，灭蚊队以"旅"这一军事名称来命名。[82]

所有这些活动都用经过专门设计的表格进行记录和管理，检查员每天填写访问房屋的详细情况、工作进展的情况、被发现的蚊子幼虫滋生地的数量以及被发现的违反规定的房屋的数量。许多年后，弗雷德·L.索珀在其指挥的疾病根除行动中进一步完善了戈加斯的记录保存体系，他发明并印制了大量的报告卡，用于记录运动的各个方面及检查员的工作。他将其汇编成大部头的簿记形式，类似于"疾病根除的圣经"。在疟疾发生时，他可以适时地将其（英语版本）于1943年交给埃及当局。这一年，他们在一次大规模的疟疾流行后开展了灭蚊行动。[83]

新公共卫生行动模型的第四个特点是其自上而下的专制性质，这种性质起初产生于其军事渊源，但是更普遍地反映了公共卫生事业中的一种趋势，即将专家们认为的可以保护民众的规章制度强加给人们。这种规章制度及对它们的抵制，是现代公共卫生事业的永恒主题。戈加斯反思最初巴拿马黄热病控制工作的失败，断定其原因是，巴拿马的卫生工作其实不像哈瓦那一样被直接军事管理。在考虑为黄热病救治工作建立一个模型组织时，戈加斯把有关的规定罗列如下：首先是充足的资源，第二是对公众的绝对权威，第三是保障强制执行的特别法令或法规。[84]吉特拉斯在1903年被派遣到得克萨斯的拉雷多（Laredo），去处理黄热病疫情暴发，他使用了新的灭蚊方法，却发现这是一个挑战，因为他无权管辖该城墨西哥一侧的居住人口。他同意戈加斯的观点，即为了阻止流行病的传播，实施强制军事管制是明智之举。[85]鲁伯特·博伊斯爵士也同意这个观点。他坚称，在疫情流行期间，依靠所谓的宣传，即使用宣传、通知和公告来说服人们遵守公共卫生措施是不会有效果的，只有将其落实到专门的法律才会起作用。[86]

另一方面，正如一位评论家非常正确地指出的，在巴拿马使用的严厉方法"在一般时期的民主社会里极有可能无法执行"[87]。事实上，法律一直是公共卫生事业的工具（例如禁止垃圾等有害物质的法律，或者保障强制接种疫苗的法律）。公共卫生事业是进行社会干预的一个领域，在这一领域中，个人权利必然有时会与整个社会的权利相对立。社会整体构成了作为公共卫生落实对象的公众（即使在公共卫生中的"公共"把许多类别的人们排除在外的情况下也是如此，就像过去经常做的那样）。鉴于个人自由行动的权利和社会健康需求之间的紧张关系，个人对因公共卫生措施带来的不便及实际风险（例如，承担接种疫苗的副作用风险）的接受与否依赖于个人对公共卫生行动能否为其个人带来实际好处的判断。服从公共卫生管理的前提是个人必须相信，知识掌握在官方手中，并且准备部分地放弃自己的权利（例如，拒绝接种疫苗的权利），因为他们认为在某种意义上，社会整体利益和他们自己的利益是一致的。

教育、充分的公民权、社会参与和政治平等是实现个人与权力机构合作的历来途径。这一合作对于使公共卫生发挥作用来说是必要的。虽然公共卫生工作的失败有很多原因，但当公众和当局实际上不拥有共同的价值观，或者对这些机构的专门知识水平失去信心时，不守法就是常态——一个例子就是英国的许多父母拒绝让自己的孩子接种麻风腮疫苗——一种由三种活的、毒性减弱的病毒制成的预防麻疹、腮腺炎和风疹（德国麻疹）的疫苗。因为他们担心，这些疫苗可能会有未查明的副作用，例如造成自闭症，而且他们不再相信医生给出的建议。[88]在所有这些方面，诉诸军事管制都是公共卫生工作的笨拙解决方案，充其量是一种应急措施。然而，负责疾病根除工作的人们却一次又一次地看到了法律、强制力，乃至军事管制的力量。20世纪30年代，当索珀被委派主管巴西的联邦政府抗击黄热病机构时，他向政府要求的第一件事就是通过专门法律以确保其救治行动的规章制度能得到遵守。他习惯于在公民几乎没有什么权利的半专制或专制政治框架下工作。从这种意义上讲，索珀亦是戈加斯的直接继承人。[89]

最后，我们需要关注一下化学品在根除行动中的作用。大致上讲也没有什么新内容，化学品从较早的时候起就已被应用于公共卫生治理。生石灰和别的腐蚀性物质被当作消毒剂倒入坑中；化学杀虫剂被用来消灭农作物害虫。化学品在根除行动中的新发展就是其用量的规模。20世纪是化学创新、化学制品大规模应用到农业和公共卫生事业的世纪。20世纪初，石蜡和原油是用于消灭蚊子幼虫的主要化学品；在巴拿马灭蚊工作的高峰期，仅在科隆市，就有100584平方米的水面被洒上石蜡和原油混合剂；据阿伯内西（Abernathy）说，整个运河区每年会用掉约567812升的混合剂。[90]20世纪20年代，一种叫作"巴黎绿"（Paris Green）的砷基化学品，作为一种高效的杀虫剂开始取代混合剂，洛克菲勒基金会人员由此开始采用"催绿"这一术语，并在抗击疟疾的工作中将其推广（当然，这种催绿与今天的环保主义者的"绿色"概念毫无关系）。

1902年，罗纳德·罗斯爵士说，他一直希望找到一种理想的毒药杀灭蚊子幼虫。他写道，"这该是多大的好事，如果我们可以每隔六个月左右在全城撒一种便宜的粉末，就能灭绝蚊子幼虫。这种物质很有可能是存在的，但是，不幸的是，我们还没有发现它"[91]。这种话语多么先知先觉！"二战"后，DDT满足了这一愿望。它成为万能、神奇、便宜且药效持久的杀虫剂。它经常以飞机洒药的形式被喷洒，主要是为了消灭农作物害虫，并杀死人类疾病的昆虫传病媒介。直到20世纪60年代，这种极度依赖强力化学品而造成的环境后果才成为一个政治问题。环保运动带来了针对化学污染及其对环境和人类健康长期影响的一种新态度。结果不仅是最终禁止将DDT作为农作物杀虫剂使用，而且也几乎禁止了DDT在抗击疟疾等疾病的公共卫生行动中的使用。

有关这个决策正确与否的辩论还在公共卫生界进行着，本书的结尾将重提这个话题。但是，在本章所描述的情况下，DDT和类似的杀虫剂的禁用对20世纪初源于美洲的公共卫生新模式构成根本挑战。[92]在后来的疾病根除行动中，这样的模式会被修改，但是某些特点还是作为戈加斯时代的遗产保留了下来：围绕单一疾病组织的自上而下的卫生策略。它往往是代价高昂的，并不像其倡导者所声称的那么低成本；它按照自己的方式无孔不入；它独立于公共卫生事业的其他活动之外；但是，在很长一段时期内，这种方式却是有效的。

国际和全球

1905年的新奥尔良黄热病流行是美国大陆暴发的最后一次黄

热病疫情。之后黄热病就从北美消失了,原因不得而知。这一定不是因为对埃及伊蚊及其幼虫的系统性杀灭,就像在古巴所发生的那样。汉弗莱斯推测,这种病毒本身可能已经经历了变异(不同种类的黄热病病毒产生不同的毒性,其存在是已知的),但这仅仅是推测。或许,自来水和排污管道的更多使用、住房条件由于使用纱窗得到改善,以及越来越多的杀虫剂阻止了病毒的侵害。[93]不管原因是什么,黄热病在美国的消失都使一种观念得到加强,即从今以后,这一问题实际上仅仅存在于海外。因此,美国的任务是铲除其他地方残留的黄热病温床,以维护美国国内的安全。预防性医学的动机始终是避免来自外部的侵害,这一观点在公元14世纪就已经形成,19世纪人们运用同一观点在欧洲各国间建立隔离体系以期防控霍乱的努力失败了。20世纪初,疫情防控参与国之间的疾病通报体系逐渐制度化。早期的一个例子是在美国倡导下于1902年成立的主要是为了抗击黄热病的泛美卫生组织。

1914年巴拿马运河的开航使疾病的国际化问题成为人们担忧的焦点。戈加斯等公共卫生官员了解到,印度等地的殖民官员担心,运河会开辟一条新路径,使黄热病得以从美洲传播到远东地区。那里埃及伊蚊广泛分布,却从未暴发过黄热病。印度医疗服务局的S. P. 詹姆斯(S. P. James)上校曾经调查过黄热病传播到印度的可能性,并且要求在巴拿马、新加坡或香港地区设立永久的隔离站,他还建议,印度政府应该发动有条不紊的灭蚊运动。[94]但这损害了欧洲国家在东方的殖民地的利益。

然而,如果把将黄热病从其发源地彻底消灭设为目标,首先在已经尝试过黄热病根除的美洲,然后在西非采取行动,以防止黄热病因东西方之间(通过海路以及新的空中运输途径)接触的增加更为广泛地传播,这样做岂不更好?完全根除这种疾病是不是一种可能性呢？

以戈加斯上校为例，他认为这是可行的。他相信，哈瓦那的灭蚊工作证明了"在热带根除疟疾和黄热病这两种疾病的切实可行性"[95]。同样，1905年，里德委员会最初的成员之一詹姆斯·卡罗尔医生也声称，"现在可以确定的是，用不了几年的时间，黄热病就会灭绝。完全根除所需的时间长度则取决于我们的南方邻国是否愿意完全接受灭蚊理论，及其是否对其受感染的海港实施基于这一理论的积极有力的措施"。他还说："美国再不会出现黄热病流行了。"[96]

"根除"一词源于拉丁语，意为"连根拔出"，常常被用来描述公共卫生事业的目的，它曾经被不那么严格地用来指疾病控制，或其普遍的减轻。这时则有了一个更准确更绝对的理念。例如在亨利·R.卡特医生——他曾经贡献了对于黄热病的灭蚊理论至关重要的外部潜伏期的概念——1911年所作的演讲中，我们可以看到这个概念。他说，黄热病卫生工作的目的就是"哪里有黄热病就把它消灭在哪里"。他还说："我讲的是消灭而不是控制。虽然对疟疾来讲，控制是允许的，但我认为就黄热病而言，卫生工作应该以完全消灭为满意的标准。这很容易实现。"[97]除了认为根除在技术层面简单可行，在采取抗击黄热病行动的责任甚至义务问题上，人们还有一种崇高理想。詹姆斯·卡罗尔医生认为，现在阻止黄热病实在太简单了，因而如果暴发任何疫情，只能是由于"某个负责人玩忽职守"。[98]消灭黄热病此前一直被视为极其困难的事情，但这时被认为指日可待，甚至也是道义上的一种必要。

尽管根除这种疾病的支持者们坚持认为，根除黄热病可能是轻而易举的，甚至是代价低廉的，但事实恰恰相反。巴拿马的根除行动说明了真实的情况。在一年时间里，科隆这一个城市有大约

100584平方米的物体表面被洒上混合剂，60960米长的沟壑被切断，其中6096米被填上石头铺上水泥，还有19202400平方米的草丛被清除。罗纳德·罗斯说："从未展开过如此彻底的讨伐，因为从未有一位首席卫生官有如此大的自主权。"这段评论指的是戈加斯在抗击黄热病和疟疾工作中取得的成就。总体而言，这些行动耗资甚巨，戈加斯的公共卫生部门每年花费200万美元，估计占运河工程年度总开支的十分之一，成绩却只是有限地理范围的根除。[99]戈加斯的做法并没有使巴拿马成为一个容易效仿的榜样。例如，在英属殖民地就很难找到以上资源，因为在那里，诺贝尔医学奖获得者罗纳德·罗斯医生无法说服西非殖民当局资助哪怕是一个灭蚊"旅"实施疟疾根除。

洛克菲勒基金会迎接挑战

解决资源不足的关键并不在于个别政府，而在于在两次世界大战间隔期间从事卫生工作的最重要的慈善机构、于1913年成立的洛克菲勒基金会的国际卫生部。到1920年索珀与戈加斯结识时，洛克菲勒基金会已经从事疾病根除行动很多年。就黄热病来说，基金会对它的投入占据了它在美洲海外工作投入的最大比重，而且，哈瓦那和巴拿马能够直接影响基金会的决策。基金会的国际卫生部当时已经聘用戈加斯、卡特和吉特拉斯等对巴拿马很了解的人担任全职工作或顾问，因为他们有处理黄热病的经验，也对其可根除性深信不疑。

1919年年底，当新婚燕尔的年轻医生弗雷德·L.索珀在华盛顿接受当时的洛克菲勒基金会国际卫生部总监威克利夫·罗斯（Wycliffe Rose）先生的面试时，对于一项新的海外事业而言，他的到来真是恰逢其时。现在尚不清楚，是什么让索珀决定选择这样一种生活，因为这意味着要常年在国外生活（常常是贫穷国家，工作条件艰苦），而不仅仅是做做人道主义的姿态就够了。索珀说他被威克利夫·罗斯的观点所吸引，即国际卫生部的特殊作用"是帮助消除现有医学知识和其实际应用之间的鸿沟"。罗斯向索珀提到国际卫生部的钩虫研究以及"黄热病根除行动"，他认为，"这场行动需要花5到10年的时间才能完成"。正如我们将看到的，索珀不是研究型科学家，而是一个习惯于采取行动和进行指挥的人，他接受了罗斯的邀请，并立即被派往巴西。索珀说："就这样，我开始了国际卫生领域的职业生涯。这一领域在1915年以前几乎不存在，唯有殖民官员、军官，或者传教士的偶尔工作。"[100]

洛克菲勒基金会开创了疾病根除历史的新阶段，完善了这一理念，将其应用于黄热病以外的疾病，并且身体力行地界定了国际公共卫生领域中的"国际性"的含义。

第三章

洛克菲勒时代的悖论

到1927年,弗雷德·L.索珀博士已经做了7年的"洛克菲勒医生"。[1]他先是在巴西,然后在巴拉圭的钩虫病工作上投入了大量的时间,此时的他还不是那位令人敬畏的医学巨头。他即将再次前往里约热内卢,即当时的巴西首都,接手管理洛克菲勒基金会一个办事处的工作。

此时,洛克菲勒基金会的国际卫生部一直在继续从1923年就开始的黄热病根除行动,旨在消灭巴西东北部流行的黄热病。[2]当时人们很相信该组织的方法是有效的,因此认为再在该国待上几年就可以回家了。[3]大部分的洛克菲勒基金会灭蚊站甚至都已经关闭,剩下的黄热病防治工作也基本交还给巴西人负责。[4]对于黄热病即将被成功根除,洛克菲勒基金会胸有成竹,因而1928年1月,当时在巴西管理洛克菲勒基金会黄热病工作的迈克尔·E.康纳(Michael E. Connor)博士宣布,如果该国在未来的三个月没有再出现黄热病病例，他就可以断定这种疾病已经从整个西半球被根除了。[5]

然而到了5月，黄热病竟卷土重来了，这份自信被彻底粉碎。起初只有北部发现了几个病例，接下来里约热内卢也出现了。[6]不久后，在经历20世纪早期的灭蚊行动之后已经摆脱黄热病20年之久的巴西首都，再次陷入了疫情大流行。里约热内卢州的其他40个城市也发现了黄热病病例。为了再次摆脱这种疾病，一万名公共卫生工作人员参与其中，并在之后的两年半时间里总计投入了大约1000万美金。[7]在此后的3年中，黄热病病例也出现在许多别的地方，比如巴西内陆地区以及从布宜诺斯艾利斯到亚马孙河河口的贝伦（Belém）的若干港口城市。1929年，东北部的累西腓（Recife）出现了新的病例，尽管那里已经进行了5年持续不断的灭伊蚊工作。

这场疫情暴发时，恰逢洛克菲勒基金会资助的实验室及其他一些流行病学研究机构有了一些新发现，这些发现将会揭示，在黄热病问题上，洛克菲勒基金会此前的许多想法都是错误的。更有甚者，洛克菲勒基金会慢慢地认识到，黄热病不是那种可以从地球表面永远根除的疾病，因为黄热病病毒是由动物，主要是由猴子携带的，除非对许多森林物种进行大规模的屠杀，否则这些动物是不可能灭绝的。这一生物学事实，即动物体内存在大量致使人类生病的微生物，已经成为疾病根除概念的基本限制原理之一。这个发现使洛克菲勒基金会根除黄热病的浪漫想法彻底破灭，最终也宣告了洛克菲勒基金会时代的大规模的、实用的公共卫生计划的终结。

当时索珀恰好在里约热内卢，见证了黄热病的重新出现。他当时对黄热病几乎一无所知（他夸张地说："我当时连一只蚊子也没杀死过。"），却卷入了黄热病的救治工作。[8]到20世纪30年代初，他已经在主持巴西国家黄热病医疗队的工作了。吊诡的是，正当洛克菲勒基金会放弃根除这种病的抱负时，索珀却皈依了这一事业，将其作为自己在国际卫生领域中的终身奋斗目标和宗旨。多年以后，他实际上成了疾病根除事业的最强有力的支持者。

本章的目标是解决"二战"前和洛克菲勒时代的根除历史上这一看似矛盾的问题，以及其他悖论。假如没有索珀对疾病根除事业的笃信（他在"二战"中的经历强化了这一信念，尔后他又将其带入新的组织尤其是世界卫生组织之中），则战后国际社会可能就不会那么积极地对待根除事业，使之成为全球公共卫生领域中的一项工作。

洛克菲勒的信条和疾病根除

20世纪初，当亿万富翁老约翰·D. 洛克菲勒（John D. Rockefeller）想要成为慈善资本家以救赎其作为强盗资本家的令人厌恶的坏名声时，洛克菲勒基金会作为一个专注于医药和卫生问题的慈善组织成立了。[9]1901年，他建立洛克菲勒医学研究所（后来被称为洛克菲勒大学）。在之后的很短的时间里，洛克菲勒的资金资助了根除钩虫病的卫生委员会（1909年）、建立了洛克菲勒基金会（成立于1913年），以及负责国外卫生工作的洛克菲勒基金会国际卫生部（起初名为"国际卫生委员会"，后更名为"国际卫生局"，最后定名为"国际卫生部"，也创建于1913年）。到1951年国际卫生部终止工作时，它的工作人员在全球80个国家从事过公共卫生工作，包括加拿大、美国、欧洲的25个国家，加勒比海地区的15个国家、拉丁美洲的每一个国家和非洲及中东的几个国家。

基金会的公共卫生活动基于后来广为流传的"洛克菲勒信条"。历史学家约翰·法利（John Farley）说，由洛克菲勒基金会第一任会长弗雷德·盖茨（Fred Gates）宣布的这一信条"已经变成了陈词滥调，却仍然值得引用"，即"疾病是人类生活的终极弊病，而且还是其他所有弊病——贫穷、犯罪、无知、恶习、无能、世代相传的污名和许多别的罪恶——的主要来源"。[10]一般来讲，因果关系的方向是从贫穷到疾病，但假定方向相反，是疾病导致贫穷，在历史上，这种想法，即疾病使人贫穷，以及通过根除疾病我们可以除掉阻碍经济生产的主要障碍——已经深深植入公共卫生事业了。例如，路易·巴斯德（Louis Pasteur）说过一句非常有名的话："无论多么贫穷，都不会滋生疾病。"——历史学家安妮玛丽·莫林（Anne-Marie Moulin）评论，这是一种"无耻的言论"，但它"表明了新公共卫生行动的思想倾向"。[11]由于疾病被认为比贫穷更容易消除，所以洛克菲勒基金会的目标是根除疾病，从而铲除信条中列举的所有弊病。

洛克菲勒基金会认为，实现这一目标所需要的是一个"能够根据新的科学发现行动的"新的常设组织。由于洛克菲勒基金会强烈的生物医学导向，它明显地看中技术知识，而不是范围更广的社会决策在解决卫生问题方面的应用。用魏因德林（Weindling）的话来说，洛克菲勒基金会的"慈善的普遍特征"意味着以科学为基础的知识在其应用过程中是普适的；同样的方法可以同样的方式应用于完全不同的政治和社会环境，甚至用于没有最基本的卫生基础设施的地方。[12]达尔文·H.斯特普尔顿（Darwin H. Stapleton）表明这种技术方法很好地符合了洛克菲勒基金会避免介入政治的方针以及可追溯到殖民时期，但在进步时代尤为明显的那种寻找解决社会问题的技术方法的美国文化的整体趋势。这种技术方法的优点是立即产生可量化结果，而这些结果还可以用来作为资金巨额支出的正当理由。有关房屋纱窗的安装、管道的铺设、幼虫滋生地的发现和血液样本采集数量的数据可以如实地反馈到洛克菲勒基金会总部，以进行数据分析和预算评估。[13]每一位现场工作人员都必须写日常活动日志，并将其交叉传阅，而且还需要执行严格的财务报账制度，开支超过定额的人是要遭殃的。[14]

洛克菲勒基金会工作方针的另外两个方面亦须关注。第一个方面是洛克菲勒基金会只与政府（而不与别的私人的、非政府组织）合作的原则。这反映出洛克菲勒基金会想对卫生服务产生长期影响的愿望。它想与国家或地方政府达成正式协议，因为这些政府日后会在卫生项目方面充当合作伙伴。它所使用的是一种合作与分摊费用的制度，以便在议定的时间结束时，项目的财政和管理责任会由洛克菲勒基金会转交政府本身。第二个方面，与这些方法相一致的是，洛克菲勒基金会将自己视为一种向公共卫生和政府官员们演示如何应用科学知识的监护组织，而不亲自管理公共卫生部门。在任何时间段，直接为洛克菲勒基金会工作的人数从来不是很多。在美洲和西非众多国家的洛克菲勒基金会黄热病根除工作的整个过程中，由其支薪的工作人员总计只有76人。大多数为洛克菲勒基金会资助的黄热病项目工作的人员实际上是来自各个东道国的医生和当地工作人员。[15]

回顾以往，洛克菲勒基金会方法的局限性是显而易见的——对临床知识或者当地医疗实际的脱离，甚至时不时的鄙视，以及对专家知识的过度相信。这种只把资金用于洛克菲勒基金会认为合适的地方的自信和敢作敢为的能力也有好的方面。在这方面，与世界卫生组织今天拥有的自由相比，洛克菲勒基金会当时的行动自由要大得多。

在关于洛克菲勒基金会的众多历史分析中，约翰·法利最近的描述对于概述其海外公共卫生工作方面特别有价值。[16]法利对洛克菲勒基金会的批评意见并不在于它是资本主义统治贫穷国家阴谋的一部分（正如法利所示，在国际卫生部的历史进程中，洛克菲勒基金会的资金更多地用在加拿大、美国和欧洲而不是贫穷的发展中国家，其公共卫生的工作也没有服务于美国政府的资本或者帝国的特殊利益），而在于其公共卫生工作方针是多一事不如少一事，其对成功定量衡量方法的迷信也是出人意料地幼稚的。在法利的分析中，就像一般而言在人们对洛克菲勒基金会历史的较新的描述中一样，该基金会工作的新帝国主义的背景并没有被忽略，而是被作为一个已知的事实——作为对经费充足的公共卫生组织的复杂协议和相互博弈的特征的分析。这些组织在两次世界大战期间受邀与革命的墨西哥、激进的哥斯达黎加、独裁的巴西和法西斯的意大利等形态各异的国家进行合作。通过关于使洛克菲勒基金会从1914年开始得以展开全球范围的卫生工作的、在加勒比和中非地区实施的钩虫病救治行动的描述，历史学家史蒂文·帕尔默（Steven Palmer）特别有说服力地指出，国际卫生部的实地工作负责人所采用的工作方法起初是十分适用的，因为他们学会了如何与当地官员合作，并且接受当地风俗和文化的现实。后来，就像索珀20世纪30年代为国际卫生部工作的情况一样，国际卫生部也出现了人们比较熟悉的、通常被认为是洛克菲勒基金会的自上而下和单独运行模式的特点。但是，如前所述，洛克菲勒基金会的国际卫生部始终与一系列政府，甚至法西斯政府合作。洛克菲勒基金会还在财政和技术方面给予了国际联盟卫生组织很大支持。该组织是两次世界大战间隔期间的另一个重要的公共卫生国际组织（建立于1923年）。[17]

洛克菲勒基金会重视自己的政治中立性。事实上，其最优秀的现场工作专家，如弗雷德·L.索珀，是对自己所处的政治局势的敏锐评估者，并获得了相当大的自由行事权，以运用自己的政治技巧促进基金会目标的实现。[18]

开始工作：从钩虫病到黄热病

洛克菲勒基金会在海外公共卫生方面的最初工作是解决钩虫病问题。这种慢性的和使人丧失劳动能力的疾病是今天贫困人口中最常见的传染病之一，发展中国家大约有5.76亿人被感染（与发达国家的该种疾病绝迹的情况形成鲜明对比）。[19]钩虫病被视为最严重的"被忽略的热带病"之一，与贫困和缺乏卫生条件有着密切联系。

但是在此前的一个历史时期，即从20世纪初到20年代中期，钩虫病是很受关注的。它是许多卫生行动的工作对象，也是"国际卫生工作"崭露头角时的一种主要疾病。19世纪末，钩虫病最先由研究农业和新兴的工业资本主义相关领域的科学家发现，矿业、种植园农业和劳动力迁徙使大量的人口在极度贫困和极差卫生条件下劳动。[20]钩虫被确定为微生物，其最大的标本可以用肉眼看到。这些寄生虫，即十二指肠钩虫或美洲钩虫（后者正如它名字所指的那样发现于美洲），一旦进入人体的消化系统，就用它们的钩子（嘴部）附着在消化道上，并且持续破坏消化过程，引起贫血、嗜睡、食欲不振、消瘦，有时还有智力迟钝的症状，在非常严重的情况下还可能致命。寄生虫和虫卵通过携带者大便被排出体外，而在没有下水道和厕所的恶劣的卫生环境下会污染土壤。在又湿又热的土壤里，虫卵发育成幼虫，并再次进入人体，通常是通过人的赤脚，最终辗转进入消化道，从这里整个循环重新开始。

20世纪初，钩虫病在美国炎热的南部地区非常普遍，并且被认为造成了"落后"和农村人口缺乏生产力。这种疾病引起了洛克菲勒基金会的注意，因为它被看作是适合于诊断和科学干预的。尽管索珀声称洛克菲勒基金会把根除这种疾病列为工作目标，但是该基金会是否真的这样做了人们并不完全清楚。可以肯定，成立于1909年的在美国南部开展消灭钩虫运动的"洛克菲勒根除钩虫病卫生委员会"在其名称中使用了"根除"一词。该委员会可能是从在古巴和巴拿马的根除黄热病———一种完全不同的疾病所取得的成就中汲取的灵感。委员会主任威克利夫·罗斯在描述该卫生委员会的工作目标时说："根除工作必须……搞成一项世界性运动——不仅仅是因为利他动机，还因为除非在全世界根除这种害虫，否则没有一个国家是安全的。"[21]这种说法给根除下了一个简洁的定义：从严格意义上讲，它必须包含整个世界。不过，更直接的目标似乎是清晰地指出一个地方存在钩虫病，以及指出当地人民和公共卫生官员该如何按照洛克菲勒基金会的科学方法采取措施根除疾病。

该卫生委员会于1910年至1914年间在美国的11个州展开工作，以移动诊所为基地检测钩虫感染情况并提供药物治疗。检测钩虫感染需要采集人的粪便样本，所以这个项目涉及微妙的，实际上是人们所忌讳的话题，因而必须在公共卫生教育方面做出巨大努力。值得注意的是，虽然缺少鞋子、卫生设施尤其是厕所，以及缺少食物（这种寄生虫给营养不良的人造成的影响比对营养良好的人严重得多）被认为是引起钩虫病的主要因素，但是洛克菲勒基金会仍然将自己工作的中心放在监测、检测和"治疗"方面。工作人员给患者服用大剂量的驱肠虫药百里酚，然后是泻药，如泻盐，来缓解百里酚的（有时是危险的）副作用，期望2—3个，甚至是4个疗程可以永久地清除患者体内的寄生虫。第一次世界大战期间，另一种药物土荆芥油常常被用来代替百里酚。到1914年，美国南部各州累计接受粪检人数超过100万，其中超过44万人被感染。[22]

1914年，国际卫生部将防治钩虫病计划推广到海外。北美以外的最初工作是在英属加勒比领地和中非地区的六个国家组织的。[23]赫克特·H.霍华德（Hector H. Howard）医生是第一个被选定在国外，即英属圭亚那试验洛克菲勒基金会方法的医生。他在从这个英属殖民地归国后所写的手册中讲道："我们对钩虫的了解是全面的。"[24]但是霍华德也承认，"虽然在理论上讲，在特定地区根除'钩虫'是可能实现的，但是实际上只能是接近于根除"[25]。事实上，美国的经验已经表明，治疗或"治愈"之后的再感染率是非常高的。

在英属圭亚那，洛克菲勒基金会开发了人们后来所说的"集约型"（美式）方法。这就意味着更全面地统计接受治疗的人口，并且对患者更大量和更快速地用药，以实现治愈。[26]团队成员包括护士、显微镜专家和一名医生，会对指定人群进行仔细的检查，确诊并在特殊的标准化的表格上登记每个人对应的年龄、性别、种族和所在地，然后要求人群提供粪便样本，将其收集并在实验室内用显微镜分析，以确认是否感染寄生虫。随后，那些被确认感染的人会接受系统性的药物治疗，直到每个人都彻底摆脱寄生虫。消灭钩虫病行动的面面俱到的、要求对人群中的每个人进行检测和治疗的特征，使这场运动具有了索珀后来喜欢强调的（称其为"平等主义的"）包容性特征。这种包含全部人口、收集数据和统一指挥的方法还使索珀获得了日后用来攻克黄热病以及展开其他疾病根除行动的一份蓝图。事实上，数据统计的集中化是从古巴和巴拿马的黄热病防治行动中借鉴而来的。这种集约型方法在殖民地的情况下最为有效，因为它可以在人群中在一定程度上实施。洛克菲勒基金会现场工作负责人肯定地认为，这种方法对需要接受至少一种药物治疗的超过百分之九十的感染者是充分有效的。

索珀1920年加入洛克菲勒基金会国际卫生部，在简单地学习了一些寄生虫病学知识之后就被派往国外从事钩虫病控制工作，他对这种疾病和要去的国家都一无所知（洛克菲勒基金会工作人员问他对巴西都有哪些了解，因为索珀提出巴西是他喜欢被分配前往的国家之一，但他只能讲出咖啡和橡胶，在进一步的追问下，他提到了猴子）。[27]在这方面，他与国际卫生部招募来派往海外独立工作的年轻医生们别无二致（但正如人们常说的那样，他们实际上是与相关国家的工作人员合作，其中一些人也是医生）。索珀的同时代人艾伦·格雷格医生在巴西与索珀相识（他并不喜欢索珀傲慢的举止），他在回忆时说："事实是，我们当时不知道如何展开公共卫生工作。"他还说，"这与其说是一场精心策划的阵地战，不如说是一场阻击疾病的游击战"[28]。但是，索珀很快就搞清了情况。

索珀1920年2月抵达巴西时，洛克菲勒基金会已经在该国的各个地区开展了3年的钩虫病防治工作。第一次世界大战之前，通过在内陆乡村中的多次医学考察和调查，巴西本地医生和公共卫生官员自己也发现了钩虫病感染的严重性。特别是在咖啡生产中心圣保罗州，人们对解决钩虫病问题十分重视，因为第一次世界大战切断了欧洲移民的涌入，这使当地官员必须重视起本地劳动力的保护。[29]洛克菲勒基金会为巴西以前就有的工作提供了补充，带来了自己关于防治钩虫病的想法，以及大量资金。但是巴西幅员辽阔、农村地区贫穷且缺乏卫生基础设施，这意味着，虽然洛克菲勒基金会的诊疗所通常很受欢迎，但根除工作不在考虑之内。

像在加勒比海地区实施的钩虫病防治计划一样，国际卫生部在巴西所采取的方法必须面对当地的现实，即人们拒绝服用药物，拒绝背井离乡寻找工作，或者不肯在登记簿上登记（农村地区的年轻人担心这样做会被征召入伍）。事实证明，国际卫生部创新的集约型方法不适用于人口通常分散的巴西农村地区，相反，一种大规模治疗系统，即绕过个体检测的方法十分合理：如果对某一地区若干社区中数百个随机抽取的粪便样本进行的快速检测显示有很高比例的人口感染了钩虫，那么无论感染程度如何，也不管人们是否真的被感染，社区中的每个人都必须进行治疗（采用百里酚或土荆芥油）。这是一个覆盖范围很广的系统，除儿童、孕妇、老年人和已知患有心脏病的人外，绝大部分的治疗是在没有医生监督的情况下进行的。

凭借在巴西东北部和南部的经验，索珀发现一次性对指定地区的每一个人进行治疗是不可能的。他说，如果有70%到80%的人接受第1批治疗，而接受第2批或第3批治疗的人数逐渐减少，就被认为是一个很好的结果。此外他还发现很难在当地修建厕所，或在修建的地方很难说服人们真的使用它们。[30]

1922年秋，索珀回美国待了一年。在此期间，他获得约翰·霍普金斯大学卫生和公共卫生学院的公共卫生专业的培训证书，并且在阿拉巴马州和佐治亚州进行了四个月实地工作。在那里，他了解到一些有关疟疾和伤寒的知识，并更多地了解到钩虫病的情况。在约翰·霍普金斯大学，他意识到，钩虫病根除的可行性评估存在严重问题。

他随后被派往巴拉圭，在那里负责启动一个新的钩虫病防治计划。1923年至1927年他是在亚松森（Asunción）度过的。尽管索珀很擅长学语言，能把葡萄牙语和西班牙语讲得很流利，但他和他的妻子朱莉却从未学会巴拉圭的通用语瓜拉尼语。正如索珀所承认的，这一欠缺对于他们与当地人打成一片十分不利。但这并没有阻止索珀成为专家和意志坚定的公共卫生行政管理人员。他习惯以自己的工作方式自如地应对当地的人和虫子。

索珀从多年的钩虫病防治工作中学会了如何对当地疫情进行普

查，绘制一个地区的房屋和场所地图，雇用并管理工作人员，建立一个针对工作业绩的检查制度，以及核查检查工作——所有这些都是他根除工作方法的特点。[31]钩虫病防治工作在巴拉圭作为一个独立的计划运行（独立于其他卫生工作或机构之外）。索珀负责工作人员的任免、财务账目的审核，掌握大部分的权力——从此以后，他就把这一运作模式牢记于心。

在索珀从事钩虫病防治的那几年中，他不仅学会了保持非常仔细的记录，还学会了不相信任何统计数字，除非了解其收集方式。在他的回忆录（1977年）里，他讲述了巴西东北部的一位妇女的故事。她在登记簿里登记为拥有鞋子（因此从根本上讲不容易受到钩虫感染）。但是索珀发现，她只有去教堂的时候才会穿鞋子，拿着鞋子走到教堂门口，穿上做礼拜，过后又脱下来。

刘易斯·W.哈克特（Lewis W. Hackett）医生后来在洛克菲勒基金会国际卫生部长期工作，当时负责监督巴西的钩虫病防治计划。他认为钩虫病是根除项目的一个"正确选择"，因为与疟疾或黄热病相比，针对钩虫病实行长期的卫生计划"实现开门红"的可能性比较大，钩虫肉眼可见并且"没有任何神秘之处"，世界上许多地区都被钩虫困扰。[32]而事实上，该病却被证明并不是一个很好的选择，因为洛克菲勒基金会偏好技术解决方案而不是社会解决方案。根据大多数的报告，在长期减少海外钩虫病发病率方面，国际卫生部并未取得有效进展。洛克菲勒基金会在识别和治疗受感染者时采取了劳民伤财的方法。法利说，洛克菲勒基金会对减轻钩虫病感染可能性的评估"闯入了数学上的误区"，因为无论所收集到的数据看来多么量化，都没有实际回答所提出的问题。[33]钩虫病首先是一种社会苦难，因而除非切实改善钩虫感染肆虐的农村贫困人口的生活水平，否则钩虫病是不可能被根除的。[34]格雷格在其对在巴西从事钩虫病工作期间的追述中评论说，洛克菲勒基金会的实地工作负责人知道，如果人们吃得饱，就不太可能感染钩虫。他还说："我们本来可以再多花一些钱通过为当地人提供温饱根除巴西的寄生虫。"但对于这项工作，洛克菲勒基金会既不认为有条件去做，或许也不想去做。[35]

无论如何，洛克菲勒基金会采用的方法本身并不会根除这种与多种社会和经济决定因素纠缠在一起的疾病。需要的是改善住房条件，提高收入，改善饮食与室内卫生条件、上下水并让人们习惯于穿鞋。而洛克菲勒基金会所选择的方法，包括一次性检测数百人是否感染钩虫（感染率高达百分之百是司空见惯的）、说服感染钩虫的人服用副作用极大的药物、事后计量钩虫感染率并鼓励人们使用厕所（却不为修建厕所支付费用），是完全不够的。国际卫生部知道建造厕所对防止再次感染是至关重要的，但认为这是居民个人的责任，或是地方当局的责任，而居民们全都一贫如洗，当局也同样没有资金。因此，厕所的建造是杂乱无章的，而且对于完成卫生工作来说也完全不够用。在两年后的对获得治疗的人群进行复查时，国际卫生部发现感染率和以前相同，或者几乎相同——因而检测和治疗的过程不得不重新开始。[36]

20世纪20年代初，洛克菲勒基金会安排约翰·霍普金斯大学卫生和公共卫生学院的W. W. 科特（W. W. Cort）博士开展对特立尼达岛、波多黎各和中国的钩虫病的流行病学研究。这些研究显示，凭借当时使用的方法，根除理想是不可能在合理的时间内实现的。[37]在这方面，钩虫病很像肺结核。从1917年到1924年，国际卫生部在法国发起消灭肺结核的运动。但当这场运动结束（结果令人失望）时，国际卫生部的领导们决定绝不再参与救治像肺结核这样的"社会疾病"。[38]20年代末，国际卫生部的钩虫病救治行动悄然结束——

但是法利指出，他们矢口否认这一行动的失败。[39]

索珀意外得知实情后，不得不逐步结束钩虫病防治工作并离开巴拉圭，并回到巴西做管理工作。索珀始终在从事钩虫病防治工作，尽管国际卫生部对此已经完全失去兴趣。[40]

黄热病根除和新国际主义

很快，索珀就参与到了洛克菲勒基金会开启的下一项根除行动——黄热病根除工作中。用来防治由昆虫传播的疾病的灭蚊法看来可以更好地与洛克菲勒基金会生物医学、主张干预和进行统计的方法相结合，根除黄热病看来真的有可能实现。洛克菲勒基金会对黄热病的兴趣可以追溯到第一次世界大战之前。1913年，国际卫生部主任威克利夫·罗斯遍访欧洲和亚洲。他在那里得知，许多殖民地医务人员就像我们之前所看到的那样，担心第二年即将开航的巴拿马运河可能会导致黄热病传播到亚洲，因为那里有大量埃及伊蚊，但暂时还没有黄热病。[41]因此如果黄热病传播到了亚洲地区，那里的人们对该病是毫无免疫力的。巴拿马运河区的首席卫生官员威廉·C.戈加斯医生也认为黄热病有向东传播的潜在危险，因此在1914年说服罗斯和国际卫生部承担起根除美洲剩余病源地的任务。[42]

正如我们所知，戈加斯坚信医学界当时已经掌握了根除黄热病的方法，接下来需要的只是资金，而洛克菲勒基金会乐于提供资金支持。有鉴于此，1915年，彻底根除黄热病的目标由洛克菲勒基金会提出（并在1915—1916年在华盛顿举行的第二次泛美科学大会上获得支持）。[43]第二年戈加斯加入洛克菲勒基金会黄热病委员会，该委员会还包括亨利·R.卡特博士和胡安·吉特拉斯博士（像戈加斯一样，两人都是哈瓦那和巴拿马的资深医疗工作者），他们被派遣到拉丁美洲进行为期六个月的巡视以评估黄热病疫情，并就制订全面的行动计划向基金会提出建议。该委员会的结论是，正如戈加斯一直认为的，美洲大陆只剩下寥寥几个黄热病病源地（如厄瓜多尔、秘鲁、墨西哥、巴拿马、巴西），因此黄热病可以"在合理的期限和费用限度内"从地球上根除。[44]最终，黄热病成为该基金会关注和拨款的重点。事实上，从1925年到30年代末，该基金会海外卫生工作超过50%的预算都单独用于这一种疾病的救治工作。[45]

希瑟·贝尔（Heather Bell）在有关洛克菲勒基金会非洲工作研究报告中指出，黄热病问题实际上是洛克菲勒基金会和国际社会的一种"发明"——不是指字面意义上的，因为黄热病确实存在于拉丁美洲和西非地区（现在依然如此），而是指洛克菲勒基金会对它的高度关注并使其成为全球关注的卫生重点工作。在拉丁美洲和非洲，"国际卫生部分配给黄热病救治工作的资源与该病对当地卫生状况的影响不成比例。这两个地区对这一全球目标的抵制态度——无论是来自普通百姓还是政府——都被国际卫生部及其盟友视为自私和不负责任的行为。"[46]

当然，开展公共卫生行动的动机一直是阻止外部危害的入侵，例如通过就病情的相互通报达成国家间协议和隔离检疫。20世纪初随着帝国和贸易的扩张，为了改善卫生方面的国际合作，几个新的组织成立了，如1907年成立的总部设在巴黎的国际公共卫生局和1902年由美国牵头成立的总部在华盛顿的美洲卫生局（泛美卫生组织的前身）。它最初的目的很明确，就是阻止黄热病在美洲各国之间传播（尤其是从拉丁美洲国家传播到美国）。但是，这两个组织执行能力都有限（国际联盟卫生局的工作则比较有成效，但直到1923年才成立）。

此时的国际卫生合作机制效率要比"二战"结束后低得多，但洛克菲勒基金会还是为自己赢得了地位。它的独特贡献在于将其疾病控制方法带到了国外，动机则是功利主义掺杂着人道主义的。黄热病被视为对国际社会的威胁，因为交通运输方式不断发展，尤其是航空运输。洛克菲勒基金会认为，美国不能仅依靠在一些疾病流行的国家防治这种疾病而实现根除（尽管有证据表明，例如巴西事实上对黄热病的管控工作做得相当好）。作为一个资金充足的慈善组织，洛克菲勒基金会提议到黄热病的发源地去解决问题。国际公共卫生中的"国际"一词，如同"全球卫生"中的"全球"一词，其含义不如表面看来的那样多。就洛克菲勒基金会来说，其国际主义意味着以国际社会的更大公益的名义，寻求跨越政治和国家界限的有选择地抗击疾病。疾病根除概括了这个独特限定的国际公共卫生概念。这项工作是"为了"美国而实施，作为一种可能被称为"防御性国际主义"的形式。

黄热病根除工作的开始

黄热病根除行动因美国1917年参加第一次世界大战而推迟（在那期间，戈加斯担任美国陆军军医处处长）。直到1918年战争结束，洛克菲勒基金会才有条件派遣由几位专家组成的一个黄热病委员会前往厄瓜多尔的瓜亚基尔。该国是此前被选中的根除黄热病的第一个国家。这个拉丁美洲濒临太平洋的繁忙港口被认为最可能将黄热病传播到亚洲。

1916年，洛克菲勒基金会团队对瓜亚基尔的初步评估集中在该市的供水不足问题上。这个问题曾经导致居民依赖自家房屋里敞露的水容器供水——这些地方是埃及伊蚊的绝好滋生地。洛克菲勒基金会团队提出延迟根除黄热病的工作，直至供水设施安装完成。或者立即展开抗击黄热病工作，如果洛克菲勒基金会愿意支付供水系统安装费用——法利说，这一建议遭到威克利夫·罗斯的"批驳"。黄热病委员会于1918重返瓜亚基尔，再次就改善供水条件和街道路面的铺设的必要性问题提出申请。但罗斯又一次坚持认为，修建这些生活福利设施的责任应由该市自己承担。[47]

洛克菲勒基金会因此错失良机，因为这一替代方法可以取代洛克菲勒基金会所偏好的公共卫生方面的技术方案，从之后的情况来看，黄热病在美国的消失很有可能是因为管道供水状况的改善（这减少了房屋内或周围的蚊子滋生）。但是这样长时期的社会投资不是洛克菲勒基金会的"行为方式"，洛克菲勒基金会团队依然把黄热病（当时是该市的流行病）完全当作蚊子问题来对待，采用戈加斯的模式处理，并迅速取得成功。通过严格检疫、隔离疑似病人、熏蒸房屋及确定并摧毁所有埃及伊蚊的滋生地，这个团队在6个月内将黄热病从该市清除。

墨西哥和秘鲁等国的黄热病根除行动紧随厄瓜多尔之后。秘鲁的运动十足是一个"自上而下的改善公共卫生条件"的例子。[48]独裁政府支持了一场短期并坚决的行动。但这场行动"从未获得大多数公众的积极合作"[49]。

在墨西哥，对行动的合作要积极一些，尽管墨西哥人对美国政府的任何干涉都抱有敌意，洛克菲勒基金会也很难把自己说成是完全独立于美国当局之外。但是1920年黄热病在维拉克鲁斯港口的突发以及政治环境的改变，致使该国邀请洛克菲勒基金会国际卫生部在控制疫情方面进行协作。那年，该国发生505个黄热病病例（尽管这个数字肯定统计不足）。到1921年，这个数字下降到115例，1922年下降到14例。1923年，墨西哥关闭其埃及伊蚊控制中心。[50]

接下来，西非向戈加斯招手了。他踏上征程，参加了另一个由洛克菲勒基金会主持的黄热病委员会，在据说是世界上仅有的另一个该病发源地调查研究黄热病。1920年，戈加斯在去非洲的途中访问了伦敦，受到盛情款待。在那里他病倒了，不久便离开了人世，弥留之际，他因对公共卫生事业做出的贡献，被国王乔治五世册封为爵士。从黄热病救治角度来说，拉丁美洲另外一个国家巴西也是洛克菲勒基金会十分重视的国家。它是南美大陆最大的国家，也是疫情最严重的黄热病发源地。正如我们所看到的，在戈加斯于哈瓦那获得成功的两年内，巴西就在首都开展了旨在消灭黄热病的灭蚊行动。继里约热内卢的行动之后，巴西的其他几个城市也发起了行动（例如，1910年在亚马孙河流域的贝伦）。巴西是一个赤贫的、黑人为主的国家——1888年西半球最后一个废除奴隶制的国家；对于这个国家的广袤内陆地区，生活在美国东海岸的政治精英们几乎一无所知；这个国家缺乏民主传统，甚至也缺少最基本的卫生基础设施。巴西首都抗击黄热病的成功是公共福利这一原本被忽略的领域的一个亮点。由于巴西希望向世界展示一种形象，即该国已经摆脱了其所想要吸引的来自欧洲的移民容易感染的一种传染病，以使其黑人占多数的国家白种人增多，所以黄热病的控制工作在国民的想象中获得了一种当时没有任何其他疾病能拥有的象征重要性。[51]

早在1920年，洛克菲勒基金会就在与巴西就黄热病协同防治工作进行初步接洽。同年，索珀在该国黄热病救治工作方面初试身手。他与R. C. 利斯特将军（戈加斯的侄子）结伴旅行，在巴西东北部的伯南布哥州花了几天时间调查巴西的黄热病控制工作。索珀在这里第一次看到了埃及伊蚊的活体形态——幼虫、蛹和成虫，并初步接触到黄热病"高发区"（滋生地）。当时该国的国家卫生服务局局长正领导15名医生和300人从事灭蚊活动。利斯特和索珀对该局服务的细致性和高效率印象深刻。利斯特总结说，如果整个巴西都坚持这样，黄热病真的可以根除。[52]

洛克菲勒基金会的代表在此行期间提出的参与该国黄热病工作的要求被拒绝了。巴西政府对自己在黄热病控制方面的专门知识感到自豪，拒绝任何外部援助。但是1923年，这种局面发生了变化，因为一位新的、更独裁的总统上台了，国家卫生局局长卡洛斯·恰加斯（因恰加斯病成名）同意让洛克菲勒基金会在该国北部五个州的流行病区试用其方法。这正中该国南部城市精英阶层下怀，因为这些地区远离他们的视线，这一行为使巴西政府顺理成章地将这个包袱甩了出去。对洛克菲勒基金会国际卫生部来说，这个协议似乎具有历史意义，因为它使之能够攻克看来是美洲黄热病病毒的最后堡垒。

正如我们所看到的，仅仅经过几年的工作，洛克菲勒基金会就确信，黄热病即将在巴西被根除。这种信心后来被证明是毫无根据的，因为1928—1929年，巴西首都和周边地区黄热病再次大规模暴发了。

疾病根除和专家知识不完善的问题

事后看来，这场始料未及的疫情凸显了几乎一直是根除行动特征的一个问题——专家的知识不完善。一次又一次，根除行动被证明比预料之中更为复杂。在不同环境中采用同样的疾病控制法常常被证明是错误的，认为一种方法适合所有情况的理念是错误的。

当然，科学知识总是不确定的，医学和公共卫生实践总是挑战着人们对病因学或疾病性质的认识极限。但是在疾病根除行动中，知识不完善的问题则更为复杂，因为与传统公共卫生活动相比，根除行动往往更加片面，通常在某一时刻集中于单一疾病领域，并且依赖于具体的医学干预。根除工作常常遭遇突如其来的挑战，自身却不能迅速地适应变化的环境，因此不能实现其给自己确定的绝对目标。

若论从一项根除行动中吸取的惨痛教训之多非黄热病莫属。洛克菲勒基金会的科学家们对该病有几个坚定的信念，但随着时间的推移，这些看法都被证明是不正确的。他们起初认为，黄热病本质上是一种城市疾病，其持续传播以成千上万的人口聚居为条件。这反映出美国在黄热病方面的主要经验，因为在美国，黄热病基本上是一种城市病。洛克菲勒基金会还以为，黄热病易于诊断且有明显的临床症状如高烧、黑色呕吐物以及高死亡率；黄热病由单一蚊种传播，没有其他动物宿主；到1919年他们甚至相信自己有了一种有效的疫苗。

麻烦在于，所有这些信念都是错误的。

对疫苗的笃信或许是该基金会最严重的错误。这种信念是一个离奇的神话，讲述的是洛克菲勒基金会对其调查员中的那位日本出生的细菌学家野口英世（Hideyo Noguchi）的研究成果顽固但最终是毫无根据地信任。疫苗往往是传染病研究的圣杯（想想目前的疟疾疫苗研究工作），疫苗是使天花最终可以根除的决定性因素，还有正如我们将要看到的，1937年研制出的真正有效的黄热病疫苗也改变了洛克菲勒基金会的黄热病救治策略。但是，在1919年到1928年的将近10年中，洛克菲勒基金会却依据一系列错误支持了一种疫苗。洛克菲勒基金会对野口工作的大力支持尤其惹人眼球（尽管在该基金会的官方历史中被轻描淡写，这部历史成功地回避了对此事的坦率描述），因为该基金会作为一个机构，它的形象由其是否信守科学研究的最高标准所决定。[53]微生物学的历史中写满了医学专家对病原体的错误鉴定和无用的疫苗。但是，有关野口的黄热病疫苗的明显问题是，当时应该进行的一些非常明显且非常基本的追踪调查却没有进行。一直到科学家们（其中许多人来自洛克菲勒基金会以外）的怀疑迫使其于20世纪20年代中期对疫苗做出重新评估，洛克菲勒基金会才最终决定调查野口的研究成果。

野口为人张扬古怪，是当时洛克菲勒研究所著名的细菌学家。1918年他受命与洛克菲勒基金会黄热病委员会合作，调研厄瓜多尔瓜亚基尔的黄热病。[54]他在7月份到达那里后两周内便投入工作，收集黄热病病人血样，然后给许多动物接种。他宣布已经发现了黄热病难以发现的病原体——在近20年以来的里德委员会的研究工作中没有任何人敢得出这一结论。他发现该病原体是一种被称为螺旋体的微小细菌，他将其命名为类黄疸性螺旋体［*icteroides*，该细菌很像另一种被称为出血性黄疸钩端螺旋体（*icterohaemorrhagia*）的螺旋体，但他声称两者有所不同，因为后者被认为引起了一种称作外耳式病的不同的人类感染］。[55]经过一段紧张的实验，野口从1919年到1921年接连发表了14篇论文。[56]他在一系列论文的最后一篇中描述了针对黄热病的预防接种方法，即使用类黄疸性螺旋体的培养液。在厄瓜多尔该病流行期间，野口用这个方法进行了动物和人体试验。洛克菲勒基金会将野口的疫苗作为一种预防性措施在拉丁美洲推广，不仅用于自己的研究人员也用于当地居民。[57]

问题是，他的疫苗违背了当时有关黄热病的全部知识。人们对黄热病的病原体虽然缺乏了解但可以肯定的是它不是细菌，而是一种要比螺旋体小得多的微生物。野口选择的实验动物天竺鼠也不被认为适合于黄热病接种实验。事实上，野口接种了惊人数量的哺乳动物和鸟类——之所以为数惊人，是因为之前所有的研究人员都未能成功地将疫苗接种给任何动物。还有一个问题是野口的结论缺乏其他研究的证实,尤其是拉丁美洲经验丰富的医学家的证实。批评家们的问题是,为什么他们不能在黄热病患者体内找到野口所说的类黄疸性螺旋体,为什么野口没有以更适合的动物做实验,还有为什么野口没有花更多的时间明确地区分"他的"螺旋体和外耳式病的钩端螺旋体?[58]

正如克拉克(Clark)所说,野口黄热病研究的故事"漫长而令人困惑",其中还包括访问许多国家如墨西哥和巴西寻找材料,但一切以他1928年死于非洲而告终。克拉克既了解也喜欢野口,因而将其错误归因于他粗心大意和杂乱无章的实验室习惯、他想要在科学界成名的勃勃雄心及其桀骜不驯的性格。[59]但野口也有超强的说服力,这可以解释为什么洛克菲勒基金会的一些关键人物会大力支持他的研究成果[尤其是洛克菲勒研究所所长西蒙·弗莱克斯纳(Simon Flexner)]。野口自己却对所有这些无法复制其研究成果的批评者不屑一顾。他声称,他们要么缺少自己这样的实验技术,要么是缺乏足够的实验设备来处理他所说的那种对其他微生物的感染高度敏感的微生物。胡安·吉特拉斯于1921年对此提出反驳,指出野口实际上将外耳式病的螺旋体和黄热病的螺旋体混为一谈,却无济于事。1923年,里德委员会当时唯一在世的成员阿里斯蒂德斯·阿格拉蒙特医生对野口所说的螺旋体和他的疫苗提出了更尖锐的批评。他说疫苗的使用使依赖它的人们陷入危险。但是野口对此类指责不屑一顾。[60]

然而最终这些批评还是产生了效果。1925年,洛克菲勒基金会决定派遣科学家前往西非,表面上是去调查拉丁美洲的黄热病和非洲的黄热病是否有所不同,真正目标则是重新评估野口的研究结果,以察明其是否真的经得住严格的实验检验。早在1926年,哈佛大学的马克斯·泰勒（Max Theiler）和A. C. 塞拉兹（A. C. Sellards）就已经证明，野口声称的螺旋体和造成大出血黄疸的螺旋体无法区分。[61]在黄热病患者体内寻找野口螺旋体的所有进一步的工作都得出了负面的结果。黄热病科考队的科学家继续指出，两个大陆的黄热病实际上一模一样，此外他们第一次成功地使恒河猴（rhesus monkey）感染上黄热病，从而使动物模型成为可能。1927年，黄热病真正的病原体被分离出来，正如人们原先所认为的那样，它被确认为是一种微小的、可过滤的病毒，却不是野口声称的螺旋体。[62]后来这一特定毒株（从非洲人体内提取的第一个样本后被称为"Asibi"毒株）被送到纽约市的洛克菲勒基金会黄热病实验室做进一步研究。经过一次次试验，这一毒株为后来的黄热病疫苗即1937年研制的17D疫苗奠定了基础（马克斯·泰勒于1951年因为参加这项研究获得了诺贝尔奖）。

因此，洛克菲勒基金会关于已经研制出一种有效的黄热病疫苗的断言现在终于是正确的了，但这种疫苗却显然和野口的疫苗截然不同。野口曾经亲自去西非调查黄热病，和以往一样，他在洛克菲勒基金会在加纳阿克拉为其设立的实验室里进行了秘密的、欠缺严谨性的和疯狂的研究（他的研究工作没有受到在拉各斯活动的、给其理论拆台的洛克菲勒基金会科学家们的干扰）。直到1928年5月21日辞世之前不久，野口仍在做实验，且始终没有否定自己的研究结果。[63]多年以后，索珀就野口事件评论说："在黄热病研究中，野口惨败的影响范围和持续时间实在令人吃惊。这个错误并非单独一次观察结果的失误……而是几年的时间里在不同的地区一系列重复的观察错误。"[64]马后炮式的判断无疑很容易，但也很少有疾病防治行动是依据完善的知识实施的，然而，黄热病的防治历史充满了盲目性和过度自信。[65]也许正是野口的黄热病疫苗漫长而艰难的历史，使得索珀对用疫苗接种取代根除蚊子产生怀疑，甚至在20世纪30年代末高效的17D疫苗已经问世且几百万人已经接种之后他依然坚持这种看法。

重新审视黄热病

野口去世之际恰巧是黄热病疫情在里约热内卢再度暴发之时。这场疫情从流行病学角度对洛克菲勒基金会进行了考验，使其在几年时间里重新审视了有关黄热病的其他长期秉持的信念。

洛克菲勒基金会认同了戈加斯和里德委员会提出的黄热病传播模式。该模式尽管是城市中有关黄热病控制的一项充分的总体指南，但在彻底根除黄热病问题上却捉襟见肘。按照20世纪20年代到30年代早期的情况，洛克菲勒基金会的黄热病战略核心体现在其所谓的疾病传播方面的"关键核心"理论中。该理论最初由亨利·卡特医生于1911年阐述，认为黄热病从根本上讲是一种城市疾病，因为它只存在于大的人口中心，那里有数量足以传播这种病毒的埃及伊蚊，也有足够数量的没有免疫力的人不断涌入城市，这种病毒因此可以不断循环和传播。

该病在里约热内卢1928年至1929年的流行最初看来证实了这种中心城市模式。人们当时认为，该市疫情的再次暴发源自该国北部，其原因是未能根除在中心城市传播黄热病的蚊子。但该模式有点站不住脚，因为黄热病疫情恰恰发生在农村，而且往往是与世隔绝的地方，在那里没有发现任何城市蚊子。早在1907年，哥伦比亚医生罗伯特·佛朗哥（Roberto Franco）就曾描写过他在远离城镇的森林或丛林地区见到的黄热病病例。戈加斯没有理会该病1916年在同一个地方的再次暴发，因为他在附近没有找到想象中应该存在的任何城市埃及伊蚊。[66]许多其他拉丁美洲的医生其实是怀疑洛克菲勒基金会的模式的。他们知道，在内陆的小而分散的村庄里，黄热病是常见病。一些英属殖民地医生，如鲁伯特·博伊斯爵士对于西非地区有同样的描述。[67]很显然，黄热病的流行病学知识在很大程度上还不为人所了解。[68]

农村黄热病的发现挑战了洛克菲勒基金会的另一个信念，即这种病可以很容易地诊断。作为北美人，洛克菲勒基金会的医生们是从患该病的新移民身上常见的明显症状的角度考虑黄热病的。但是拉丁美洲的医生们则往往把黄热病视为一种"潜伏的"或轻度的疾病，经常感染儿童，导致头痛、轻度不适和低烧——在没有医生的地方容易被忽略，而且无论如何都难以和其他传染病引发的症状相区分。多年来，洛克菲勒基金会的医生们面对农村地区这种病例的报告时，往往拒绝承认这些诊断结果，而选择通过某些其他症状来确诊此病。索珀在回忆录里提醒人们注意许多此类情景，例如1923年，洛克菲勒基金会工作人员约瑟夫·H. 怀特医生一再与巴西专家在农村小城镇是否存在黄热病病例问题上交锋，他拒绝承认这里发生了黄热病，因为临床症状不符合他的预期。迈克尔·E. 康纳医生是国际卫生部巴西黄热病救治工作的实地负责人。他非常自信地预测黄热病将于1928年被彻底根除。他是洛克菲勒基金会的另外一位对当地的临床知识不屑一顾的负责人。[69]索珀写道："令人遗憾的是，该基金会的工作人员未能对他们巴西同事的丰富经验和敏锐的观察予以赏识。"[70]索珀没有提到起初他自己也持怀疑态度。

自此，黄热病只有一种传播途径的观点被临床和流行病学经验颠覆了。到20世纪30年代初，日渐清晰的是，黄热病的整体情况与人们过去以为的截然不同，除了埃及伊蚊以外，还有其他传播途径。1932年，索珀前往巴西南部的圣埃斯皮里图州，调查暴发在美国迦南谷后又传至巴西的黄热病疫情。显然，他把遇见的黄热病流行状况与人们此前的预期相比较，结论是二者完全不同。圣埃斯皮里图州的疫情明确地证明了在没有已知的伊蚊病媒情况下黄热病也可传播的事实。之后的几年内，几种非伊蚊种的蚊子也被查明与该病有关，一种新的流行病学模式由此建立。[71]1934年，索珀杜撰了"丛林黄热病"一词，以区分农村黄热病传播的非伊蚊循环和城市伊蚊循环。丛林黄热病迟迟未被发现，是由于这些病例发生在洛克菲勒基金会所查明的作为该病原发地的城市以外的地方。[72]

正是因为人们认识到，黄热病确实常常难以被发现或难以确诊，所以实验室检测才显得非常重要。一些医生（例如英国的一些医生）早就根据在西非的临床和流行病学经验说过，血清诊断的方法（某种血液检测，以查明是否罹患有时容易被漏诊的疾病）是十分必要的。1927年，这种检测方法终于由洛克菲勒基金会的科学家们确定下来。这就是别出心裁的"老鼠保护测试"。这种方法使科学家们能够查明以往病史不详或据查不曾患过黄热病的个人的免疫状况。[73]这种检测是依据事实对感染情况进行的检测，使医生得以在表面看来没有黄热病病例的地区鉴定黄热病，这对于绘制人口中的免疫状况的地理分布图是很有用的。20世纪30年代，在非洲和拉丁美洲，人们利用"老鼠保护测试"开展了免疫调查。调查发现，农村人口中的确有不少隐藏的黄热病病例，尽管没有任何有关黄热病疫情暴发的记录。[74]这么多病例没被发现，或者是因为附近没有医生，或者是因为症状很轻因而没有引起注意（或者发生在儿童当中，因为儿童也同时患有疟疾等许多其他疾病）。1940年，根据免疫调查预测到的一场黄热病流行实际发生在苏丹，这出乎英国殖民地医生的预料。这场大流行从1940年初肆虐到1941年初，造成20000个病例和200人死亡。据希瑟·贝尔说，疫情发生时，许多参与救治的专家都感到满意，因为他们主要不把黄热病视为一种疾病，而是认为黄热病给他们的理论提供了证据。她引用了一位当地地区专员说的话："对专家来说，像这样一场使成千上万人毙命的流行病，是医学工作者获得实际经验的大好时机。"[75]

1932年夏天，索珀对当时的洛克菲勒基金会国际卫生部部长弗雷德里克·F. 罗素（Frederick F. Russell）说，该基金会已不再有"神圣的方法"。[76]到20世纪30年代末，医生们实际上开始根据新的流行病学信息和来自洛克菲勒实验室的实验数据，将各个要素拼合起来编织成一幅全新的黄热病疫情图。这幅图显示，黄热病病毒的主要宿主不是人类而是动物，主要是生活在森林里的猴子。这些动物就是病毒的永久藏身地。[77]人类只不过是次要的或非主要的宿主。丛林黄热病（人们现在所说的"森林"黄热病）的传播渠道则是生活在丛林树冠层的非伊蚊属蚊子叮咬已感染的猴子或其他动物，再叮咬在森林边缘地带劳动的人。当被感染的人从森林地区转移到村庄和城镇，黄热病的传染循环便开始了。而城市人感染黄热病主要是因为埃及伊蚊的叮咬。[78]

在对黄热病的认识方面，种种错误认识的纠缠导致人们多年来都不能预测和说明疫情暴发的原因。丛林黄热病的流行病学原因被查明后，人们意识到，虽然城市黄热病可以被控制，但是根除黄热病本身是不可能的，除非消灭所有携带黄热病病毒的森林动物。如法利所说，这一事实"有悖于之前的观点——黄热病是一种永远不可能消失的疾病"[79]。

索珀开始负责：公共卫生领域的权威和驾驭

1930年，当索珀接管洛克菲勒基金会项目的管理工作时，大部分的发展都仍是未来的事情。他从实际的角度看待黄热病,将目前里约热内卢的疫情归罪于一个事实,那就是联邦的黄热病防治项目——该项目最初是作为一个独立的、单一服务组织建立的,且有自己的灭蚊队和规章制度——已经并入了当地公共卫生的总体服务。因此,索珀一生都对单一疾病防控组织和人员,尤其是他自己完全掌控的组织和人员笃信不疑。

于是他真的开始全面掌控了。从1927年起回到巴西后的3年内,索珀负责了一个全国性的、联邦组织的、合作型的黄热病防治项目——他管理着巴西的一个部门,实际上对于一个当时对黄热病一无所知的人来说,这是事业上的一个引人注目的转变。1928年至1929年一种极具象征意义的流行病在里约热内卢引起公众关注是一种让当地卫生官员感到极不自在的情况。新闻界和政界的批评浪潮首先指向负责首都公共卫生的联邦当局,而不是远在东北部各州工作的洛克菲勒基金会。其结果是,洛克菲勒基金会有机会扩大了其在该国的作用。1929年,洛克菲勒基金会和巴西政府开始讨论一份新的协议,结果是之后不久就合建了一个黄热病合作服务局(CYFS)。该局逐渐地扩大其权力范围,直至最终覆盖全国。[80]根据协议条款,运营费用由巴西政府支付60%,剩下的40%由洛克菲勒基金会承担(不包括洛克菲勒基金会工作人员的工资和津贴,其工作人员在任何时候都没有超过6人)。仅1930年一年,巴西政府提供给新的黄热病合作服务局的拨款就达到250万美元。[81]

索珀1930年6月接管的正是该合作服务局。在索珀的精心"策划"下,前任局长康纳医生离职了,索珀由此接管了这个已经大大扩展的计划,并一直担任这个职位到1942年(这一年他离开巴西,开始在公共卫生领域中为第二次世界大战中的美国效力)。从气质和能力来讲,他完全适合担任这一领导角色。

索珀不擅长做实验，却是极具天赋的公共卫生行政管理者。在管理大规模和复杂公共卫生行动中，索珀发现了自己的专长。尽管对许多洛克菲勒基金会实地工作人员来说，寻找及消灭蚊子滋生地的实际任务被视为"不适合于洛克菲勒基金会工作人员的、纯属例行公事的工作"，但这种工作恰恰是索珀感兴趣的。[82]他热衷于务实的公共卫生工作所依赖的细节、命令、组织和汇报工作。他着手努力对其加以了解、掌握，并使之升华。对他来说，管理就如他所说的，是"疾病根除的精髓"。[83]

1930年，巴西的政治事件极大地帮助索珀实现了他的目标。正如巴西历史所提及，"1930年革命"标志着对旧共和国制度及其"自由主义的"、半民主制度（尽管选举权极其有限）的政治反叛。这场革命开创了总统热图利奥·瓦加斯（Getúlio Vargas）统治的铁腕政治时代。他在自己的"新国家"（建立于1937年）中采取独裁的、新合作主义的方式统治巴西，直到"二战"结束。在瓦加斯的统治下，国会和所有政党均被废除。

瓦加斯被认为是20世纪巴西最具影响力的人物之一。他是一个工于心计的政客，但本质上是务实派，而不是意识形态专家。[84]他因为集专制主义和现代化冲动于一身，有时被称为巴西的墨索里尼，但他没有墨索里尼的法西斯主义装饰品，如黑衫军。当时的巴西是一个有大约3000万人口的国家，极度贫困，大部分人是文盲，并且严重依赖地方上的农村首领，这是瓦加斯想要打破的依赖性。瓦加斯是一股集权化力量，利用中央的权力有选择地将产业工人阶级纳入政治体制。瓦加斯同样有选择地支持了旨在解决社会问题的计划。黄热病计划就是其中之一。另一项计划是20世纪30年代末在巴西东北部展开的大规模消灭疟疾行动。这两种疾病对瓦加斯都关系重大，因为它们对巴西的国际声誉造成了负面影响。

对瓦加斯来说，政府管理工作"主要是行政管理问题"。因此，在一个缺少管理者和熟练工人的国家，他邀请了许多外国专家来到巴西，就如何实现现代化谋求建议。[85]他谨慎地权衡是倾向于美国还是倾向于纳粹德国，之后于1944年为时过晚地使国家投靠第二次世界大战中的同盟国。[86]

瓦加斯的领导风格与索珀的公共卫生工作方式一拍即合。[87]1930年革命后的两个月内，索珀就与瓦加斯见了面，并赢得了其对黄热病防治工作的支持。索珀由此获得了在行政管理方面进行创新的权力，对其工作人员拥有绝对权威，并且得到所需的立法机构支持，以落实他的公共卫生工作方式。索珀发现，瓦加斯已经任命军人代替选出的州长在各州充当"干预者"，中央的统治效率比权力分散的时代高得多，至少对于索珀所坚决推行的计划来说是这样的。实际上，从1931年到1942年，索珀成为一个主管单一疾病的大型国家卫生部门的领导。

洛克菲勒基金会放弃根除黄热病，
索珀却皈依这项事业：一项悖论的解决

但是，索珀在工作中逐渐发现，自己的行动方针远远超越了20世纪30年代初期洛克菲勒基金会想要实施的方针——实际上这一行动方针已不再符合该基金会的宗旨。我由此关注到索珀黄热病工作经历的一个要点：他积极接受黄热病根除想法的时候，恰恰是洛克菲勒基金会意识到黄热病永远不可能被根除的时候。

索珀以典型的夸张手法，将洛克菲勒基金会的黄热病计划描述为"公共卫生历史上最惨痛的失败"[88]。这一失败是由于20世纪30年代初黄热病猴子宿主的发现，因此"凸显了全球疾病根除最重要的原则之一——如果有动物宿主，这就是不可能实现的"[89]。到20世纪30年代中后期，洛克菲勒基金会已经接受这一事实。1937年，他们还有了疫苗这种新式武器。

然而索珀以这些结论为参照推论出，如果黄热病永远不可能被根除，那么至少该病的主要城市病媒，即著名的埃及伊蚊是可以被根除的。按照这一想法，根除工作就从疾病本身转移到一个昆虫物种。虽然丛林黄热病将会继续存在，但是这种疾病的循环是偶发的且局限于农村的森林边缘地带。巴西是一个日益城市化的国家，也正是在城市中死于黄热病的人数最多。因此，索珀所带来的新观点是将旧的目标，即把城市黄热病病媒减少到能终止传播的程度，转变为彻底消除病媒的绝对目标。这样城市黄热病本身就会被根除。[90]

正如索珀看到的，问题在于，若仅仅致力于控制埃及伊蚊（就是说仅仅把蚊子和/或幼虫减少到很低的数量），就像从前的黄热病防治行动所做过的那样，那么当黄热病本身貌似已经消失时，当局无一例外地放松了对蚊子的控制。结果就像在里约热内卢发生的一样，黄热病销声匿迹几年之后以暴发的形式卷土重来。索珀由此提出，为什么不在整个港口、城市、地区、国家，乃至整个大陆彻底消灭埃及伊蚊？

索珀承认，实现这样的绝对目标需要付出很大成本，他需要更多的钱和前期准备工作，还有更大的决心。但目标一旦实现，就会大大节省控制工作的成本。所有的控制措施都可以放松了，因为这个物种已从地球上消失，不可能再次成为病媒。如果以这种方式使城市地区获得安全，控制和监测最终就可以集中在偶发黄热病的农村地区。而位于城市和城镇的大多数人口将永远摆脱黄热病。

然而，这一根除的新概念要想行之有效，就必须是绝对的。如果埃及伊蚊有任何可能重新潜入已摆脱其困扰的城市地区，就可能是灾难性的，因为此时整个城市里到处都是从没得过黄热病的人，因此毫无群体免疫能力。当然，1937年以后，一种黄热病疫苗问世了（索珀作为黄热病合作服务局局长，负责监督疫苗在巴西的生产、检测以及最终给几十万的巴西人接种）。但因为黄热病常常是一种隐藏疾病，可能会悄悄地在人们没有注意的情况下传入城市地区，而这些城市如果仍有埃及伊蚊肆虐，那么在引进疫苗之前，疫情可能就已经暴发了。因此，索珀始终怀疑，控制黄热病能否仅仅依靠疫苗。索珀开始谈论从巴西全境消灭埃及伊蚊时，"从里约一直到纽约的黄热病专家都嘲笑他。他们拒绝被索珀同化"[91]。但对索珀来说，消灭蚊子就是一切。

极端的完美主义

问题是：能做到吗？如何实现埃及伊蚊的根除呢？答案是：一丝不苟和有条不紊地行动。该方法建立在对检查过程中的细节和准确性的近乎超人的关注基础上。这正是索珀的用武之地，正如利齐奥斯所说，他把公共卫生管理提高到"所能想象的一种尽可能精确的科学"的水平。别人将索珀管理方法描绘为"极端完美主义"的方法。[92]

索珀回顾他20世纪30年代在巴西度过的岁月时说，当时他面临着三个问题：黄热病流行病学原理尚未完全搞清楚，而且这种疾病可以悄然地传播几个月甚至几年而不被发现；尽管有仔细的检查，埃及伊蚊还是可以在隐蔽的滋生地存活下来；在几乎没有黄热病病例的地方，很难维持一种有效的灭蚊工作。这些问题的解决办法就是努力发现偏远地区发生的黄热病病例；发现隐藏的蚊子滋生地点；以及确保病例监测报告的绝对准确性，即使没有黄热病患者。

实际上，他的模式在其管理方式、集权化领导、对检查人员的详细指导和管理、对可信记录的生成以及黄热病救治工作的独立性的重视方面，都是戈加斯的准军事模式的翻版。1930年，索珀接管巴西黄热病合作服务局时，对黄热病控制方法的作用方式一无所知。他抽出时间前往该国东北部，用了几个星期时间跟随黄热病检疫人员四处走访，挨家挨户地搜寻蚊子及其幼虫，检查涂油的水容器，并一再重新检查。在这样工作过程中，索珀体重下降了12公斤（27磅），逐步体会到工作有多辛苦，也认识到犯错误有多容易。戈加斯有句名言：要控制蚊子，必须学会像蚊子一样思考。索珀很好地改进了戈加斯的话：要消灭蚊子，就必须像负责消灭蚊子的人一样思考。[93]因此，对检疫人员的严格监管成为索珀领导的根除蚊子行动的关键。

索珀的员工工资高于当地其他公共卫生部门工作人员，但高收入也意味着肩负的期望更高。他们直接受索珀领导，独立于其他公共卫生官员体系之外。他们有严格且详细的工作时间表，依靠时钟，制定检疫人员要走的确切路线，以及每天要检查的次数、房屋的数量等等（25%的黄热病合作服务局总预算用于检查检疫员的工作）。索珀还要求检疫员非常仔细地汇报所有完成的任务，并保持记录，他发明了许多新的表格，借以记录检查结果并将它们以表格形式列出。任何无正当理由违反规定的检查员都可以被解雇（例如检疫员在规定到岗时间十分钟内不到岗）。[94]

人们对责任和职责的这种预期衍生了有关索珀行政管理作风的最脍炙人口的趣闻逸事之一。索珀听说他的一位员工由于没来上班而成功避免了在一座军火库的意外爆炸中丧生，所以第二天索珀就以玩忽职守为由解雇了他。[95]罗伊把与索珀相关的公共卫生管理体

第三章 洛克菲勒时代的悖论　　105

制称为"干燥树丛的泰勒主义"("干燥树丛"这一名称所描述的是巴西东北部的干涸的土地，但更普遍地被用来笼统地指称"偏僻地区"或"边远地区")。[96]

涉及国家黄热病合作服务局的另外两项创新与可发现性问题相关：当疾病常常是隐蔽性的或在隐蔽情况下属于轻度时，如何使黄热病的发生地点变得可察觉；以及如何使隐蔽的蚊子滋生地点变得可察觉。

第一个问题主要是通过"肝组织刺取"解决。肝组织刺取器是一个简单的器械，发明于1930年，可以快速从刚刚死于发烧或未知感染的人身上提取肝组织样本；并当场检验死者是否显示出黄热病感染的迹象。这一方法在1912年已经由巴西医学科学家恩里克·罗查·利马（Henrique Rocha Lima）正确描述，但多年以来人们却忽视了其研究成果的重要性。直到人们普遍承认农村地区广泛存在黄热病，而且常常没有引起注意或者得到诊断时，人们才意识到，尸检可能是事后确诊黄热病的有效手段。

最终，索珀建立了一个系统，从所有因不明原因发烧而在11天内死亡的人中收集尸检数据。1930年5月至1933年6月期间进行了约28000例肝组织检验；其中发现54例黄热病死亡病例，43例发生在根本不知道有黄热病存在的地区。[97]到1948年，在整个巴西，肝组织刺取工作站至少有1310个，并建立了一个系统，以便给当地人支付提取样本费用，并将样本送往里约热内卢进行分析。此时，总共有385728个肝组织样本从死于疾病至多11天的人体内提取，其中确诊了1487例黄热病病例。[98]

可以理解的是，许多人对此表示强烈反对，因为企图从他们亲属的尸体上取走样本的聒噪官员们干涉葬礼的进行（尤其由于事先没有征求家属的许可）。取样机构创建的早期，至少有5位肝组织刺取专家被杀,这一事实导致洛克菲勒基金会命令取消该服务机构。而索珀按照自己的看法,以公共卫生必要性的名义没有理睬这项命令。[99]

让原本看不见的东西变得可见的第二个方法就是引入专门团队。他们的任务就是手工捕获在人们住宅里繁殖的蚊子。当索珀在1930年跟着黄热病检查员,一步步地、挨家挨户地、逐个水容器地进行检查时,他发现搞清楚埃及伊蚊可能的每个繁殖地点——在房子附近或室内的各种积水中——难度有多大。在贫困地区,这些水容器几乎可以是任何东西,从废弃的锡罐、旧的橡胶轮胎到家里储存水的各种坛坛罐罐(在该国的大部分地区是没有自来水可用的)。即使是最出色的、一丝不苟的检查员,在回到几天前检查过的房子时,也会发现蚊子仍然在到处飞。这就表明在某处看不到的地方有一只雌性蚊子一直在生产可以传播黄热病的新蚊子。

大约在1930年,索珀从疟疾专家那里得到启发,即显示蚊子隐蔽滋生场所的最重要迹象是成年蚊子的存在,即使为数很少。因此,他派出专门小组,跟踪空中的蚊子,以找到隐藏的"雌蚊"。采用此法,索珀于1932年第一次成功实现屋内蚊子为零的指标。索珀说,在此之前,对未能根除埃及伊蚊的解释一直"依据物种的神圣性、效益递减规律,以及无法再减少的最低数量"。但他说,这些解释面对手捕方法和一丝不苟的管理时变得"不堪一击"。[100]

最后,我要谈谈索珀所说的"强制立法"问题。[101]从1937年到1945年,瓦加斯动用总统法令进行统治,对中央集权以及需要实施铁腕统治笃信不疑。他在给予索珀法律支持方面发挥了尤其重要的作用。到1932年5月,新的立法不仅让索珀可以自由地制定雇佣和解雇雇员的条款,而且还使索珀和黄热病合作服务局获得了按照自己所认为合适的方式强制执行卫生政策的绝对权力——

第三章 洛克菲勒时代的悖论 107

检查和调查房屋内蚊子的来源，以及要求生活在房屋里的家庭必须负责在房屋检查之后保持其无蚊状态。索珀将这项立法描述为"蓄意地严苛"。[102]法规的落实是借助罚款实现的。这是自戈加斯在哈瓦那和巴拿马运河区的工作之后，专制的卫生官僚机构在平民当中第一次以如此细致的方式发挥作用的又一个例子。[103]

巴西的官方政令满足了索珀为了完成公共卫生工作而强制立法的需要。索珀俨然一个军人，也像军人一样思考。他相信，疾病根除工作的重要性要求该服务局有极大的自主性，并可以纪律严明地、一心一意地专注于这项工作，而且享有摆脱干涉的自由，唯如此才能顺利完成工作。

索珀法则

众所周知，要想阻止黄热病的传播并没有必要完全消灭埃及伊蚊。将其减至5%（意思是发现小于等于5%的受检房屋存在埃及伊蚊）就够了，但当然这意味着还有蚊子，而且可能会在灭蚊之后的房屋中重新滋生。然而索珀渐渐发现，在他开始于1930年的严格的检查制度下，尽管他的初衷不是如此，但他确实几乎已经将蚊子出现率减至为零了。到1933年，他发现埃及伊蚊已经在巴西东北部的许多沿海城市彻底消失了，正是这个情况使他认为，彻底消灭埃及伊蚊物种实际上是可能的。索珀写道："我但愿我可以说，我们精心策划想要根除埃及伊蚊，并如愿以偿。事实上可以说这是一次免费搭车，一些人会称之为意外的收获。此事没有预先策划，而是一个通过严格的管理和将埃及伊蚊繁殖的影响程度降至存活线之下的额外奖励。"[104]索珀认为，追捕每只蚊子真的要比追踪每个黄热病患者容易。

由于索珀越来越相信，他的灭蚊团队确实能除掉黄热病的城市病媒，所以他开始积极倡导根除这种蚊子的概念，并建议巴西政府建立根除埃及伊蚊的常设的全国性服务机构，以实现这个目标。[105]正如索珀所说，"吊诡的是，由于在没有埃及伊蚊的丛林里发现了感染的永久宿主，所以不得不在所有受到威胁的地区组织实施永久的灭蚊措施"[106]。索珀认识到，由于黄热病根除核心依据的瓦解，与1920年他听戈加斯夸夸其谈的乐观时代相比，根除概念已经彻底丧失信誉。但是他相信，他关于昆虫根除的新理念会使之时来运转。[107]

从1934年起，这便是索珀倡导的主题——将他的灭蚊方法普及至巴西全国，甚至普及到整个美洲地区。对他来说，这是个革命性的概念。它不仅意味着改善现有的流行病控制工作，而且是当地卫生服务机构工作效率的新标准，同时，这一方法可以统筹各个地区和国家的工作，覆盖受到一种特殊病媒袭击的整个疫区。这之所以是一个革命性概念，在于它是绝对和彻底的。在许多方面，所有这些有关黄热病，甚至是丛林黄热病的新理念，当涉及物种根除的时候，都仅仅是顺便提及的辩论话题。索珀认为，根除所需要的是管理能力和勇于担当——竭尽全力实现百分之百的效率。这项工作需要取得可以核查的结果，依靠有组织的操作、印刷的表格、绘制城镇地图、房屋街区编号、酌情制订的行动计划、旗帜、每个检疫员的职责、制服、每次访问的记录、工作出色的奖金、解雇玩忽职守的工作人员的权限、对规则的法律支持，以及独立审查所有检疫工作的权力等。索珀在一次演讲的注释中写道，"根除诞生于高效率运用已知方法"[108]。

或许这不是令人兴奋的事情。索珀抱怨道，对洛克菲勒基金会来说，现在，这番惊天动地的事业完全寓于实验室之中。但对他而言，根除概念是令人兴奋和新鲜的，它意味着一个新的目标和新的公共卫生道德。接受公共卫生领域的根除理念，意味着对疾病的心理或态度方面的根本转变，尤其是发病率很低的疾病，因为当疾病几乎已经消失的时候，人们往往会对继续完成疾病根除失去兴趣。但对索珀来说，将人群中的一种疾病仅仅减少至几乎不可察觉是不行的。只有在此刻疾病根除的认真工作才真正开始。疾病根除必须是绝对的。正是因此，在"二战"结束后显而易见的"完美"和绝对主义语言，进入了疾病根除的话语体系。

索珀对这个绝对事物怀着崇高的想法，认为与仅仅控制疾病相比，它是道德上优越的公共卫生形式。因为尽管仅仅通过控制或减少疾病，人们可以忽视或回避某些群体的健康问题并满足于整体的人均低发病率，但根除却对所有人都更加公平，不可能有任何例外，不可能有"部分根除"或"几乎根除"。索珀在巴西的黄热病救治工作的前任迈克尔·E.康纳在谈到20世纪20年代末巴西黄热病计划失败时，从黄热病的"无法再减少的最小值"的角度谈起这个问题，而索珀却不以为然。[109]

根除观点的一个后果是，要想产生效果，疾病根除者们必须不断地扩大疾病根除工作的范围，使之从世界上较小地区扩大到较大地区。索珀称之为"索珀法则"。他将其描述为疾病和病媒根除计划的内在力量的总体原理，以超越其原先的起点。按照他的看法，一旦在一个国家根除了一种传播疾病的蚊子，该国就理应再不被其邻国传染，其结果是，随着时间的推移，根除行动必须从起点开始扩展到全球。[110]当然，这不是真正的公共卫生"定律"，描述了某种必需的发展或结果，而是一种主观意愿的表达，或一种合乎逻辑的推理，源自索珀为疾病根除所下的绝对主义定义。

索珀的疾病根除理念从覆盖范围来看似乎是"民主的"（疾病

根除必须包括所有人，无论他们的社会地位或经济地位如何），而它的运作模式却不是这样的。他写道："在欠发达国家没有普及公共卫生服务的情况下，疾病根除也是可能的，"因为他发现这种工作在拉丁美洲是奏效的。[111]他认为疾病根除需要特殊法律或法令的支持，包括惩罚措施，如对拒绝遵守疾病根除行动法规的人罚款。这些想法反映了索珀在拉丁美洲的工作经验，这些贫穷国家的政府通常是独裁的。

从索珀的角度来看，民主使疾病根除行动的难度大大增加。此外，"如果拥有民主，就不可能有疾病根除"[112]。许多年以后，即第二次世界大战结束后，索珀接管泛美卫生组织的领导工作时认为，以民主方式表达的对在美国喷洒DDT的反对意见，导致美国未能履行其消灭黄热病的承诺。这种意见是完全不负责任的，因为它把一个富国的意愿凌驾于其他所有极度贫穷国家的需要之上。约翰·达菲评论说，索珀在拉丁美洲和比较专制的政府合作的时间实在太久了，因而"他在美国问题上已经丧失了适当的看法"[113]。

证实：消灭疟疾行动

1942年，索珀离开巴西加入"二战"中的美军部队之前指挥了另一场大规模的公共卫生行动，该行动使他关于疾病根除的想法大大地坚定下来。这场行动针对的是在1938年至1939年暴发于巴西东北部的大规模的疟疾流行病。

疟疾是继钩虫病和黄热病之后，洛克菲勒基金会参与防治的第三种疾病。就像戈加斯在巴拿马发现的一样，这种病很难根除。可以肯定，没有任何明显的或立竿见影的技术方案可以采用。疟疾专家们关于使用哪种方式的争论常常是激烈的，甚至动怒。在20世纪

20年代和30年代，洛克菲勒基金会倾向于采取罗纳德·罗斯博士的做法，就是基本上将其视为一种蚊子传播的疾病，研究其按蚊病媒，并在许多国家试验控制蚊子的方法。20年代早期，杀虫剂"巴黎绿"在杀死按蚊幼虫方面的有效性被发现，它从此成了洛克菲勒基金会国际卫生部的标志性工具。然而，即使在30年代末，欧洲的许多疟疾专家对于这种"美式"方法也颇有质疑，因为这一方法几乎完全将注意力集中在杀死幼蚊方面。[114]

正是在这种围绕疟疾防控展开激烈讨论的背景下，我们可以充分认识索珀在巴西根除整个疟蚊物种的历史影响——他的第一个"绝对消灭"。

1938年，一场疫情在巴西东北部暴发了，本已极度贫困的人们背上了更重的负担和高死亡率。总统瓦加斯请求索珀负责抗击疟疾的工作，索珀从前在疟疾救治方面毫无经验，但他没有胆怯，一如既往地自信。因为在他看来，疾病根除总的来讲是一个管理方法问题。对于他来说，根除一种病媒从根本上和根除另一种病媒是一样的，无非是做出一些微调。疟疾有许多不同种类的按蚊病媒，但是从手头的实例来看，索珀已经基本确信，这场流行病是由于一种被称为冈比亚按蚊的按蚊引起的。这是一个本地不常见的蚊种，因为它是刚刚从其原始栖息地西非进入巴西东北部的，很有可能是借助飞机或轮船，它似乎证实了在日益全球化的世界中病媒和疾病将迅速国际传播的噩梦。1930年，冈比亚按蚊在巴西首次由洛克菲勒基金会科学家雷蒙德·香农（Raymond Shannon）识别，据估计，该物种从20世纪30年代末到40年代初已经传播了大约54000平方公里。

1938年巴西疟疾的暴发特别令人担忧，因为冈比亚按蚊是"高效率的"疟疾传播者，嗜人血，而且对疟原虫高度敏感。索珀认为如果不阻止冈比亚按蚊的繁殖和迁徙，它就可能传播到整个美洲大陆，带来潜在的毁灭性影响。索珀在30年代末以前未能得到巴西当局的重视并采取行动。事实上，冈比亚按蚊并没有到达或适应巴西的丛林地区，也没有在非常干燥的条件下繁衍，索珀不知道的是，从生态学上讲蚊子的生存条件受到其最初进入的环境的严重限制。这样一来，索珀就可以将蚊子作为一种半养殖物种予以消灭，因为它在离人类栖息地不太远的淡水里繁殖，消灭它的任务因此将变得更容易。冈比亚按蚊的繁殖地通常是小且分布广泛的淡水积水处。

疟疾的流行仅在1938年就导致大约10万人感染和至少2万人死亡，索珀将其归咎于这种蚊子，但忽略了所有相关的社会、经济和政治因素。他决定集中全部精力消灭每一只冈比亚按蚊。

在实现这个目标方面，他再次获得总统瓦加斯的支持。面对这样明显的危机，瓦加斯立即采取行动，于1928年建立一个独立的专业行政部门，即疟疾东北部救治服务局（NEMS）。虽然洛克菲勒基金会多少有点不情愿，但还是同意出资支持这场行动（索珀曾接到总部指示，不要让洛克菲勒基金会卷入此类疾病根除行动）。索珀再次开始工作，充分发挥着他强大的组织能力，绘制了待解决区域的地图，建立了严格的检疫体制，集中全部精力对冈比亚按蚊展开化学攻击，在幼蚊滋生地使用化学制剂"巴黎绿"，并且在房子里面喷洒除虫菊酯以消灭成年蚊子，雇用数千人，其中很多人来自黄热病合作服务局，熏蒸所有进出这个地区的车辆和所有的飞机，从而成功地消灭了该种蚊子。

索珀赢得了这场精心设计的赌局，他把赌注完全押在病媒上，即使他缺少有关该蚊种的生物学关键信息，如蚊卵的存活期或蛰伏期，他依然要耗巨资将其消灭；并且也不考虑此前根除某种昆虫的失败经历（唯一的例外是在20世纪30年代初根除美国的地中海果蝇）。[115]在整个项目启动前，索珀曾以为根除工作的时间会长达10

年，耗资1000万美元，而实际的费用和时间要少得多。巴西政府在4年的时间里仅仅花了不到200万美元。但在当时这仍是一笔巨款。

一开始的结果令人沮丧。疟疾事实上还在肆虐。但是慢慢地，病例的数目下降了。1939年5月登记了105567例疟疾病例，1940年5月就只有7876例了。1940年8月30日，最后一个用于实验的冈比亚按蚊集群被人为消灭，以防止其被意外释放。仅仅一个星期以后，人们发现并杀死了最后一只在野外的冈比亚按蚊。这种蚊子消失了，于是所有针对它的控制措施被暂停，作为对灭蚊工作的检验，进一步的搜寻也没有找到任何一个样本。到1941年1月，根除冈比亚按蚊的工作结束了。几个月以后，抗疟药物在该地停止分发。[116]

再一次地，一个疾病根除机构在独立于其他所有公共卫生机构的情况下组织起来，控制自己的预算、人员和规则，并且再一次通过了具体的强制性法律，以强制当地居民遵守所有根除疟疾的法规。索珀也再一次故意避开临床工作和病人的护理工作，把它们留给巴西人去完成。他当然也同意了协商药物的购买价格，动用他的工作人员跨越各州进行检疫工作并分发奎宁和阿的平（在20世纪30年代开始使用的一种德国抗疟药），但仅仅是因为瓦加斯坚持要求这样做。

除此之外，索珀所有的精力都集中在消灭冈比亚按蚊的工作上。疟疾宣告结束当然主要归功于索珀成功地消灭了该蚊种。[117]所有传统的抗击疟疾的方法——修渠、洒油、装纱窗，甚至引进吃幼虫的鱼——都被放弃，取而代之的是"巴黎绿"和除虫菊酯。[118]1940年1月，哈克特访问疟疾合作服务局时吃惊地发现索珀的工作人员中连一个疟疾专家也没有。索珀告诉哈克特，他不是在防治疟疾，而是根除冈比亚按蚊。这就是索珀的特色——一种强大的防御方法，而不是一般的疟疾学家的方法。[119]

最近，兰德尔·帕卡德（Randall Packard）和保罗·加德拉

（Paulo Gadelha）的研究提请人们关注：除了有这种外来且致命的昆虫病媒外，还有许多社会和政治因素也加重了在1938—1939年的疟疾疫情。巴西东北部曾经历过几次疟疾流行，冈比亚按蚊不是唯一的传病蚊种。疫情发生在人口极度贫困的时期，这种贫困因干旱造成，这种干旱经常摧毁巴西东北部灌木丛生的腹地，导致许多家庭在忍饥挨饿。赤贫的人口大量涌入城镇，他们希望在那里能找到食物和水，许多人被赶进了难民营，疾病在那里很容易传播。[120]帕卡德和加德拉的观点是，疟疾流行不仅仅由单一生物因素造成，复杂的社会和政治原因也是它的导火索，1938—1939年的疟疾大流行也不例外。它的流行部分上是由人口的多次迁移、贫困、干旱和之前的疟疾浪潮造成的。

索珀在对这场疫情的描述中没有完全忽视这些因素。但可以肯定的是，他从自己的经历中得出了一个过于简单的结论，即病媒本身是疟疾的罪魁祸首，甚至流行病学的研究也被忽视了。索珀将他的成功完全归功于有条不紊地大力根除按蚊，而他确实得到了一个非常引人注目的结果：一种重大流行病显然已经通过根除一个生物物种而被阻止。这场运动给成功设定了一个新标准：零容忍。在索珀的词典里没有"部分成功"这样的词汇。紧接着，索珀开始思考在冈比亚按蚊的"发源地"非洲开展类似的根除工作。[121]

当时，索珀的成就被认为是非凡的，且大大地提高了其国际声誉，尽管正如他自己所承认，他处理疟疾的方法"与现代疟疾医生的方法不一致"。他认为疟疾医生"喜欢从长计议地解决疟疾问题，旨在稳扎稳打，但这一方法可能是见效缓慢且不完善的"。[122]英国疟疾专家马尔科姆·沃森爵士编纂的《非洲公路》（*African Highways*）一书的一位撰稿人说，索珀的工作是"热带医学领域的杰出成就之一"。[123]在1946年出版的《在多国工作过的一位疟疾医生》一书中,马歇尔·A. 巴伯(Marshall A. Barber)同样充满热情,把灭除冈比亚按蚊称为"所有疟疾救治领域最了不起的成就之一"。他曾在1939年疟疾大流行期间作为志愿顾问为索珀工作过两个月。[124]

由此可见,物种根除是一个在未来不容小觑的理念。

洛克菲勒基金会退出疾病根除行动

依靠国际公共卫生机构实施国家计划的一个弊端是,这些机构有可能改变主意,撤回援助。洛克菲勒基金会就做了这样的事情。

洛克菲勒基金会不情愿地继续参与黄热病防治合作计划,直到20世纪30年代中期决定完全退出,为其参与公共卫生实践划定界限。黄热病病毒动物宿主的发现,宣告了根除这种疾病梦想的终结。到1937年,洛克菲勒基金会也有了一种有效的黄热病疫苗。同年2月,洛克菲勒基金会17D疫苗开始在巴西进行实地试验。1938年年底,巴西有一百多万人接种了该疫苗。这项大规模计划索珀也密切参与其中。但是1938年年底至1939年,接种疫苗后的严重问题,包括因感染性黄疸死亡(在一个地区中,1000例病例中有22例死亡),对巴西正在使用的实验室程序的安全性提出极大质疑。但洛克菲勒基金会下令进行的调查很快表明,疫苗污染是小剂量使用人类血清造成的,而不是由于不严格的实验方法。问题在血清被清除后得到了解决,暴露于丛林黄热病感染风险中的人们继续大规模接种疫苗。[125]

从20世纪30年代中期开始洛克菲勒基金一直计划从巴西撤回,但真正的行动一直拖延到1940年1月,原因有很多,其中之一是索珀坚决与他的黄热病根除计划共进退(直到1942年,索珀自己才离开巴西）。

索珀对洛克菲勒基金会改变方针的做法很愤怒。疫苗作为一种技术出现是在他的蚊子根除计划实施数年后的事情。即使接种疫苗带来的免疫力看似效果持久且保护了任何去有黄热病危险地区的人，但对索珀来说，疫苗与根除病媒没什么冲突。他认为疫苗不但贵，而且供不应求，更重要的是，他认为让所有住在丛林边缘地带、且有患黄热病风险的人都及时接种疫苗是不现实的。而如果那里还到处是蚊子，就依然有疫情大暴发的危险（事实上，疫苗的保护作用是接种10天后开始产生的，这段时间足够人们从丛林边缘转移到城镇了）。最好拼命坚持到底，根除埃及伊蚊！1942年，就在离开巴西前夕，索珀在里约热内卢举行的泛美公共卫生会议上提出了《在整个大陆根除埃及伊蚊的建议》。[126]

但对洛克菲勒基金会来说，偏离基金会目标的是索珀。根除一个物种从来不是洛克菲勒基金会为自己设定的目标，基金会一直对此感到不悦。这也是洛克菲勒基金会最终与索珀分道扬镳的原因之一。[127]洛克菲勒基金会认为，"根除"已经成为一个带有预言性质的草率词语。[128]早在1935年9月24日洛克菲勒基金会国际卫生部的新部长威尔伯·A.索耶（Wilbur A. Sawyer）博士就给索珀写信说："黄热病服务局已经发展到如此的规模，而你也俨然也是负责卫生部一个庞大部门的政府官员，……这与我们的总政策是不相符的。"[129]

到20世纪30年代末，索珀和洛克菲勒基金会有关黄热病控制的观点已经出现相当大的分歧。正如我所说过的，索珀生来就不是个研究员或实验室科学家，而且他鄙视洛克菲勒基金会日益强调重视科学研究，而不是实际公共卫生管理的做法。他说："1919年，罗斯医生曾经向我提出过一项建议，就是把已知的东西带给人们，而不是耗费终生学习可能迟迟无法投入应用的新东西。"[130]他总结说，随着洛克菲勒基金会越来越倚重医学研究,他们已经逐渐相信,公共卫生管理对于基金会的科学家们来说缺乏魅力。他认为国际卫生部变得一无是处,只不过是一个"绅士们的社交俱乐部",一个让他"能够充分施展狂热情绪"的地方。[131]

这种目标的分歧或许解释了为什么在1951年洛克菲勒基金会整理的黄热病救治史中很少提及索珀。这部历史着重记载的是20世纪20年代至30年代洛克菲勒基金会所取得的流行病学发现,尤其是实验室发现,其高潮就是1937年成功研制出黄热病疫苗。法利说:"最后,卫生部门负责人认为,黄热病救治工作是他们最大的成就,没有别的疾病对该组织产生如此大的影响。"[132]但事实上,对科学研究成果的强调淡化了基金会的最初目标——根除黄热病——的失败。

对索珀来说值得庆幸的是,到洛克菲勒基金会退出拉丁美洲的公共卫生工作(1951年完全关闭国际卫生部,这一决定让基金会的很多雇员感到震惊)时,无论是从财政还是其既定目标方面,索珀计划的黄热病根除"巴西化"的进程已经稳步开始。到1942年,就是索珀离开巴西加入美军"二战"队伍时,巴西政府已经承担起黄热病合作服务局的全部财政开销,以及彻底根除本国埃及伊蚊的任务(还帮助拉丁美洲邻国完成了同样任务)。事实上,1930年至1949年,巴西在黄热病救治工作上总计花掉约2600万美金(而在28年内,洛克菲勒基金会在黄热病根除方面却只花了1400万美金)。这项工作的结果就是几十年内巴西领土上的埃及伊蚊几乎被消灭了,尽管还不是彻底的。城市黄热病本身则消失了。

尽管我们仍然要问,鉴于巴西有许多亟待解决的卫生问题,把这样一个国家有限的公共卫生资源投入这样一种单一疾病是明智之举吗?索珀却坚定地认为答案是肯定的。与此同时,他也把自己的根除理念带到了他的下一份工作,以及战后世界之中。

第四章

战后的根除狂热

索珀"二战"前对根除理念的狂热没有获得多少公共卫生官员的共鸣。洛克菲勒基金会告诉索珀，在讨论公共卫生计划的时候，不要使用"根除"一词；事实证明，根除难以实现，而且这个词只会让人注意到这方面的失败。

这种情形在"二战"结束后的头几年有了明显变化，那时根除已成为国际卫生领域一个十分重要的战略，得到主流卫生机构大力推行，并获得许多政府和组织的资金支持。索珀相信，根除理念的时来运转和他有很大关系；苏格拉底·利齐奥斯曾在日内瓦为世卫组织工作过30年，与索珀有私交，他说索珀"几乎凭一己之力让根除理念在公共卫生领域复活，成为值得推行的标准"。利齐奥斯十分认同索珀的自我评价，表示索珀"在推行疟疾可以根除的观点上，即使不能说是发挥了领导作用，也可以说是发挥了关键作用"[1]。

疟疾专家保罗·F. 拉塞尔（Paul F.Russell）称索珀为疾病根除领域的先知，他的成功要归因于一种"对于可能实现的目标的乐观态度和无畏追求"。索珀自己说过，要成为一名根除主义者，就必须要有"狂热追求目标的能力"。[2] 他确实有这个能力。[3]

然而，人们对根除的态度转变显然不仅仅是因为某个人的热情推广。还有什么其他因素导致这种形势变化呢？

对许多人来说，第二次世界大战本身就是转变的关键因素。众所周知，这场战争与许多技术和科技创新有关，从原子弹到特效药，如青霉素和氯喹（后者直到最近仍是治疗疟疾时的药物选择之一）。最值得一提的是，DDT（双对氯苯基三氯乙烷）就是在"二战"中问世的，这种长效杀虫剂对战争进程产生了巨大影响，在抗击斑疹伤寒和疟疾中证明了自己的价值。鉴于DDT在消灭昆虫病媒（以及大部分其他昆虫）方面的有效性，战争一结束，人们就用它来根除世界各地由昆虫传播的疾病，这似乎是各种新科学技术手段问世后顺理成章的归宿。

然而更仔细地研究相关资料我们会发现，战后根除战略的应用似乎并不那么直截了当。例如，为什么世卫组织选择疟疾作为其第一次全球根除行动的对象？毕竟，疟疾长久以来被公共卫生专家们认为是一种非常复杂的疾病，不用说完全根除，就是控制它也可能是非常困难的。DDT是一种廉价且有效的杀虫剂，这个发明确实对消灭蚊子起到重要作用，但我们还是要问，为什么DDT能推翻疟疾无法通过一种通用技术手段控制这一根深蒂固的观点——DDT根除疟疾的历史最终证明了事实的确如此。

为什么不先尝试根除天花呢？如果根除的决定是在技术解决方案有效性的推动下做出的，那么天花是一个合理的选择。它不是一种媒介传染病，因而不必等DDT问世就有根除可能。与疟疾不一样，它有现成的疫苗，是现有疫苗中出现时间最早的，而且到20世纪中期已经发展成一种安全且经过广泛实地试验的疫苗。到1950年，经过系统的疫苗接种活动，天花已经从欧洲大部分国家、苏联、菲律宾、美国以及加拿大消失。

然而，当世卫组织第一任总干事布罗克·奇泽姆（Brock Chisholm）博士选择天花作为全球根除工作的首个对象时，他的提议却遭到否决。1955年的世界卫生大会的代表们不同意这个想法，理由是根除天花"期望过高、花费巨大而且不确定性太大"[4]。

战后影响根除主张得到采纳的诸多因素中的最后一个与黄热病有关。在这里索珀发挥了十分重要的作用；虽然有DDT和其他新型杀虫剂的帮助，但仍不能解释为什么索珀能说服所有美洲国家同意分担消灭城市型黄热病蚊子病媒的任务，尽管它可能只能部分解决黄热病问题。考虑到那些不得不同时参与到根除工作中的国家数量，以及整体消灭一个昆虫种类（几乎是自然界最成功的生物种群之一）的极高难度，这简直是一个无法完成的任务。但最终甚至连美国也姗姗来迟地签署了协议。这是因为DDT发挥的作用？还是因为索珀对自己战前方法有效性的坚定信念？又或者是战后的政治因素起了作用？

提出这些问题，是因为我们应该把战后国际卫生领域的根除主义理念的胜利，看作与科技因素同等重要的、往往出人意料的政治因素影响的结果，而不仅仅是科技创新带来的意料之中的改变（尽管这些因素确实在历史过程中发挥了它们的作用）。

在这方面，我们必须考虑冷战和参与冷战的各个国家的因素，西方资本主义国家和东方社会主义国家把国际政治舞台当作战场；考虑美国作为霸权国家的崛起，和其经济能力对新公共卫生机构的影响力；考虑国际援助的增长，及其在处理社会问题时对科技手段的依赖；考虑解释第三世界国家发展理论的出现；并考虑根除理论倡导者的影响，因为随着战后国际公共卫生机构的重新设置，他们获得了新的权威。

在本章中，我将重点讲述根除的"索珀时代"，研究索珀"二战"期间在北非和意大利的经验和战后被任命为泛美卫生组织执行主任的影响；泛美卫生组织后来成为新成立的世卫组织的一个区域办事处。在泛美卫生组织执行主任的位置上，索珀力推他的根除主义观点，利用各国的冷战思维以获得支持，并领导了许多疾病根除行动。综上所述，本章关注的是"二战"前和"二战"后根除主义思想的连贯性和非连贯性。特别关注的是雅司病的根除，以及索珀对美洲大陆的根除黄热病城市病媒行动的深度参与。

索珀的战争

有一场"大战"正等着索珀，因为第二次世界大战提供了更多机会来检验其根除主义理念在新地方对付新疾病的能力。

当美国在1942年最终参战时，索珀即将结束由洛克菲勒基金会和巴西政府组织的冈比亚按蚊根除行动。当时他已经49岁，要去军队服役的话或许年纪太大了（他显然没有通过入伍体检）。[5]与所有其他战争一样，疾病也会对这场战争的进程构成严峻挑战，而且军队急需医疗专业人员，这无疑是一个广泛的共识。

在反复思考索珀能在哪里做出更大贡献以后，洛克菲勒基金会决定临时调派他到美国陆军驻埃及斑疹伤寒防治委员会工作。1942年到1943年间，斑疹伤寒在北非和意大利流行；尽管当时的病例数量并不多，但死亡率很高，而且军方担心战时部队的调动和平民的流离失所会导致疫情更加严重，就像第一次世界大战期间和之后发生过的那样。部队可以接种斑疹伤寒疫苗，但还是需要尝试用新型杀虫剂灭杀传播这种疾病的虱子。当时除虫菊酯等杀虫剂通常由日本供应，但太平洋战争的爆发切断了这条路径，因此必须找到替代品；奎宁也遭遇相同情形，日本人切断了盟军获取荷兰位于爪哇种植园的药品原料的渠道。

索珀对斑疹伤寒一无所知，却是使用杀虫剂控制疾病的专家，所以他的加入很有意义。他是委员会中非常难相处的一员——他常常固执己见、我行我素。他终究是"司令官"的性格，更适合发号施令而不是接受命令。[6]

1943年1月，索珀抵达北非时的所作所为是典型的索珀式独立个性的写照。在到达开罗与美国陆军斑疹伤寒防治委员会成员会面后不到一个小时，他的注意力被一则消息吸引，那就是冈比亚按蚊显然已经入侵埃及——这是他在巴西刚刚消灭的蚊子。他立刻就将冈比亚按蚊的入侵与他听说的前一年在英埃共管苏丹附近一个地区暴发的大规模疟疾疫情联系起来，并意识到传病蚊虫可能一路南下到达英国（以及日益增多的美国）军队活动的尼罗河三角洲。在几天的时间里，他自行去拜访埃及卫生部副部长阿里·陶菲克·舒什（Aly Tewfik Shousha）博士，并且成功地让舒什认识到采取紧急行动的必要性，必须赶在冈比亚按蚊在本国进一步蔓延前立即开展灭虫行动。[7]

索珀这种自行其是的行为彻底激怒了真正掌控埃及的英国军方高层。参与疟疾控制项目的英国医生也非常怀疑美国要在这个微妙的政治局势中横插一脚，并抱怨索珀"不容易妥协的个性"。[8] 后来索珀以在一定程度上为英国辩护的态度写道，英国人所熟悉的印度旁遮普（Punjab）和锡兰（今斯里兰卡）的大规模疟疾疫情并不是因为新的按蚊病媒的出现，而与其常见病媒数量大幅增加有关；英

第四章 战后的根除狂热

国人根据自己的经验既不接受冈比亚按蚊是新近入侵埃及的蚊种，也不相信蚊子可以被根除。因此，英国人以根除行动不切实际且没有必要为由拒绝了索珀的提议（实际上他们拒绝的原因既有科学上的考虑，也有政治因素）。

然而索珀说服了埃及人相信冈比亚按蚊确实是尼罗河上游地区的新蚊种。此外，索珀说道："我已经让他们觉得根除工作很容易开展，不需要外界帮助。"[9] 索珀获得了埃及当局的许可，考察尼罗河上游峡谷，并亲眼看到疟疾流行给当地造成的可怕影响。正如索珀曾经预言的那样，1943年卷土重来的疟疾疫情破坏性更大，由于正值收割季节，造成了严重的经济损失和粮食短缺；许多人因患疟疾丧失了劳动能力。根据记载，1942年至1943年，埃及北部地区有超过18万人死亡。[10] 索珀确信他的冈比亚按蚊根除计划能够成功，他交给埃及官员自己在巴西消灭冈比亚按蚊时撰写的《管理手册》英文手稿，还有一本他和布鲁斯·威尔逊博士合著的作品，讲述冈比亚按蚊发现的过程、传播方式和根除的历史。[11]

事实证明，这本手册发挥了巨大作用。1944年春，由于担心疫情再次暴发可能危及驻扎北非的成千上万盟军士兵，英国人和埃及人终于接受了索珀的建议，启动了一场由洛克菲勒基金会支持和指导的消灭冈比亚按蚊的行动（洛克菲勒基金会发现埃及人已经将手册的部分内容翻译成阿拉伯文）。当时索珀已在意大利开展斑疹伤寒控制工作，1944年5月，他返回开罗，再次考察冈比亚按蚊的活动区域和疟疾的影响。那一年疟疾的形势十分紧张，指责当局控制疫情不力的声浪日益高涨。虽然索珀小心谨慎地避免公开批评当局，但他还是明确地表达了自己的判断：如果不采取行动，1944年秋会暴发一场严重的疟疾疫情。

埃及卫生部和洛克菲勒基金会之间达成协议，政府负责除洛克菲勒基金会工作人员开销以外的所有费用。该协议一经达成，洛克菲勒基金会的几位疟疾专家就被派往埃及实地组织此项根除行动。他们中有布鲁斯·威尔逊博士和J. 奥斯汀·克尔（J. Austin Kerr）博士；克尔在开罗负责根除项目统筹工作，而威尔逊负责实地工作，他们俩都和索珀在巴西共过事。人在意大利的索珀充当"总顾问"的角色，埃及根除行动开展期间他大部分时间都在意大利。这场行动是以典型的洛克菲勒或"索珀式"方式开展的；它被纳入埃及卫生部的工作范围，但是作为一个独立项目，冈比亚按蚊根除行动在行政上完全独立于卫生部现有的疟疾根除工作。根除工作依靠的是索珀之前为巴西的根除行动制订的详细计划，如详细地绘制疟疾疫区图和确定有疟疾病例的住宅位置，系统地监督巡查员的工作，还有大规模使用幼虫灭杀化学剂巴黎绿。索珀很有预见性地要求将这种化学剂运到埃及以保证供应。[12] 此次行动依靠"基于奖惩制度的军事纪律"推动。[13] 就像在巴西一样，疟疾患者的治疗工作不属于根除工作的范围（在埃及，这是卫生部的责任）。

通过大量使用巴黎绿，外加其他杀虫剂和除虫菊酯，到1945年2月，冈比亚按蚊从埃及消失了；同年11月，这次特殊的冈比亚按蚊根除行动结束。1944年至1945年，尼罗河上游地区的疟疾病例和死亡率与1942年至1943年相比有天壤之别，于是索珀总结说，消灭按蚊的确是根除疟疾的方法；对他来说，蚊子和疟疾毫无差别。因此，就像先前在巴西做过的一样，他忽略了疟疾流行的许多其他原因：促进农业灌溉但增加蚊虫滋生地的阿斯旺堤坝，战争对埃及人口和经济的破坏，部队的调动，进入该地区的非免疫人口，农作物歉收和因此导致的食物供应不足等；而且他低估了解决疟疾问题的困难程度。[14] 但是，考虑到当时处于战时环境以及疟疾已对埃及人造成的痛苦，我们或许可以理解为何索珀会把在埃及北部地区开展的蚊虫根除行动的成功,当作他根除主义哲学正确性的又一个佐证(但是负责该计划的一位洛克菲勒基金会官员并不认可这个观点)。[15]

DDT时代的开始

值得注意的是,埃及的冈比亚按蚊根除行动没有依靠DDT,因为这种化学剂直到1946年才被引进该国用于灭蚊工作。不过在此之前,索珀得到一次尝试DDT的机会,那时他作为战时疾病防治工作组的一员,先后检验了这种化学剂对付斑疹伤寒和疟疾的效果。

DDT在1874年问世,但直到1941年其出色的杀虫特性才被发现(由瑞士嘉基公司的化学家保罗·赫尔曼·穆勒发现的,1948年他因这一发现获得诺贝尔奖)。1942年至1943年,英国和美国迅速进行了试验以检验其功效。[16] DDT被发现可以非常有效地灭杀许多种昆虫;而且当时的短期试验结果显示,它似乎对人类无害,至少在公共卫生工作所需剂量下是如此。1943年,该化学剂得以批量生产供应军队使用,此时索珀刚从埃及到达阿尔及利亚。通过在斑疹伤寒防治项目上试验DDT的经验,索珀成为第一批认识到DDT优于其他所有其他已知的杀虫剂的公共卫生专家之一。在尝试使用DDT消灭虱子的过程中(法国殖民当局提供阿尔及利亚平民囚犯进行这些试验),索珀发现了一种方法,通过改装喷雾泵就可以隔着衣服杀死人身上的虱子(在遇到穆斯林女性和紧急情况下,这个发现很有意义)。[17]

这个方法的价值得到了证明,1943年至1944年的冬天,正如此前担心的那样,斑疹伤寒在意大利那不勒斯流行起来,经过连年的战争,那里的人们生活环境极其恶劣,经常遭遇食物短缺。索珀从西非被派到那不勒斯重新加入美国陆军斑疹伤寒防治委员会，此时恰逢DDT将大量供应军队使用。在这场疫情期间，从1943年12月中旬到1944年5月底的5个月里，人们大约使用了83915公斤DDT，为326.6万人灭杀了身上的虱子。[18]与其他杀虫剂相比，DDT的优点是一点点剂量就有很好的效果；它喷洒起来很容易，而且在数周甚至数月的时间都能保持很强的杀虫能力（这就是它所谓的"驻留"效果）。DDT还被发现灭杀昆虫幼虫的效果也十分好，可以喷洒在水坑或死水里而不失药效。后来索珀回忆说，当时对DDT的潜在危险考虑很少，而且工作人员会"毫不犹豫地将DDT喷洒到大约300万人的身体上并且安排工人去操作室内泵，那里的空气不可避免地被DDT的飞沫笼罩着"[19]。

DDT在经过战时检验后，又被大规模用于疟疾根除行动，索珀再次参与其中，这次项目的领头人是他在洛克菲勒基金会的同事保罗·F.拉塞尔博士，一位曾经供职于美国陆军医疗部队的疟疾专家。[20]

当时的情况是刚抵达不久的盟军部队步步向北推进，而驻扎意大利的德国人开始撤退，就在此时一场严重的疟疾疫情暴发了（1943年9月，意大利改变立场并加入同盟国对抗德国）。弗兰克·斯诺登（Frank Snowden）在他讲述意大利辉煌的疟疾根除史的作品中写道，1944年夏天，当德军从罗马向北撤退的时候，他们实施了斯诺登所称的"生化恐怖"活动，他们故意破坏那些几十年前由意大利当局安装的用来排干蓬蒂沼泽从而控制疟疾的水泵。德军此举的主要目的是通过制造水灾来扰乱美英联军的推进速度，但也导致了当年一场公共卫生领域的疟疾危机，因为德军的行为制造了许多沼泽地，助长了传播疟疾的蚊虫的滋生。无论是什么原因，1944年，一场大规模疟疾疫情袭击了一贫如洗且因连番轰炸无家可归的平民——据斯诺登说，估计当时该地区24.5万人中有10万人感染了疟疾。[21] 意大利这次战时疟疾病例的飙升彻底逆转了之前数十年来疟疾病例一直在减少的趋势。

盟军控制委员会接受了拉塞尔和索珀的建议，决定使用飞机大范围喷洒DDT，以降低民众中的疟疾感染率（同时配合住宅喷洒DDT的方法）。战时条件下疟疾疫情的紧迫性和DDT快速有效的灭蚊能力再一次令人忘记了安全性（正如斯诺登所说，人们当时还没有完全了解DDT的全部特性）。蚊子开始消失，疟疾的传播也随之减弱。DDT喷洒行动成功阻止了疟疾流行，于是意大利人转变观念，开始支持通过消灭蚊虫来解决疟疾问题的"美国式"手段；战争结束后，意大利人宣布将致力于全国范围根除疟疾的目标。[22]

战后重组：索珀和世卫组织

这些就是索珀战后带回美国的经验，他寻求重新确立自己在公共卫生领域的地位。在为军队服务大约三年半时间后，索珀于1946年5月恢复平民生活（不过他实际上从未正式进入美国陆军编制，只不过是为了方便行事而穿着没有军衔的陆军制服）。他依然由洛克菲勒基金会支付薪水（就和在战争期间一样），但是那种索珀几十年来参与的由洛克菲勒基金会出资支持国际公共卫生行动的时代已经接近尾声。洛克菲勒基金会的工作重心正在从实际卫生项目转移到基础科学研究，像营养学、农业和人口研究这些领域。1951年，洛克菲勒基金会关闭了其国际卫生部，洛克菲勒基金会一位从事实地工作的官员表达了他的震惊，称之为"美国参与公共卫生历史中最令人震惊的事件之一"[23]。索珀不得不在战后出现的各种新机构中挑选一个作为自己的安身之所。

到那时为止，这些机构中地位最重要的是联合国及其相关技术机构。1945年轴心国的失败确立了美国在西方的主导甚至霸主地位；在美国的政治授意和经济支持下，联合国得以建立，因为美国相信为了避免再次发生世界大战，就必须有这样的国际机构。联合国被视为国际联盟的复兴，但这次完全由美国掌控——事实上美国是主要出资方。在已经分裂成两个对抗阵营的世界，联合国被视为确保集体安全和权力平衡的一种手段。

1945年夏天，"二战"的战胜国在美国旧金山召开了第一次联合国大会，会议提出一项计划，即在联合国系统内应该建立一个独立的卫生组织，其目的是处理世界面临的各种各样的疾病和健康不良问题。[24] 在巴西和中国代表的提议下，大会通过了一项决议，即建立一个与联合国的政治架构有联系但在组织上独立的新国际卫生机构。一个由公共卫生专家组成的技术筹备委员会被赋予起草机构章程的任务。1948年，世卫组织诞生。

世卫组织代表了国际卫生事业的新前景。它既反映战后受到战争影响的国家中大量流离失所人口存在紧迫的健康需求，也反映新技术、药物、杀虫剂——概括地说是科学——的应用所展示的改善人类命运的更大可能性。世卫组织的章程更广泛地定义了健康是一项人人享有的权利，且健康不仅仅是消除疾病——更是一种"身体、精神和社会的完全安康"状态。[25]世卫组织实际上是国际联盟卫生组织在战后新环境中的新形态；它的总部仍设在日内瓦，而原国际联盟卫生组织的职员也转到了世卫组织工作。[26]

世卫组织第一任总干事的人选也许会令人惊讶——加拿大的布罗克·奇泽姆博士，他是一位精神病学家，战前曾任加拿大卫生部副部长。据法利最近写的奇泽姆传记来看，这个加拿大人能从众多竞争者中脱颖而出是因为他的反对者最少（索珀是几名候选人之一,但没人真正认为他会当选)。奇泽姆致力于从社会角度处理医学问题。他颇有远见,但一些想法颇受争议,因为他老想把世卫组织和宏大的政治运动联系起来,如世界和平和各国政府运动等。事实上,考虑到世卫组织有限的预算以及数量庞大的求助申请,它前二十年的活动重心全都放在了传染病及其根除上。[27]鉴于"二战"刚结束不久,这种关注传染病而不是非传染病的做法似乎有点任性;然而从战后整体情况来看,选择传染病为工作重点是可以理解的。

世卫组织建立的初衷就是取代或合并之前的各种国际卫生组织,成为负责处理国际卫生问题的唯一国际组织。事实上这主要涉及两个"二战"前存在的国际卫生机构——洛克菲勒基金会国际公共卫生部和国际联盟卫生组织。另一个具有战前国际卫生机构身份的组织抵制这种合并,那就是泛美卫生组织。[28]成立于1902年的泛美卫生组织可以理所当然地宣称自己是所有卫生组织中成立最早的。它的建立代表着对美国和拉丁美洲之间新殖民关系的认同。泛美卫生组织"二战"前最具体的成就是1924年通过的《卫生公约》,这是第一个受到泛美联盟所有成员认可的公约。[29]

尽管泛美卫生组织具有新殖民主义的性质且为美国把持,但几十年来,它尽职尽责地定期组织来自美洲各地的医生、卫生官员和卫生部长互相接触,从而让他们产生一种归属感,觉得自己属于一个特殊的公共卫生专家团体,因此成员们都不愿意解散组织。看看战后的形势,欧洲惨遭破坏,大量的人无家可归,许多国家请求援助,拉丁美洲的人们因此特别害怕,如果他们的机构不存在了,那么自己地区的需求会被放在欧洲的需求之后。当泛美卫生组织向世卫组织靠拢时,美国也有强烈意愿保持泛美卫生组织的独立性,因为其影响力(和资金)在该组织内占主导地位;拉美国家也为泛美卫生组织所取得的成就感到骄傲。[30]

还有另外两个因素赋予泛美卫生组织特别的身份认同和抗击疾病时的"美洲"理念：第一是洛克菲勒基金会几十年来一直活跃在拉美地区的公共卫生领域；第二是美国政府下属的美洲事务研究所发挥的最新作用，该研究所成立于1942年，为国务院成立的战时应急组织，在1942—1947年期间致力于提高拉美国家的公共卫生水平，以及"铲除那片为纳粹宣传服务的肥沃土壤"。[31] 美洲事务研究所参与到疟疾防治行动中（尤其是在美军驻扎的国家，如巴西），帮助建立医院、卫生中心和护理学校，并且从事污水处理和清洁水供应之类的项目。美洲事务研究所在战后又持续存在了三年，不过按照其战时组织的特性，该研究所应该是短期运作的。在大多数国家，美洲事务研究所通过双边协议开展工作并且通过建立卫生合作项目落实工作。这些项目工作范围相当广，即使在美洲事务研究所终止工作很长时间后，许多国家还保留这些"项目"，它们按照美国留下的公共卫生计划和组织架构发展本国卫生事业。这是美洲地区公共卫生事业北美化的另一个因素。美洲事务研究所的存在可能增强了拉美国家和美国合作的想法，并强化了美洲公共卫生领域需要形成某种联合的想法。[32]

索珀回归平民生活后想在战后新环境里为自己谋一个职位，因此在1946年夏天造访了美国的一些公共卫生机构，通过此行他了解到世卫组织的计划以及围绕泛美卫生组织可能加入的各种条件展开的讨论。在华盛顿，他见到了即将离职的泛美卫生组织主任休·卡明（Hugh Cumming）博士（将于1947年退休），还有美国陆军军医总监托马斯·帕伦（Thomas Parran）博士。此刻，索珀产生了一个想法，他要成为泛美卫生组织执行主任一职的候选人（因为这个职位在传统上总是由美国人担任）。泛美卫生组织的预算微薄，在编人员很少而且尚不确定未来是否会存在，然而这个职位依然吸引着索珀。1947年1月，在委内瑞拉加拉加斯举行的第十五届泛美卫生大会上，索珀毫无异议地当选了。

当时，索珀或许是泛美卫生组织可以选择的最拉美化的美国公共卫生专家；他不仅有多年与拉美人共事的经验，还与洛克菲勒基金会及其资源有千丝万缕的关系（该基金会同意支付其在泛美卫生组织第一年的薪水）。[33] 索珀曾在拉美地区生活了22年，能说一口流利的葡萄牙语和西班牙语，并且在这片地区有许多朋友和同事。他作为泛美卫生组织主任可以说代表着该组织的变革——从一个完全由美国主导的组织变成一个更加代表和反映拉美国家需求的组织；1959年索珀退休的时候，来自智利的亚伯拉罕·巴拉克·霍维茨（Abraham Braok Horwitz, 1910—2000）博士成为第一个当选泛美卫生组织执行主任的拉美人。[34]

在索珀的领导下，泛美卫生组织的力量逐渐壮大。索珀将大量拉美公共卫生专家引进该组织。其中有巴西的马科里诺·坎道博士，1930年至1940年，在巴西消灭疟疾行动中，他曾在索珀手下工作过。在和索珀在泛美卫生组织短暂共事后坎道去了日内瓦的世卫组织总部，并在1953年机缘巧合地被选为世卫组织第二任总干事。他在这个职位上工作了20年，成为索珀在日内瓦的一个重要盟友。[35]

当索珀接掌泛美卫生组织时，他知道许多拉美人希望该组织保持原样；索珀做到了，不是因为他担心世卫组织把欧洲的利益置于拉丁美洲之前，而是因为他担心世卫组织的高压手段以及官僚主义；还担心该组织会充斥着各种委员会，像他熟知的国际联盟常做的那样，"宣布武断的意见"，或者忙于"资助卫生学家从世界的一个地方旅行到另一个地方"。[36] 索珀的一些关注点包括想办法增加泛美卫生组织可怜的预算，提高组织的执行力并启动新项目，其中包括根除项目。从多方面来看,索珀将泛美卫生组织视为新的洛克菲勒基金会,而且是一个完全投入实际公共卫生工作的洛克菲勒基金会。

正如我们提到的,索珀是一个精力非常充沛、意志十分坚定的人,他将手头的每个问题都当成世界上最重要的事情来处理,并且迅速投入工作以实现目标。在他的历次谈判中,最棘手的是与世卫组织的谈判。尽管世卫组织1948年的章程包含区域划分原则,但是当时其他区域没有像泛美卫生组织这样的地区组织存在。从索珀当选泛美卫生组织执行主任到与世卫组织签署正式协议之间的一年半时间里,他解决了泛美卫生组织的预算问题并且扩大了其活动规模,让世卫组织接受一个既成事实——这个现存的地区组织会加入世卫组织,但要在很大程度上独立于日内瓦。

世卫组织没有坚持彻底合并吸收泛美卫生组织,有"泛美"自身影响的原因,但最重要的是世卫组织自己的预算实际上也十分有限(至少是在1950年联合国划拨额外资金之前)。[37] 此外,美国强烈希望保持泛美卫生组织针对美洲国家和由美国主导的性质,尤其是在冷战时期对苏联的疑虑上升之际。[38] 事实上直到今天为止,泛美卫生组织仍是世卫组织最终设立的六个地区办公室中自主性最强的一个。泛美卫生组织的大多数活动是自主开展的,而且往往是世卫组织后来才跟进的颇具前瞻性的活动。实际上泛美卫生组织在处理日常事务时几乎不会征求日内瓦的意见,甚至也不会有来自日内瓦的支持。[39] 这种情况正中索珀下怀,因为他既可以凭借世卫组织的威望和技术支持,又能自主选择行事方式。

1948年5月24日,索珀和世卫组织总干事签署正式协议,泛美卫生组织就此成为世卫组织的美洲地区办公室;这项协议获得了1949年在罗马召开的世界卫生大会的正式批准。

索珀和世卫组织第一任总干事布罗克·奇泽姆博士的关系总体上来说是礼节性的，正如前面提到的，两人并不志同道合。他们在许多问题上观点都不一致，而不仅仅是在政治方面。索珀不理解奇泽姆对心理学和社会医学的浓厚兴趣，而且批评奇泽姆缺乏应对传染病的专业知识。奇泽姆同意索珀的说法；在任职期间，他很早就告诉索珀他不会竞选连任，并认为这个职位需要一个在公共卫生方面受过锻炼的人，所以一个任期之后，他就让位了。索珀未发表的日记里留下一段有关他与奇泽姆政治观点相左的记载，与匈牙利1950年退出世卫组织有关；这是1949年至1956年间东欧社会主义国家陆续退出世卫组织的一个案例。索珀半开玩笑地向奇泽姆建议，世卫组织应该更名为"自由世卫组织"。奇泽姆表示反对，他说许多留在世卫组织的国家实际上根本没有自由，而是由独裁者统治的。对此索珀反驳说，他本人就曾经"在一个独裁者统治下，极其自由地生活和工作了12年"（他指的是自己在瓦加斯总统治下的巴西的工作经历）；但是奇泽姆强辩到底，他说"总会有一些人在独裁者统治下工作做得还不错"！[40]

1951年，索珀再次当选泛美卫生组织执行主任，而且他的巴西同事坎道在1953年接替了奇泽姆担任世卫组织总干事。泛美卫生组织和世卫组织之间的关系一下子紧密了许多。不过，泛美卫生组织仍然保留了很大空间以推行自身的公共卫生目标。

能否维持独立性取决于资金多少，这是索珀1947年担任泛美卫生组织执行主任后工作日程上的第二个事项。泛美卫生组织的日常预算基于成员国缴纳的会费，主要根据人口规模计算各国承担的份额；1947年，该组织的支出超出收入的50%。[41] 索珀提高了每个成员国的会费，其中美国的会费几乎翻了一番，他还说服巴西和其他几个国家自愿额外捐献数额巨大的款项，通过这些措施泛美卫生组织的预算资金大大增加，并因此成为一个行事更主动、执行力更强的组织。到1956年，泛美卫生组织仅从美国就收到300万美元（据奎托说，那年世卫组织自己的总预算也只有1340万美元）。在索珀的领导下，泛美卫生组织的职员人数迅速增长，从1946年仅有的32人增加到1950年的171人，再到1954年的412人。到1959年索珀退休时，这个数字已经上升到750人，[42] 这些职员包括医生、科学家、兽医、护士、卫生工程师和行政助理。超过一半的职员不在华盛顿，而是分散在各国从事实地工作。

他们有很多工作要做。索珀宣布了一系列雄心勃勃的计划。曾为世卫组织工作多年的埃及医生法里德（Farid）指出，"这种宗教狂热般的十字军精神仍然隐藏在当时'新世界'大多数公共卫生官员的心中。他们充满冒险主义和乐观主义精神，积极尝试那些对旧世界的科学家们来说不可能完成的任务"。这段描写用来形容索珀似乎最贴切不过了，而且事实上法里德认为索珀是传教士式领导者中最光彩夺目的楷模之一。[43]

在索珀的领导下，泛美卫生组织启动的项目主要涉及以下三个领域：（1）永久性的基础卫生服务的发展与完善；（2）公共卫生人员的教育与培训；（3）设法战胜传染病，"尤其是那些现已充分具备根除条件的传染病"[44]。这些项目具体包括公共卫生教育；改善医疗护理水平和发展护士学校；建立一个总部设在危地马拉的为中美洲和巴拿马服务的新营养研究所，以及一个总部设在阿根廷的人畜共患病（源自动物疾病的人类疾病）研究中心；调查人口健康状况并收集发病率和死亡率的数据；购买X射线机；发放卡介苗；提高奖学金额度以资助来自拉美地区的医生出国考察和学习（大多数人去美国学习，这进一步促进了拉美地区公共卫生和医学的美国化并且使其进一步远离了欧洲尤其是法国的医学体系）。此外，执行委员会有开不完的会议和写不完的年度报告；每四年在不同美洲国家组织和举办聚集数百名代表参加的泛美卫生组织公共卫生会议；定期出版泛美卫生组织月报，及时更新流行病状况和其他数据，以及各项运行中的卫生项目的最新进展。[45]

这是一种繁忙的生活。根据索珀1950年到1959年间的日记和笔记，这些年他始终处于不停奔波的状态，他穿梭于美洲各国，多次前往日内瓦参加有关世卫组织事务的会议，数次访问印度、巴基斯坦、锡兰和非洲，商谈卫生合作项目，他密切关注国外所有公共卫生事业发展动态，并积极"推销"其根除主义理念。[46]他极具"特色"的年度工作安排听上去就让人觉得累。例如1950年5月，索珀先后访问了海地、多米尼加和巴西等国，在几周的行程之后回到华盛顿；然后从华盛顿又动身去了日内瓦，在那里他与世卫组织总干事奇泽姆会面，还告诉他想要强迫海地人采用美国模式的做法是错误的，当时索珀正在为海地人筹划消灭雅司病的行动。返回华盛顿之后，同年6月索珀再次启程访问海地、危地马拉、萨尔瓦多、尼加拉瓜和墨西哥。9月他再次造访海地，随后参加在多米尼加特鲁希略城（今圣多明各，为其首都）举行的泛美卫生大会，与会代表讨论了应如何使用DDT的问题；1951年1月初，他又重返日内瓦，再经由伦敦回到华盛顿，然后从那里又前往中美洲。这一次他继续向南抵达阿根廷，在那里他努力说服当地政府启动黄热病根除行动；从阿根廷他去了里约热内卢，商讨有关在该市最大的实验室生产黄热病疫苗的问题。

1955年，索珀几乎周游了世界，并在印度就根除理念发表演讲，此时印度即将加入世卫组织发起的根除行动，要将其疟疾控制项目转变为根除。他还与一些来自巴基斯坦的卫生专家见面，这些专家抵制根除行动并坚称完全根除疟疾不具有可行性，而且不管怎样这一行动不是他们国家最迫切的工作。

根除和冷战

与此相反，索珀认为根除传染病是最重要的事情。尽管泛美卫生组织的工作内容范围广泛，但总的来说，从索珀就任的第一天开始，泛美卫生组织的工作就明显倾斜于根除行动。索珀很快就说服了泛美卫生组织的同事们支持在美洲开展根除黄热病（1947年）、雅司病（1949年）、天花（1950年）和疟疾（1954年）等行动。他在这方面的雄心就是绝对根除；索珀曾写道，要让全球摆脱霍乱、麻风病、流感、狂犬病、脊髓灰质炎、瘟疫和肺结核等疾病的困扰。[47]就他而言，所有可以被根除的传染病都应该被根除。事实上，他对这个目标怀有一份道德责任。在泛美卫生组织的所有工作中，根除项目的地位十分突出，因为它们是索珀声称的最具开创性的公共卫生工作，还因为它们领先并影响了后来世卫组织在全球范围发起的疾病根除行动。

强调泛美卫生组织率先启动根除行动的另一个原因涉及冷战及其对国际公共卫生的影响。在1945年以后的数十年里，资本主义国家和战后迅速发展起来的社会主义国家一直处于对抗中。联合国和其技术机构的工作伴随着一些戏剧性的政治事件展开：1948年的柏林封锁和之后的柏林空投（Berlin Airlift，1961年，苏联在该城的东西部之间筑起柏林墙）；1947年，美国为挽救欧洲千疮百孔的经济而宣布的马歇尔计划（加迪斯在其最近的冷战史中讲道，该计划迅速成为西方遏制政策的重点和美国目标的升级，为此苏联拒绝参与其中）；北大西洋公约组织的建立；1950年朝鲜战争的爆发；1949年苏联第一枚原子弹的成功爆炸以及1954年美国首次氢弹试验的成功；1956年的匈牙利事件以及1959年的古巴革命……这样的政治事件不胜枚举。[48] 自始至终，核战争是这段历史时期的终极梦魇，最终，核战争被阻止了，因为苏联和美国的领导人都认识到，考虑到各自核武库的毁灭能力，一旦发生大规模的核战争，"地球上除了昆虫外，一切生命都会消亡"[49]。

而昆虫（包括微生物）才是世界要根除的目标，要实现这个目标得通过疾病根除行动，但是一些历史学家却把这些行动视为西方势力尤其是美国的冷战宣传工具。

我们之前提到，美国是联合国及其专门组织如世卫组织的最大出资方；与现在不同的是，在"二战"后的几十年时间里，连续几任美国总统都指望联合国是一个能缓解国际紧张局势的机构，更具体地说，是一个美国能借此追求自身利益并遏制共产主义蔓延的机构。战后初期受战争破坏的欧洲是主要的关注点，在此之后，世卫组织将其国际卫生方面的关注重点转移到发展中或"第三世界"国家。泛美卫生组织已经把重点放在了拉丁美洲，美国认为，这个由贫穷的第三世界国家组成的地区容易受到共产主义思想渗透，出于这个考虑，美国集中资源投入这一地区的公共卫生事业，并对自己的科学技术优越性信心十足（1957年，这份自信经受了苏联成功发射人造地球卫星的考验）。

这些冷战的敌对行动直接影响了世卫组织，1949年至1950年世卫组织起步时，苏联和东欧社会主义国家纷纷开始退出，它们指责该机构对东欧的特殊需求置之不理，并批评它是西方特别是美国外交政策的工具。1953年斯大林去世，这些属于社会主义阵营的国家直至这之后4年才陆续重返世卫组织。

正是在这种冷战冲突及苏联代表缺席的情形下，泛美卫生组织发起了根除行动，且世卫组织紧随其后，在1955年宣布启动第一次大规模疟疾根除行动。除了根除项目，世卫组织和联合国教科文组织还组织了一些疫苗和药物推广行动（例如用青霉素等新药来治疗雅司病，用卡介苗和抗生素来治疗肺结核，这些新发明为印度等国家的数百万人提供了治疗）。这是全球卫生事业的新时代。

苏格拉底·利齐奥斯提出引人深思的问题，即冷战是如何让西方国家放弃战前那种认为可以通过农业发展和粮食生产控制疟疾的思想的？它们是怎样转而接受用DDT控制疟疾从而促进社会经济繁荣的？利齐奥斯总结说，冷战"让联合国体系自始至终保持紧急状态"，促使它重视效果立竿见影的项目，并回避政治难题，如社会和卫生条件不平等，或者健康改善与土地改革之间的关系。[50] 同样，西迪基在从功能主义的角度描写世卫组织时也说，美国之所以支持疟疾根除是为了抵制苏联的影响。[51] 马科斯·奎托在他的新书《冷战，致命的狂热》（*Cold War, Deadly Fevers*）中也在很大程度上基于这些冷战因素来分析墨西哥战后开展的疟疾根除行动。[52]

兰德尔·帕卡德在几篇观点鲜明的文章中强调了疟疾根除与冷战期间的"发展"和"欠发展"理论之间的特殊联系。根据公共卫生官员对发展理论的理解，根除疾病能促进经济发展（而非经济发展会促进疾病根除）——公共卫生专家相信他们拥有消灭疾病的科学技术手段，因此他们认为根除行动可以加快全世界的发展进程，由此释放发展中国家的思想和物质潜能，从而防止发生政治革命。[53] 这个假设——消灭疟疾会释放经济潜力——始终深深植根于"疾病和发展"领域，尽管当时许多疟疾专家都知道，疾病与发展之间的关系不是那么简单直接的。1935年至1944年间担任洛克菲勒基金会国际卫生部负责人的威尔伯·索耶博士在1951年评论道，尽管长久以来都有人"推测卫生状况的改善会立即带来生产力的提高，且经济地位的提升会带来更全面的社会发展"，但事实上"这个问题远远超出卫生的范畴，而在一种不利的社会经济环境下卫生也很难得到发展"。[54]

疾病根除作为一种公共卫生策略与东西方在冷战时期的经济和政治竞争纠缠在一起，早期疟疾根除行动的显著成功或许能够解释为何当苏联重返世卫组织时准备了一份在世界范围消灭天花的提案；1958年，苏联卫生部副部长维克托·M. 日丹诺夫（Victor M. Zhdanov）博士在美国明尼苏达州召开的世界卫生大会上提出这个提案，此外还承诺捐赠2500万份天花疫苗（我们后面会讲到，虽然当时世卫组织已经断定根除天花难度很大，但仍勉为其难地接受了这个提案）。[55]

苏联在20世纪50年代初缺席世卫组织政策讨论的另一个影响是，削弱了从更广义的社会学角度应对国际卫生问题的基础，时任世卫组织总干事布罗克·奇泽姆博士等人倾向于这种理念。美国强烈抵制任何有关社会主义化医疗的讨论，而且坚持要求将这样的议题从世卫组织剔除，并将此作为其留在世卫组织的条件；因为关于这些话题的争论，美国延迟了两年才加入该组织，即便后来加入了，美国仍坚决要求在一年的观察期内保留退出的权利，结果是世卫组织因需要美国的技术和财政资源而同意了这些条件。

因此当时的理论和政策空间都支持开展一些组织更严密、技术为重、纵向推动的根除行动，这样的行动无须深入各个参与国的政治和经济生活。我后面会讲到（在第六章），20世纪60年代末到70年代初，世卫组织及其下属机构中出现了一种"社会医疗"思想，部分原因是世卫组织领导的全球疟疾根除计划遭遇了失败。

我承认冷战对世卫组织和其他联合国机构的重大影响，但我认为我们不能将战后疾病根除理念获得关注的原因全归于冷战（有些人想这样做）。毕竟，苏联和恢复世界卫生组织席位前的中国都组织了自己独立于世卫组织框架的纵向疾病根除行动（例如消灭天花和其他疾病）。正如索珀经常说的，这类有针对性的项目可以迅速见效，非常适合实行计划经济以及中央政府集权的国家。

相比之下，世卫组织缺少苏联式的中央权威；该组织依赖成员国的资金和支持，因此它能有多大作为有内在限制。许多帝国主义国家，尤其是英国和法国，抵制世卫组织"干预"（它们是这么认为的）任何有关它们殖民地的卫生事务；它们倒是欢迎外界提供建议，只要该建议是技术性的且不涉及诸如卫生和社会服务组织之类十分复杂的事物。[56]因此，世卫组织能做的就是，为确定的传染病根除行动提供建议和技术支持。奥姆里特（Amrith）对国际卫生界在战后新独立的印度开展的工作进行了有见地的描述，他说世卫组织"诞生于战后重重危机之中，资金不足、权威不足，几乎没有能力开展基于深厚的社会文化的干预活动，更不用说控制力了"[57]。

至于索珀，他的根除主义理念似乎并非受到冷战启发。正如我们前面提到的，他所秉持的绝对根除主义思想，即传染病可以通过有意识的公共卫生干预彻底根除，而无须等待贫穷国家的社会和政治发展，早于第二次世界大战和冷战。20世纪30年代他就有了这个观念，依据是他的技术知识思想、他在战前的成功经验以及受洛克菲勒基金会启发的一个信念——公共卫生工作的意义就是缩小现有知识和实际应用之间的差距。

因此，冷战对于索珀的工作来说，很大程度上是一个为他吸引新盟友的机会。例如，索珀在日记中评论过1949年杜鲁门总统宣布的将美国技术和经济援助延伸到发展中国家的第四点计划："尽管农业和其他项目获得了大量资金，但似乎每个人都逐渐意识到，在整体环境改善期间，唯有卫生领域有快速显著的成效，从而真正起到了抵制共产主义渗透、维持现状的作用"。[58]在另一份未公开的资料（标题就叫《根除》）中，索珀罕见地对一些事做了联系（或许是为演讲做准备）："根除的意义——革命性的概念"，以及"富裕和技术发达国家与欠发达国家的命运息息相关？"[59]索珀给根除所下的最接近经济学角度的定义是，他坚持认为实现卫生目标是获得经济利益的第一步，而且是一条比经济发展计划效果更好的经济发展之路。[60]他在自己的笔记中写道："在某些国家，衡量疾病所造成的经济负担的第一标准就是其人口的平均预期寿命。"[61]同样，他完全相信根除的优点在于即使是在贫穷国家，在公共卫生服务尚未建立的情况下，根除也是可以实现的——这是他时常挂在嘴边的话。

总之，索珀的观点与战后的舆论形成共鸣，这就为他力推的根除项目赢得更广泛的认同提供了舆论支持。他一如既往地关注技术方面而不是政治方面的因素。之所以应该开展根除工作在于它是可以完成的。就像一位合格的洛克菲勒基金会成员，他一贯的思路是只有当公共卫生事业"凌驾于政治"的时候才能很好地运作；他反感美洲事务研究所这个美国国务院战时机构参与到拉丁美洲的卫生项目中，仅仅是因为该研究所要听从美国政府指示，因而无法摆脱政治压力和美国官僚程序。当然，在实践中，索珀非常善于利用政治机会来实行自己的计划。我猜测索珀的几个公共卫生事业的同事和他一样，不是真正的冷战鹰派或斗士，而是利用冷战论调来为他们支持的项目赢得支持。

然而这并不意味着冷战在刺激美国历届政府向国际卫生行动投资方面没有发挥作用——它确实发挥了很大作用。

至于索珀，正如他看到的那样，20世纪50年代到60年代这段冷战时期的好处就是，"在世界范围根除像疟疾和天花这样的疾病不再是理想主义者的空想，而是预防疾病的最现实方式"。[62]

他真切地感受到，一场革命即将到来。

战后开端：根除雅司病

在战后启动的首批国际公共卫生行动中，消灭雅司病是其中之一。雅司病和肺结核都是和贫穷紧密联系的大范围传播的慢性传染病；两者均成为战后联合国儿童基金会和世卫组织参与的大规模卫生行动的目标，在几年时间里，数百万人接受了治疗。两种病的结局有所相同。肺结核问题是由卡介苗解决的，该疫苗对贫困人口的效果没有定论或者说存有争议；大规模卫生行动还包括病例检测、药物治疗以及在必要或可能的地方隔离病人。[63]雅司病问题是由神奇药物青霉素解决的。

雅司病是一种由螺旋体（细弱螺旋体）引起的细菌感染，它与造成性病和梅毒的螺旋体相似，但也有不同。它有许多名字，如雅司病、腹股沟淋巴结炎和热带印度痘。雅司病不是性传播疾病（所以它不由性交感染）；它是在过度拥挤和不卫生条件下通过皮肤接触传染的。这种疾病在热带地区尤为严重，因为炎热和潮湿环境有利于细菌繁殖。雅司病会造成皮肤毁损性溃烂；如果不治疗，感染也有可能造成骨头的扭曲损伤，有时是鼻子和腭的严重损伤，而脚底的溃疡会致使行走困难。

索珀担任泛美卫生组织执行主任不久后就投入到雅司病根治工作中。他最初也是最重要的行动在海地开展，这个国家的雅司病疫情是美洲地区最严重的；海地防治雅司病的快速成功十分令人振奋，1954年的泛美卫生会议（每四年举行一次，成员国在这个场合做出一系列政策决定）通过决议，在整个美洲地区开展雅司病根除行动。

海地的雅司病根除行动具有典型的索珀色彩，如针对单一疾病，依靠特定的技术干预，无视导致疾病的社会经济决定因素，策划该行动的勇气以及他对根除而不仅仅是减少病例的坚持。[64] 此次行动与雄心勃勃的抗击肺结核行动不同，后者是作为一种控制项目开展的（尽管索珀也提出过根除肺结核的意愿）。

索珀第一次产生根除雅司病的想法是在新职位上工作了两年后。1949年，海地找到泛美卫生组织，请求帮助拟订一份在全岛范围消灭雅司病的计划。雅司病也广泛存在于其他拉美国家，但在海地被视为该国最重要的卫生问题之一，在约350万的人口中有将近100万病例。

索珀对雅司病根本不了解——他也承认自己对该病的一无所知；就索珀来讲，他绝对不会因这种情况而缩手缩脚，因为对他来说所有根除行动从本质上来讲是一样的。他坚称"为根除雅司病而制订的计划从本质上来讲与在巴西和埃及制订的根除埃及伊蚊，以及后来的根除冈比亚按蚊的计划是一样的"。[65] 尽管雅司病不是一种昆虫传播疾病，但防治逻辑毫无例外，只不过用来阻止其传播的方式必须完全不同。众所周知，对于索珀来说，问题不在于疾病的社会和生物生态特点，而在于严格的公共卫生管理手段。

在华盛顿，索珀和一位同事共进晚餐时得知，"二战"结束时已经大规模民用的青霉素，被证明能对处于潜伏期的梅毒有很好的疗效，即使以非常小的剂量。索珀想知道这种药对雅司病是否也如此有效。当得知有此可能性时，索珀立即启动了一个肌内注射计划，要覆盖全部人口，如此不仅能治疗现有病例，还能治疗潜在病例，从而根除这种疾病。他强行推进该计划，尽管他自己也承认，当时完全不清楚治疗雅司病所需青霉素的合适剂量。[66] 这就是索珀特有的自信，"还没等到多年的详细临床研究结果，就敢于采取迅速的行动"。之前海地尝试过各种控制雅司病的努力，包括局部使用青霉素，但发病率只是暂时下降了，紧接着疫情又会再度暴发。[67]对此索珀认为，需要展开全面的、一劳永逸的行动。

美洲事务研究所从1942年开始参与海地的控制雅司病工作。为了实现自己的目标，索珀首先必须从该机构接管已有的雅司病项目。如前所述，美洲事务研究所建立于"二战"期间，并且已经成为美国在拉美地区推行卫生政策的重要机构。尽管美洲事务研究所很快就要结束工作，但是其工作人员根本没有准备将自己在海地控制雅司病的工作交给泛美卫生组织。另一方面，索珀决定建立一个自己独立控制的指挥链，而且最终他做到了。他也坚持将"根除"一词添加到泛美卫生组织和海地政府的协议中；他在未发表的文章中指出，雅司病防治项目"作为一个根除计划被卖给了联合国儿童基金会和世卫组织，而且尽管我知道它们没有根除的意识，我还是坚持将这个词写到协议中"[68]。

联合国儿童基金会是致力于儿童权利的联合国系统的分支机构，和在其他根除工作中起到的作用一样，它是雅司病行动的重要合作伙伴。1950年，泛美卫生组织、联合国儿童基金会和海地政府之间签署的是共同承担责任的协议——联合国儿童基金会以物资供应的形式提供支持，如提供青霉素还有实验室设备和运送全国各地医生及工作人员所需的卡车；泛美卫生组织和世卫组织提供技术建议和行动组织人员；海地政府支付所有承担注射任务的当地医生和雇员工资。1950年到1954年，在雅司病的根除工作上，泛美卫生组织花费了约20万美元，联合国儿童基金会大约投入58万美元，而海地政府花费了约60.5万美元。[69]这些数字反映了根除行动典型的各方投入比例，即项目的很大一部分费用，有时是绝大部分费用，由相关国家政府而不是国际组织承担。有时候，这些费用占用了相关国家相当大一部分卫生预算。

索珀一贯坚持组织工作对任何根除行动都十分关键,海地的雅司病根除工作正是在这个原则上开展的:它只针对雅司病,在组织上几乎完全自主。起初,他们建立了一系列治疗中心或诊所,预备病人上门接受注射;但后来发现农村地区许多人根本没钱搭车到这些治疗中心或诊所注射,因此这场行动仅覆盖了海地60%的雅司病患者;于是组织者在1951年彻底改变工作方针,派出移动医疗队,深入农村地区,挨家挨户出诊,他们在那里不仅治疗病患,还给那些与病患有接触的人群注射,从而实现人口的全面覆盖。[70]

这项行动的另一个特点是它源自索珀的管理体制。海地被划分成数个区域,每个区域再被划分为数个子区域,每个子区域都安排一位巡查员,负责监控疾病疫情和监督手下注射员的工作情况,确保注射工作如实按照明确的规定和要求的数字进行。

这场卫生行动取得了非凡的成就。从1950年到1952年,近90万人口接受了青霉素治疗(接近全部人口的三分之一)。到1954年底,这个注射计划已经覆盖了农村地区97%的人口,从1958年至1959年,雅司病感染的整体发病率已经降至0.32%(相比之下行动刚开始时发病率曾达到30%至60%),全国大约只剩下40例感染病例。[71]

海地取得的早期成果实在令人振奋,1952年世卫组织和联合国儿童基金会在泰国曼谷举行第一次雅司病国际研讨会时,提出了在世界范围内根除这种疾病的可能性,同年世卫组织发起了全球雅司病控制计划(注意,这里没有使用"根除"一词)。[72]在1952年至1969年间,大约有1.6亿人接受雅司病检查,并且大约有来自全世界46个不同国家的5000万人接受青霉素治疗。[73]印度尼西亚、印度、非洲以及拉丁美洲都付出了巨大努力。雅司病防治在全球范围取得了非凡成果——病例减少了95%。[74]

到20世纪70年代早期，雅司病病例大量减少，事实上它已经不再是显眼的公共卫生负担。因此，消灭最后一些病例的紧迫感开始消失；处理这种疾病的优先等级也在下降，随之而来的是政治意愿和资源的持续萎缩。各国的注意力转向一些新的、更紧迫的问题，比如说疟疾。

这导致雅司病的传播并没有被彻底阻断，一段时间后又慢慢地恢复流行，可是没有达到过去惊人的水平。除了索珀本人经常提到、我们熟知的一个原因，即在行动中最后的病例总是最难发现和处理，雅司病的卷土重来还有许多原因。阻碍根除的因素有很多，这恰恰证明了仅从某一方面考虑疾病防治，或者通过单一技术干预手段从事疾病根除存在很大风险。

根除雅司病失败的第一个原因是对雅司病的流行病学特点缺乏充分了解——这再一次涉及知识不完整的问题。事实证明，雅司病既有症状明显的临床病例，还有许多无症状感染者，这些无症状感染者如果没有得到治疗，以后可能会转为活跃病例；对不同人群进行的血清检测显示，无症状感染者大量存在。[75]世卫组织向雅司病防治项目推荐的策略是，在雅司病发病率高于10%的严重流行区，全部人口接受青霉素治疗；在发病率5%到10%的地区，所有儿童接受治疗，成年人中只有那些症状明显的人及其接触者才接受治疗，儿童和密切接触者的注射剂量是成年感染者的一半；在发病率低于5%的地区，只有活跃病例和其密切接触者接受治疗。但这是一种控制策略而不是一种疾病根除策略，许多隐性感染病例被遗漏，结果是人群中仍潜伏着再传染的病源，疾病继续传播下去。

失败的第二个原因是大多数国家缺乏适当的卫生服务机构，当专门服务机构解散时，雅司病防治无法纳入常规工作。从定义上讲，疾病根除项目是针对单一疾病纵向组织的短期行为；相反，常规公共卫生服务必须同时处理许多卫生问题，而且应该持续进行。在20世纪60年代，世卫组织开始强调有必要将消灭雅司病的工作整合到相关国家固定的日常卫生服务中。人们希望，通过一项大规模卫生行动可以提高所在国卫生服务水平和社会发展水平。但是海地和其他许多贫困国家没有日常或基本的卫生服务体系。随着雅司病的消失，移动医疗队被解散，且没有任何替代机构，确定少数残余病源和活跃病例所需的常规监控系统也不存在。

事实上，根除雅司病所能带来的经济利益只是一个假设。索珀相信根除雅司病会对经济生产力产生不可估量的积极影响，但是，尽管根除行动产生了巨大的社会效益，让数百万人摆脱会严重损害身体的传染病，实际上将雅司病根除带来的经济上的好处却是微不足道的，或者是尚未证实的。认为消灭雅司病就等于改善农村地区穷人经济条件的想法是幼稚的，因为当地的现实经济和政治环境没有任何根本改变。但这种思想几乎是所有根除行动的基本理念，相反，影响雅司病的一些社会和经济因素，如农村地区的贫困、糟糕的居住条件和糟糕的卫生状况，却没有被纳入考虑范围；它们从未成为根除理念的一部分。[76]

1978年，世卫组织认识到许多地方的控制措施已经名存实亡，雅司病正在卷土重来。在非洲部分严重地区，雅司病发病率已经接近20世纪50年代至60年代大规模卫生行动开展前的水平。1978年，第三十一届世界卫生大会通过一项关于雅司病的新决议，决议要求成员国再次实施雅司病控制计划以阻断雅司病传播。[77]在20世纪80年代举办的一些会议上，许多与会公共卫生专家开始讨论继成功消灭天花之后应选择哪些其他疾病作为根除对象，雅司病再次被列为首批应根除的疾病之一。世界不得不重新开启一轮根除过程；2007年，世卫组织再次召开咨询会议，决定到2012年再次重启根除雅司病工作。

如此看来，雅司病的根除工作到底是一次巨大的成功，还是一次令人失望的失败呢？当然，答案完全取决于所追寻的目标和评价角度。雅司病是世界上一些最贫穷、最受忽视人群的公共卫生负担，按照发病率的减少来评判的话，雅司病根除工作应该算是一个巨大的成功。在加勒比地区和拉丁美洲，雅司病一直保持非常低的发病率，病例只存在于少数几个偏远地区。在世界范围内，雅司病的发病率也不像以前那么高——2007年，世卫组织估计全球有250万雅司病病例（其中46万是新增病例），这个数字远低于1948年估计的5000万至1亿感染人数。

但是，按照索珀自己对根除的明确定义标准，这场运动应该是失败了。因为雅司病仍然存在，患病人群仍在承受贫穷、歧视等负担。在全球重新启动雅司病根除的今天，世卫组织称之为被遗忘或被忽视的疾病。[78]

黄热病再次来袭：美洲大陆的工作

索珀最关心的根除行动，是将埃及伊蚊从整个美洲大陆根除的行动，然而鉴于到当时为止有关黄热病的情况，以及灭杀整个昆虫种类的困难，我们只能说这个项目是不切实际的。我们在第三章提到，20世纪30年代索珀产生了根除埃及伊蚊的想法，并认为这是自己对公共卫生事业的第一个贡献，而且他一生都认为这个想法为后来的根除项目树立了标准。

1947年之前，美洲国家集体开展的消灭城市病媒的工作断断续续而且面临资金不足。[79]巴西当然已做了大量工作，黄热病发病率也低，但到战争结束时，巴西政府大大缩减了国家黄热病服务机构的力量。1946年，巴西找到其前赞助者洛克菲勒基金会，希望在根除埃及伊蚊的项目上获得帮助，但洛克菲勒基金会已经决定退出实际的公共卫生工作，于是拒绝提供帮助。索珀当选泛美卫生组织主任后，事情出现转机；他只用了几个月时间就说服了洛克菲勒基金会承诺制订一项消灭整个大陆病媒的计划（1947年泛美卫生组织指导委员会的秋季会议就巴西的提案进行了投票，这表明索珀直接参与了该项目）。[80]宣布该计划的同时，索珀准备了一篇文章，详细地表达了一个观点，即如果将传播黄热病的蚊子从整个美洲根除，那么即使停止相关控制措施，该病也不会再出现了。[81]

　　索珀在黄热病病媒根除问题上的观点是，如果最终有某个国家成功根除了本国的埃及伊蚊（20世纪40年代末一些国家已经接近这个目标），但周边所有国家仍存在这种蚊子的话，那么该国仍可能再次受到埃及伊蚊侵扰。例如，南美洲的巴西与10个不同国家或地区接壤；只有当这些邻国同时开展根除蚊虫工作，巴西才能免去无限期维持控制项目的巨大费用——这是从经济的角度解释根除优于控制的通常做法。索珀承认一些人不愿接受根除理念，因为"根深蒂固的传统思维认为，根除一个物种是不可能实现的，尽管有渡渡鸟、旅鸽和恐龙这些例证，还是有人认为一个物种在某种程度上是神圣和永恒的，而且认为物种的消失只能是因为'宇宙'或'生物'因素而不是人为因素"[82]。但索珀没有这种环境学或哲学困扰。

　　索珀认为，DDT的使用并没有改变黄热病根除工作的原则，只是让其更有效，因为作为杀虫剂，DDT（灭杀人们家中的成年蚊子）的效果要比巴黎绿和除虫菊酯好。根除手段从根本上说是管理手段，索珀已在他1943年发表的操作手册中详细说明了这些手段。[83]在根除行动中，组织意愿和政治意愿是必不可少的。

　　索珀支持根除的第二个观点是道义方面的。索珀认为，一旦某个国家摆脱了埃及伊蚊，就有免遭这种蚊子再次侵扰的道德权利，而且其邻国就有帮助维护这个权利的道德义务。[84] 先小范围开展根除工作，然后扩大到一个地区，再到整个国家，最后覆盖整个大陆，这种不可阻挡、稳步推进的做法正是"索珀法则"的一个写照（正如第三章所述）。然而索珀发现，扩大运动范围的过程有时是困难重重的，要说服所有国家消灭本国范围内的埃及伊蚊需要近乎超人的游说能力。当时，黄热病显然不是美洲大陆的主要威胁，只在15年前有过一次小规模暴发。许多国家已经数十年都没出现过一例病例了。因此相关国家做出根除埃及伊蚊的决定并不是基于一个紧急的或巨大的公共卫生问题，而是（用索珀的话来说）"有意为之的努力，为的是永久性巩固几十年来的工作成果以及保证美洲的城镇未来永无黄热病"[85]。

索珀认为这个决定是国际公共卫生事业的里程碑，因为这是"首次受到国际卫生机构正式认可的涉及解决整个大陆卫生问题的地区责任"[86]。但是，如果之前的控制措施真的效果很好，为什么还要定下绝对根除这个困难目标呢？彻底消灭一种害虫十分困难；减少数量倒是可行得多，而且如果将家庭感染率保持在5%以下，黄热病的传播就终止了。另一方面，索珀和其他公共卫生官员十分清楚，一旦某种疾病被减少到接近消失的程度，那么年复一年地维持控制措施也是一个挑战。

但是当索珀自以为发现消灭昆虫的秘诀时，他便坚定地立志于实现自己崇高的目标。对于那些质疑他逻辑的人来说，索珀是一个可怕的对手，不知疲倦并且具备坚定的意志和高超的说服力。他逐个国家做工作，说服它们参与泛美卫生组织开展的卫生行动，然后派遣技术顾问指导各国设立根除服务机构。索珀是一位富有奉献精神、值得信赖和有信念的人；他将自己置身政治冲突之外，唯一关心的政治斗争就是怎么让这场卫生行动正常运行。

  与其他根除工作一样，消灭埃及伊蚊的行动是在国家层面推进的。在巴拉圭，先是由巴西国家黄热病合作服务局帮助管理根除项目；据索珀说，这是因为巴西的黄热病服务机构是有自主权的，在泛美卫生组织有能力承担根除项目费用之前，该机构可以向其他国家免费提供技术人员。[87]

  相关工作烦琐、费力，索珀的日记记录了他代表泛美卫生组织在美洲大陆四处奔走的经历，他不懈地努力着，突破重重困难，确保根除计划正常开展。索珀竭力劝说各级官员发起灭蚊行动，甚至无视美国食品药品监督管理局的警告，建议将DDT放到自来水中杀死蚊子幼虫。他在日记中写道："过去我们允许问题继续存在，可现如今我们有资金、有技术，让我们认真地去做我们应该做的事情吧。"[88]即使当他认识到埃及伊蚊和按蚊对DDT和其他杀虫剂的耐药性问题日益严重时，他还是坚持这样做下去。[89]他承认另一个困难是人们抵制向住宅喷洒杀虫剂，但是并没有因此而停止工作；他在日记里指出，在巴拉圭，人们之所以拒绝第二次喷洒DDT是"因为他们还不了解真正令人难受的做法"。他补充说，按照他的提议，把煤油和DDT混合起来使用，"在某种程度上会让人觉得简直是受罪"，但这都是不得已的举措。[90]阿根廷已经很多年没有黄热病，但索珀仍然说服政府发起消灭埃及伊蚊的卫生行动。[91]几年后，他满意地看到阿根廷真的设立了埃及伊蚊根除机构，"机构职员的日常巡查工作几乎是以一种军事化的方式进行的，实际上就是多年前巴西的做法"[92]。

  作为对根除工作的额外激励和监督，泛美卫生组织制定了向已根除传播黄热病致病蚊子的国家颁发证书的程序；这个认证过程要经过至少三次调查，最终需要确认一个地区或国家在一年时间里没有埃及伊蚊出现。得到认可的国家会被列入泛美卫生组织设立的认证名录。后来，这种国际认证的方式也成为世卫组织设立的认证疟疾和天花根除效果的基础。[93]

泛美卫生组织的期刊《泛美卫生办公室通讯》提供了有关灭蚊行动的定期统计记录，而且该组织会监控每一例黄热病病例。黄热病真的几乎消失了。1955年，索珀向泛美卫生组织提交美洲所有存在黄热病的疫区地图，比较了1900年至1931年和1932年至1955年的黄热病分布情况。地图显示20世纪30年代之前大多数黄热病病例发生在沿海地区，是城市型病例，但是在1931年以后，由于蚊子在城市的繁衍地遭到破坏，几乎所有黄热病病例都发生在内陆地区，于是被叫作丛林型黄热病。[94]

"几乎所有"——这就是困难所在。索珀在1955年的报告中提到四个美洲国家的黄热病死亡病例；还有五到八个国家在过去的十年里每年都会报告黄热病病例。[95]问题在于即使有些城市十多年没有黄热病病例记录，也不足以说明黄热病已经不可能再次出现，因为许多国家根本没有跟踪疑似黄热病死亡病例的资源，也没有去做必要的监控和流行病学工作以确定黄热病病例的分布地点。此外，当城市型黄热病消失时，唯一的根除证据竟是没有报告记录——一个问题很多的标准，因为许多病例是隐性的或未被记录的。

尽管如此，索珀仍然态度乐观。他承认进展要比预期慢，但效果是令人满意的。正如他提到黄热病分布图时所说，既然大家都明白丛林型黄热病是城市型黄热病的源头，那么消灭城市蚊子便是重中之重。对他来说，即使黄热病作为一种传染病是不可能被根除的，但"根除的理念要一直存在"。在12年的时间里（他在泛美卫生组织工作的时间，从1947年到1959年），他声称已经有11个国家被认证已彻底消灭埃及伊蚊。到1964年为止，南美洲和中美洲的大多数地区已经实现根除这种病媒。

但在1967年,索珀惊悉位于巴西东北部亚马孙地区的大面积区域再次受到这种昆虫大规模侵袭。[96]1976年,泛美卫生组织的成员国仍在开展埃及伊蚊根除工作,那时西半球大约有十个国家被泛美卫生组织认证已完全消灭埃及伊蚊,[97]但是南美大陆最大国家和最大的黄热病中心巴西却不再是其中之一;它和其他几个拉美和加勒比地区国家一样,已经失去了当初的认证。在加勒比地区,已经出现对DDT有抗药性的埃及伊蚊——抗药性问题也困扰着疟疾根除行动。20世纪70年代,尽管有关根除工作的第一次成本效益分析断定其是有价值的——据经济学家报告,"从贴现率来讲,效益会超越成本……这一点即使是对最不发达的国家来说也是有吸引力的",但对根除行动的经济支持依然开始减少。[98]

埃及伊蚊根除和美国

索珀认为,埃及伊蚊根除工作获得的支持不断减少,美国要负主要责任。尽管美国在1947年正式同意参加消灭黄热病蚊媒项目,但是整个20世纪50年代,美国拒绝开展任何灭蚊工作。索珀认为这是失职并因此极其恼怒。他说美国投入不足,违反了对其他国家的道德义务,而且其自私行为破坏了拉美地区灭蚊工作所取得的进展,让这些国家面临蚊子从北方侵袭的危险。美国曾在古巴港口有自己的常驻医疗巡查员,以便向美国报告所有黄热病病例,而现在索珀认为古巴巡查员正在巡查本国和美国之间的水域,以阻止美国的蚊子再次进入这个岛国。索珀写道:"作为一个美国公民……当我的拉丁美洲朋友们和我说……你的国家在做什么,我一次又一次地感到难堪,然而我不得不说,'好吧,请给他们时间,请给他们

时间'。"⁹⁹

事实上，美国已经认定索珀根除埃及伊蚊的目标是不必要和无法实现的。四十多年来，美国没有一例黄热病病例；也不像南美一样存在黄热病病毒的丛林宿主。为了防御黄热病，美国宁可依靠由洛克菲勒基金会研究人员于1937年研制的17D黄热病疫苗（17D指的是疫苗中使用的病毒的特定毒株）。自首次试验以来，其安全性已经得到提高，到20世纪40年代，已经有数百万人注射了这种疫苗。¹⁰⁰美国此时通过查验来自黄热病国家旅客的疫苗接种证明来确保自身安全，而且在国内储备了供黄热病暴发时紧急使用的疫苗。

索珀没有否定疫苗的作用，但坚称疫苗不能代替病媒根除。疫苗提供的保护在注射后一个星期或更长的时间才会产生，而如果埃及伊蚊仍然存在，在这段间隔期，接种疫苗的人还是可以将病毒传播给未受保护的人们。索珀确信美国会对自己的决定感到后悔——黄热病总有一天会再次席卷美国沿海地区，而且鉴于埃及伊蚊的大范围存在，美国很快将暴发大规模黄热病疫情，而疫苗根本来不及阻止。此外，拉美国家农村地区人口众多，黄热病病毒宿主数量巨大，每个进入丛林地区的人都必须接种疫苗，但巴西等其他美洲国家认为这个任务超出了本国财政和行政资源承受范围。

美国的确启动了一些试点项目以检验根除蚊虫的可行性，而且至少在1962年至1963年开始计划一项全国性的项目。此时，埃及伊蚊已经再次侵袭墨西哥与美国接壤的地区，墨西哥好不容易实现的根除受到严重威胁。1962年6月，美国总统与墨西哥总统举行会晤时提到这个话题，但是当他得知美国可能要负担高达1.25亿美元的费用解决这一危机时，就回避了这个问题。

1963年，在泛美卫生组织的压力下，美国开展了系统的灭蚊行动，不过这么做的目的与其说是对项目有信心，还不如说是为了摆出"好邻居"的姿态（这段时期是美国组织进步同盟的时期）；但这个项目仍然没坚持到其承诺的五年时间。在美国灭蚊工作的巅峰期，有大约300名联邦雇员参与其中，主要工作地点是位于亚特兰大的美国疾病控制与预防中心，且另有数千名公共卫生官员受联邦政府聘用在全国范围推进工作。但是他们中大多数人并不认为这项计划值得如此兴师动众，也不认为美国输送给邻国的蚊子是拉丁美洲黄热病传播的主要原因。在蚊子根除工作上，美国总共花了5300万美元，"最终却认定蚊子并没有那么危险而且根除蚊子的工作是无论如何也不可能完成的"[101]。

美国灭蚊计划开始的时机也很尴尬，当时人们对大规模使用杀虫剂的态度正在发生转变。1962年，蕾切尔·卡森（Rachel Carson）出版了《沉寂的春天》一书，该书被视为20世纪环保运动的重要宣言，而且指出DDT危害环境。卡森抨击的目标并不是杀虫剂在公共卫生事业中的使用，而是它们在农业领域的大规模使用，她提出这样做会对野生动物和自然平衡造成长期的、带有破坏性的化学影响。然而，公共卫生事业被卷入这场批评的浪潮。[102]

此时索珀已经离开泛美卫生组织，但仍以顾问的身份活跃在公共卫生领域。[103]1964年8月，他参加了在美国佛罗里达州杰克逊维尔召开的会议，与会代表提出了杀虫剂的问题和"蕾切尔·卡森认为的那些可能的麻烦"。索珀对此做了一个有意思的描述。他写到，"我认为"，当地蚊虫根除工作的负责人"是为埃及伊蚊根除服务机构喷洒杀虫剂的方式感到焦虑，觉得使用态度过于随意、剂量太高、范围太广，而没有把杀虫剂限定用于可能滋生蚊子的地方"。索珀不认为DDT本身不好，他对DDT在公共卫生领域的效用坚信不疑，但觉得美国的灭蚊计划没有有效、精确地开展。他写道："人们的印象是它（DDT）被用于漫无目的的行动，这当然能减少埃及伊蚊的数量，但绝对无法实现根除。"[104]索珀的这个观点被证明是正确的。1968年，负责美国灭蚊计划的疾病控制与预防中心主任戴维·J.森杰尔要求重新评估整个根除计划，还提出如果这个计划不是全球性的，那就是在浪费时间。第二年，国会的拨款被新当选的共和党政府阻挡了；据说尼克松说过美国很可能将数百万美元浪费在没有成功保障的事情上。

索珀十分期待能对《沉寂的春天》提出的观点进行反击；然而，在他有生之年，这种全方位利用杀虫剂应对病媒的方法变得越来越不受欢迎；1972年，DDT被禁止在美国使用。[105]索珀永远不会原谅美国在有可能为美洲大陆根除埃及伊蚊做出自己贡献时没有尽职尽责，而且和以往一样，他并不惧于将自己的想法公之于众。"美国埃及伊蚊根除工作的失败"就是他回忆录最后一章的题目。[106]

1958年，在波多黎各召开的泛美卫生大会上，索珀告诉与会代表"埃及伊蚊根除工作并不容易"——这是他作为泛美卫生组织执行主任的告别演讲。[107]然而他继续反对任何打击其根除主义理想的行为。他在笔记中写道："必须强制推行绝对根除主义理念"，还隐晦地补充道："对于重新定义'根除'的建议是不能接受的。必须有坚定的信念。有狂热的勇气。"[108]

虽然美国没能把埃及伊蚊根除工作坚持到最后，但至少给了索珀一个方便的借口——使用化学手段将一种长期存在的物种整个从一个大陆消灭，实际上是一个非常困难的任务。

一项棘手的计划

索珀退出舞台后，泛美卫生组织的会议上才开始有人更加公开地反复指出维持索珀式根除的困难。1958年当选并于次年初上任的泛美卫生组织新执行主任亚伯拉罕·霍维茨博士最初有将昆虫根除项目推行到底的决心。但几乎在他刚当选时，各方人士就开始要求结束他们艰苦的工作。例如，1961年，在华盛顿举行的泛美卫生组织执行委员会会议上，墨西哥代表要求泛美卫生组织通过一项决议，明确这场卫生运动的终止期限——例如5年内。[109]巴西支持这项提议，它也没有耐心等其他国家完成这项工作了。

代表英属加勒比国家与会的英国代表阐述了根除病媒目标难以实现的原因。他说在20世纪50年代中期开展的一些试验就已经证实在城市中蚊子能在树洞里繁殖；这是对喷洒杀虫剂灭虫法的打击，因为这种方法建立在埃及伊蚊的繁殖地点处于人类住宅附近，因而灭杀幼虫相对容易的假设上。"显然，在计划一开始的时候，这个方法就几乎没有或根本没有给根除带来希望，尽管它做到了减少（蚊子）数量"。[110]英属加勒比海地区是首先注意到蚊子对DDT有耐药性的地区之一。换用另一种杀虫剂狄氏剂的做法刚开始看上去是一个解决方案；1957年6月至12月期间，这种杀虫剂被用于特立尼达岛北部，1958年喷洒作业扩大到整个岛，1959年在该岛的南部进行二次喷洒。到1960年，埃及伊蚊再次消失了；但这样大规模使用化学杀虫剂的做法不能长久维系，而且，蚊子对狄氏剂也很快产生了抗药性。

作为泛美卫生组织执行主任，霍维茨的工作思路与索珀不一样。上任伊始，他就开始将泛美卫生组织的工作重心转到更加社会化和经济化的手段上——如提供洁净饮用水和更有效的污水处理，以及解决财富和卫生方面的不平等问题。生态学角度也开始出现在公共卫生领域的讨论中。霍维茨谈到根除工作和其失败时评论道："根除对象的特性，所涉及的动态和生态过程以及经常出人意料的自然计划，是根除之路崎岖不平的原因——有进步也有倒退。"[111]1968年，大家普遍认为"根除埃及伊蚊的计划已经在一些国家和地区处于停滞状态，那些地方的蚊虫重新开始繁殖传播，再次侵袭其他国家"[112]。1967年，来自20个国家的代表参加了在华盛顿召开的一次会议，再次讨论终止埃及伊蚊根除工作问题，代表们反复重申需要尽快结束根除工作。

但是当有些国家反对继续喷洒杀虫剂的时候，霍维茨认为工作必须继续进行直至彻底消灭蚊子，别无选择。他也担心不完成根除工作会损害泛美卫生组织的声誉；他害怕放弃根除工作会让人们感染这种所谓的人类"缺乏勇气面对的疾病"。[113]霍维茨说："除了（不继续根除工作的）种种危险，还有一种失败感，这和美洲的现代化前景不一致。"一些国家已经做了大量工作，需要考量放弃根除计划的后果。例如，巴西已经在埃及伊蚊根除行动上投入了数百万美元；必须维护好如此巨额投资取得的成果。"当人们以批判的态度回顾根除行动所取得的成绩时，必须想想那些幸存下来的人的想法。"[114]

当访问泛美卫生组织的法国代表问"真的有机会根除某种蚊子吗"时，霍维茨反问道："考虑到少数蚊子就足以再次造成扰害，什么时候才能说根除工作圆满完成了？"[115]就是这种情况让整个根除计划很难继续；疾病事实上已经消失了，然而根除的目标还没有实现。到这个时候，人们就会越来越强烈地感到，项目的成本效益比有问题：每年投入的成本巨大，而效益却是消除一种"和死亡原因几乎没有关系的"物种。备受赞誉的《泛美卫生公约》也没有任何对造成邻国蚊子再次泛滥的国家进行制裁的条款。

此时（1970年），美国已经无法掩饰不耐烦情绪。美国放弃了所有出于政治或其他原因假装自己会履行相关义务的做法，在当年的泛美卫生组织区域会议上，美国代表埃利希博士提议现在应该彻底重新评估根除黄热病的策略。他指出,在日益城市化的国家,废弃物的数量也在增长,大量容器、罐头和轮胎的残留物都有可能储存积水,这些都可能成为埃及伊蚊的繁衍地。他认为,要想实现根除蚊子,需要对这些废弃物有效处理,但这么做超出大多数国家现有财力,因为它们还面对其他紧迫的卫生需求。而黄热病疫苗及注射方式(如无针注射器)的改进让民众能从小开始接受免疫接种。他认为另一个需要强调的方法是严格的检查和监测。作为美国政府的代言人,他呼吁泛美卫生组织的成员国评估控制和预防所有由埃及伊蚊传播的疾病的各种替代方案。[116]

许多泛美卫生组织成员国准备同意这个观点。美国代表承认本国的埃及伊蚊根除工作已经停止了,因为根除蚊子"与许多为维护美国民众健康而正在开发的项目相比,不具有优先考量的必要"[117]。

就这样,对根除伊蚊的支持慢慢消失。在最初存在埃及伊蚊的44个国家和地区当中,最多只有16个通过全面根除工作真正根除了这种病媒。不过,城市型黄热病的确消失了。

索珀的回归?

如今我们生活在与索珀十分熟悉的威尔伯·G.唐斯(Wilbur G. Downs)博士所说的"不幸的当下"。[118]随着1970年根除工作停止,埃及伊蚊开始在各国卷土重来,随之而来的还有埃及伊蚊传播的病毒。而且,就像美国代表在1970年预测的那样,由于城市人口密度比过去大,城市的生活方式为基于水繁殖的昆虫提供了更多机会,因此伊蚊的数量也比过去多。在21世纪的今天,许多发展中国家的城市里有着庞大的城市贫民窟。那些地方缺乏自来水,而且几乎不存在垃圾清运服务，所以从汽车的橡胶轮胎到塑料瓶子再到储水桶，这些各种各样的废弃容器给埃及伊蚊的繁殖提供了完美的环境。

我们同样不能忽视登革热。从很多方面来看，登革热就是21世纪的黄热病。和黄热病一样，它是一种致命病毒引发的人类疾病；登革热就像20世纪30年代的黄热病一样没有预防性疫苗（现在黄热病已经有疫苗）。70年代，当各国放弃埃及伊蚊消灭计划的时候，没有多少人注意到当时只是在亚洲和美洲引起零星病例的登革热。但是到80年代早期，登革热出现的频率开始提高，已经有好多种不同的病毒变体，其中包含致命的出血性变异病毒。1981年，巴西暴发了一场严重的登革热疫情，约有2.4万例重度出血性登革热病例，数千人需要住院治疗。现在，在亚洲和拉美许多城市的公共卫生官员的心目中，登革热也是最严重的疾病。里约热内卢分别在2002年和2008年暴发过严重的登革热疫情，于是细致的灭蚊工程不得不又从头开始。

一方面，当我们回顾应对黄热病的历史和各种防控努力时，我们不得不问，鉴于根除工作开始时整个大陆相对较低的发病率，致力于根除某个蚊种，对于经常面临资金困难的贫困国家的公共卫生系统而言，是否是最合理、高效的选择。

另一方面，即使根除行动暴露出索珀不切实际的，甚至狂热的一面，但索珀领导泛美卫生组织成员国历时30多年追求实现根除城市型黄热病的这份决心很难不令人由衷起敬。

如今在一些历史学家眼中，索珀的声望较低，主要是由于他对绝对根除的执着态度。然而在一些公共卫生从业人员中，他的声誉在上升，为了应对登革热和其他潜在暴发性流行的传染病，一些像唐斯一样的人主张重新对索珀式杀虫剂灭虫法和监测法进行论证。[119] 有些人甚至还提出把他的方法用在消灭疟疾上。在讲述疟疾根除和天花根除的章节之后，在本书的最后一章（第七章），我详述了几个"索珀式"时刻。现在的世界与索珀生活的时代已经大不相同——实际上，世界从索珀的错误中吸取了教训，除了几个极权国家，索珀在公共卫生领域所倡导的大规模、自上而下、准军事化方式组织的运动已经不可行。如今优先考虑的是接近根除的目标。但是，为了在当前全球化的世界确保传染病控制项目的可持续，我们有必要问一问，索珀的方法能否在一定程度上进行改进，以适应当代"自下而上"、以社区为基础开展的公共卫生行动。

第五章

消灭疟疾任重道远？

1947年，刚当选泛美卫生组织执行主任的索珀造访墨西哥城。在当地举办的一个有许多公共卫生官员参加的晚宴上发言时，用他自己的话说，他发现自己"不由自主地预测起未来10到15年内世界根除疟疾的前景"。这话说得很激进。[1]但确实符合他的风格。

索珀推销在世界范围内根除疟疾的理念，使疟疾成为"二战"后头十几年最受国际公共卫生专家关注的疾病。疟疾给人们，尤其是贫困人口造成的经济、社会以及健康负担早已被公认。在一个许多地方的殖民统治即将终结的时代，疟疾仍会是阻碍新独立国家发展的重大障碍吗？可否让它永远消失？

索珀认为当然可以。当时疟疾在西欧和美国大部分地区已几乎不见踪影。那为什么不把诞生于战争的新技术用于帮助世界其他地区摆脱疟疾困扰呢？秉持根除主义信念的索珀着手让泛美卫生组织参与这个进程；1954年在智利举行的第十四届泛美卫生会议呼吁"正视美洲大陆根除疟疾的问题"，并为此划拨10万美元经费。[2]第二年，参加世界卫生大会——世界卫生组织的决策机构——的代表们投票通过疟疾根除计划，由此根除疟疾成为一项全球性行动。

就这样疟疾根除规划（Malaria Eradication Programme，简称MEP）得以启动，这是"二战"结束以后世界卫生组织开展的最为雄心勃勃的计划。战后乐观主义和当时人们对科学的信心造就了疟疾根除规划，它将是新技术手段对付疾病的一次力量和希望的展示。当时的基本观点是，通过对住宅系统地喷洒诞生于"二战"的神奇化学剂DDT，将能大量减少传播疟疾的病媒昆虫数量，从而阻断疟原虫的传播途径，然后疟疾这种疾病自然而然就会消失。疟疾根除规划在设计之初规定了完成期限，人们预测，只需5年或者10年就可根除疟疾。不管国家贫富，只要发现疟疾，都要采取相同措施。疟疾根除规划被明确概念化为一种全球通用的技术干预手段，无须进行个性化的评估，世卫组织当时认为根除疟疾是第一位的，然后才有望改善社会经济环境。[3]

疟疾根除规划的命运如今在公共卫生界几乎是人所共知。刚开始人们热情高涨，并且获得巨大成功，甚至在一些公共卫生服务十分落后的贫穷国家，疟疾发病率也直线下降。然而不久后疟疾根除规划就开始遇到困难，涉及生物学、社会、政治、经济以及文化等诸多领域。困难如此之大，甚至一些最坚定的根除主义者都显然认为，尽管疟疾病例可以极大程度地减少，但彻底根除似乎是不可能的。到20世纪60年代中期，世卫组织对根除疟疾的信心已丧失殆尽，相应资金和资源开始渐渐枯竭。1969年，世卫组织正式放弃在大部分国家根除疟疾的目标，转而建议这些国家重新实施疟疾控制政策——后来事实证明，这个政策药方在许多情况下导致抗疟努力付之东流。疟疾卷土重来，而且往往来势凶猛。

此次疾病根除行动的起落如此引人注目，是因为它原本已朝成功之巅攀得很高，不久后却又重重摔了下来。在许多人眼里，疟疾根除规划是西方生物医学与疾病对抗的一个例证，但这次的胜利属于疾病。事实证明，DDT和药物根本不是狡猾的蚊子和疟原虫的对手，它们比疟疾根除规划更能适应新环境。

然而也有许多人可能会说，如果不从绝对根除的角度衡量，而是从对疟疾控制的巨大贡献来看，那么疟疾根除规划算得上十分成功——特别是当我们想想目前的情况，每年疟疾病例估计有3.5亿至5亿例，其中死亡病例达200万至300万例。今天，疟疾再次成为国际社会投入巨大努力试图控制的目标。在盖茨基金会的推动，以及现任世卫组织总干事的支持下，根除疟疾重回国际卫生议程。现代医药和公共卫生技术条件，如新型药物和防虫蚊帐的使用是否足够成事？设定根除疟疾的目标是否切合实际？

疟疾根除的历史能部分解答上述问题。到目前为止，疟疾根除很大程度上是从领导和支持该运动的国际组织的角度推动的，如泛美卫生组织和世卫组织，以及它们的专家委员会。这对于鼓励政治和技术意愿当然很重要，但是国际公共卫生领域使用的去政治化语言——关于疟原虫、传病媒介、药物以及DDT的长篇大论——却没有考虑到人们生活的政治和社会环境，他们生活中的日常困难，他们的贫困状况，他们的其他疾病，不同国家拥有的不同经济和技术资源，执行根除日程的政治意愿，甚至开展行动所需规模的区别，等等。以上这些因素决定了疟疾的地缘政治版图，它们就是落后的真实面貌。因此，不能把疟疾根除规划看成一个孤立的整体，而要将其视为将不同国家的规划放在一起的拼图——如今我们看到，在疟疾研究领域已经出现这种观念转变，研究人员开始把工作重点放在特定地区执行疟疾根除行动的不同成效上。[4]

在本章，我以一个国家——委内瑞拉——执行疟疾根除行动的效果为个案，分析在疟疾根除方面国内和国际的相互作用。委内瑞拉之所以值得关注，是其疟疾根除规划在许多方面代表了这类规划能够得到执行的最好水平，而整个执行过程则十分专业、熟练且信念坚定。然而这也是一个警示性故事，展示了疟疾根除规划当时无法，可能现在也不能达到的高度。"二战"前的一些疟疾专家早已认识到，疟疾从根本上说是一种地方病，要控制的话需要根据地方实际情况寻找方法。一种放之四海而皆准的单一方案可能并不存在。这也是人们从委内瑞拉得到的教训。

疟疾：一种十分不同的疾病

索珀在刚投身疟疾根除事业时并不是一位疟疾专家。[5]就我们所知，他是一位研究昆虫病媒和灭虫手段的专家。黄热病和疟疾均是虫媒传染病，索珀曾发现用于根除城市型黄热病昆虫病媒的方法，他自然而然地认为相似方法可以类推到疟疾根除上。[6]他坚信根除疾病完全取决于公共卫生管理水平，认为必须有训练有素的防蚊工作队伍，以及对他们工作的充分指导和监督。他说："疟疾项目与黄热病项目在本质上是一样的。"[7]

然而我们知道，类推法有启发意义，也有误导作用。疟疾与黄热病除了都是通过昆虫传播的疾病，就没有其他相似之处了，两种疾病控制面临的挑战也有很大区别。

首先，疟疾有许多种蚊虫病媒，不像黄热病只有那三四种。在目前已知的400多种按蚊中，至少有30至40种能够传播疟疾，仅凭这一点，抗击疟疾的前景就十分复杂。疟疾的病原体也与黄热病的不同，它是一种原虫性寄生虫，而非病毒。[8]有四种不同的疟原虫能让人体感染——每一种在蚊子和人体宿主内有各自复杂的生命周期，而且每一种人类感染后出现的症状也不相同。[9]在非洲分布广泛的冈比亚按蚊是"效率"最高的虫媒，它们嗜食人血，是一种"复合种群"，就是说这种蚊群由数种不同种类或变种的蚊子组成，它们传播疾病的能力也各不相同，增加了致病的复杂性。此外，非洲还广泛分布着对人体健康威胁最致命的恶性疟原虫。高效的传病媒介再加上恶性疟原虫使人们要面对非常严峻的形势。

疟疾有时会与黄热病混淆，因为两种病都会引起发热，但从临床上讲它们的病症事实上有很大区别。黄热病是一种急症，而疟疾大体上是一种慢性病，会出现间歇性发热发冷、头痛、贫血以及全身乏力等症状，一旦感染疟疾，疟原虫可在人体血液里存活数月乃至数年之久。间日疟一度被认为是温和型疟疾，但它仅仅是相对"温和"，感染间日疟的人常会感觉身体疲倦无力。恶性疟原虫引发的恶性疟疾恰如其名，十分危险，最严重的可能导致昏迷、脑损伤甚至死亡。

黄热病和疟疾的另一个区别是它们的分布范围。到20世纪中期，黄热病只在美洲和非洲部分地区被发现，但从未在亚洲站稳过脚跟（尽管这片大陆也存在传播黄热病病毒的蚊子），其原因至今未明。

而疟疾的分布范围要大得多。在19世纪，它几乎出现在世界的每一个角落，包括欧洲大部分地区。然而同样在这个世纪，由于人居环境的变化（如人们搬离疟疾发病区，如英格兰东部的沼泽地带），再加上城市化进程加快和社会条件改善，许多温带地区（大部分在欧洲和北美）在没有刻意实施任何控制措施的情况下，出现疟疾病例自然减少的情况。与此同时，疟疾却在"热带化"，就是说在向南半球和热带地区扩散。到19世纪末，正值人们发现按蚊与疟疾传播有关时，疟疾已经成为热带医学新专业研究的典型疾病。疟疾版图扩大和转移涉及许多因素，其中最重要的可能是欧洲国家在热带地区的殖民地快速发展的农作物出口型农业，这种做法改变了蚊子、疟原虫和人类的生活环境，增加了蚊虫的繁衍场所，让它们近距离接触到大量被带到新农业区劳作的、无免疫力的贫苦劳工。为了解疟疾，我们需要使用我所称的"社会生态"手段，充分考虑人类活动，如新经济活动区的发展，以及蚊虫在不同生态环境中的行为。[10]这一研究角度会使我们发现，土地利用、人类迁徙、劳作以及生态环境的变化皆会导致疟疾流行或暴发式蔓延，这主要取决于实际环境。兰德尔·帕卡德曾非常生动地描述了热带病的"形成"过程。[11]

疟疾学家埃米利奥·潘巴纳（Emilio Pampana）和保罗·F. 拉塞尔曾参与战后疟疾根除行动，他们认为疟疾在全球传播最广的时期在1855年前后至20世纪二三十年代间。到1955年世卫组织准备启动疟疾根除行动时，据估计每年疟疾临床发作病例为2.5亿例（当时世界总人口为近25亿），死亡病例也高达250万例。由于大部分国家还没有疟疾监控制度，甚至缺乏最基本的医疗服务，这些数据几乎可以肯定不代表真实情况。它们也没包含苏联和中国的足够信息。[12]

此外疟疾和黄热病对社区造成的社会经济影响也有所不同。尽管黄热病可能致命，但存活下来的人对这种病会终身免疫且人体机能不会留下任何损伤。更何况1937年世界上已经出现了一种预防效果极佳的黄热病疫苗。而疟疾就不同了，尽管大多数情况下不会直接致人死亡（死亡病例约占感染者总数的1%，婴儿和儿童的死亡率更高一些），但它是一种会复发的慢性疾病，并与越来越多其他死因有关联，可造成人类整体预期寿命下降，身体和智力发育迟滞，以及婴幼儿死亡率升高。多次感染疟疾的人可以获得隐性免疫力，但有地域限制，当人们离开原先生活的地区时就会失去这种免疫力。因此疟疾对劳动能力、经济发展和人口结构的影响十分大。在疟疾暴发性流行时期，死亡率会急剧上升，远超平常1%的水平。1934年至1935年期间，锡兰（今斯里兰卡）暴发的疟疾疫情在短短7个月导致8万人死亡；1938年巴西暴发的疫情导致约10万人感染，其中至少有1.4万人死亡。在"二战"前的印度，疟疾被认为是整个国家面临的最严重的卫生问题，影响着生活的方方面面：威胁经济发展、引发贫困、降低出生率以及严重危害孕妇健康。有位疟疾专家曾写道："印度许多地方的生存问题就是疟疾问题。这个国家生活的各个方面都或直接或间接地受到疟疾影响。"[13]

其至美国也不例外，虽然到19世纪后期美国的疟疾疫情开始呈缓解趋势，但直到20世纪30年代末，疟疾在贫困的南部地区依然是个问题，并持续成为国家的经济重负之一；1909年，美国在疟疾防治方面的支出为1亿美元，到1938年已上升到5亿美元。[14]

"二战"前的疟疾控制：各持己见

"二战"前的疟疾控制对于医生和公共卫生官员们来说是个考验。事实上，疟疾是如此复杂，以至于许多专家开始认为各地的疟疾不是同一种疾病，而是多种不同的疾病，它们形成的途径不同、影响的地域和人群不同，并且给不同地区的疟疾控制造成的挑战也不同。

当时控制疟疾的行动很少是有组织有计划推进的，这些行动也很少解决偏远地区疟疾流行的问题。在许多地方，人们不得不接受并忍耐疟疾的存在——将它视为日常生活中一种难以摆脱的长期折磨。潘巴纳和拉塞尔说："在大多数地区，疟疾会悄无声息地持续消耗一个社区的活力，而不会引起人们足够的警觉、采取有效控制措施。"[15]只有在有重要经济或政治意义的地区，如巴拿马运河区、矿区和铁路建设营地，或者殖民者的种植园，才有主动实施的控制疟疾措施。

人们在1898年发现了按蚊在传播疟疾方面扮演的角色，并确认疟疾致病原就是疟原虫。这两个发现开启了发现新防控手段的大门，但同时也引发长达数年的争议。专家们提出的控制措施中有针对蚊子的，有针对人类宿主的，还有同时针对两者的。第一类措施通过一系列工程、自然或者化学手段，改变蚊子的生活环境，从而减少它们的数量；第二类措施依靠药物缓解人体感染疟疾时的一些最严重症状。

很早以前人们就意识到疟疾与潮湿的沼泽地区有关［疟疾的英文学名"paludism"就来自拉丁语中的"沼泽"一词；而意大利语中的"mal-aria"（疟疾）还有沼泽地区的恶浊空气的意思］，这种认识让人们重视环境管理。早在古罗马时期，人们就千方百计尝试排干蓬蒂沼泽区的水洼，改善该地区的卫生环境，以便农业垦荒者安全地进入这片原本疾病横行的地方，但这些尝试大都以失败告终，直到20世纪20年代至30年代，墨索里尼把抗击疟疾作为其法西斯政权的工作重心之一后情况才有所改观。[16]环境工程在20世纪得以应用于巴拿马运河区和美国本土（如田纳西河流域管理局）的疟疾控制。[17]但是其高昂的成本使如英国在非洲的殖民地等地方很难找到足够的资金。

英国医生马尔科姆·沃森爵士在马来联邦（马来西亚前身）工

作期间，发现了一种更精确的生态方法以控制橡胶园和茶园的环境，减少某些种类蚊子繁衍的场所。[18]疟疾专家N. R. 斯韦伦雷贝尔（N. R. Swellengrebel）从沃森那里了解了这种方法，经过一些改进后将其命名为"物种卫生法"，把它引入荷属东印度群岛（今印度尼西亚）。[19]这种方法需要对当地蚊媒的生态了如指掌——这可能是该技术未能得到更广泛应用的一个原因。

一种更直接但对环境破坏更大的方法就是使用化学手段灭蚊，减少蚊虫或其幼体的数量。20世纪是一个化学品世纪，一个石油和煤油世纪，从20世纪20年代初开始，各种类似"巴黎绿"的杀虫剂被配制出来，倾倒或喷洒在蚊虫幼体的繁衍场所。

化学制剂还可用于人们家中以灭杀成年蚊虫。长期以来疟疾都被认为是一种家居型疾病，即人们大多是因在家中遭蚊虫叮咬而感染上疟疾的，这使得住所成为实施控制措施的重要场所。[20]为生育需要，母蚊飞入屋内叮咬人类，在享用大餐后它们通常会在墙上或其他物体表面停歇一段时间，这就让人们有机会利用各种化学杀虫剂灭杀它们（以及它们携带的疟原虫）。1903年至1906年巴西首都里约热内卢开展了一场灭蚊行动，人们在用化学熏蒸法在居所对付传播黄热病的蚊子时，意外地同时灭杀了传播疟疾的蚊子，因此疟疾发病率也出现下降。

然而居所熏蒸法程序复杂、耗时耗力，因此很快遭弃用。20世纪30年代，南非人帕克·罗斯（Park Ross）发明了一种更加经济的室内撒药法，使用的是除虫菊酯，一种从除虫菊中提取的粉末。[21]1935年，索珀在约翰内斯堡参加一次泛非卫生会议期间，恰好听到帕克·罗斯的经验报告，他讲述了自己在非洲棚屋里喷洒除虫菊酯而成功抑制致命的疟疾虫媒——冈比亚按蚊的经历。索珀对此持相当怀疑的态度，因为他还记得戈加斯1904年至1905年在巴拿马用居所熏蒸法控制黄热病的努力以失败告终，还有1928年至1929年黄热病大流行期间，巴西人试图在里约热内卢喷洒除虫菊酯控制疫情，但也没能成功。于是帕克·罗斯邀请索珀访问祖鲁兰（Zululand，南非阿扎尼亚纳塔尔省东北部一地区），亲眼看看他的灭虫成果。在帕克·罗斯带领下，为期五天的考察让索珀心悦诚服；在祖鲁兰，冈比亚按蚊的行动变得十分迟缓，在棚屋内很容易直接拍杀。[22]从20世纪30年代开始，在房屋内喷洒除虫菊酯成为抗击疟疾的重要化学手段，至少在DDT问世前是如此——后者药效持久，而除虫菊酯没有这种优势，需要更频繁地喷洒。[23]

另一疟疾防治手段把重点放在人类宿主上，治疗感染症状。直到20世纪30年代，治疗疟疾的药物是奎宁。[24]1817年，具有退热效果的生物碱金鸡纳霜被发现，让奎宁的商业量产成为可能，但奎宁的药效不稳、味道苦涩、副作用大，治疗疟疾所引发的高烧时需大剂量服用，这些缺点令它很不受欢迎。20世纪初，意大利通过向地主征税筹资，率先实施免费发放奎宁的政策，结果却发现大部分药品都被弃而不用。[25]即使在战争时期，官兵们都尽量避免服用奎宁。由于奎宁遭遇的抵触太大，有时相关措施不得不靠强制执行，比如在劳工营地，工人们每天服用奎宁是就业条件之一。[26]然而一些疟疾专家对使用奎宁持保留意见，因为尽管这种药物能抑制疟疾一些最严重的临床症状，但它无法清除人体血液中的疟原虫，所以也就不能阻断疟疾传播。

一分为二的阵营："二战"前的疟疾疫情及其复杂性

20世纪20年代至30年代，医生们在疟疾方面积累的知识越来越多，但有关如何防控疟疾的争议反而有增无减，这多少有些矛盾。

1934年，洛克菲勒基金会的疟疾专家刘易斯·W.哈克特把疟疾研究界形容为一个"一分为二的阵营"。[27]一个阵营认为，防治疟疾关键在于减少蚊虫数量，甚至灭绝蚊虫，而另一阵营则从社会经济学的角度思考问题，认为疟疾是一种很大程度上由农村地区贫困引发的人类疾病，可以通过提高人们的日常生活水平、定期服用奎宁等手段控制。[28]总体而言，美国人属于第一个阵营，而意大利人属于第二个阵营。作为洛克菲勒基金会的专家，哈克特属于坚定的"消灭蚊虫"阵营；与罗纳德·罗斯一样，他认为，确认蚊虫在疟疾传播中的角色是一个重大发现，必定影响如何控制疟疾。意大利人却不这么肯定。他们指出，一个地方按蚊的数量多少与疟疾发病率没有明确的关联，而且通过消灭蚊虫来根除疟疾的行动都以失败告终。

就后者而言，有一个重要案例是米扬米尔（Mian Mir），当年印度拉合尔（Lahore，现为巴基斯坦一部分）附近的一处军营。1902年至1909年，英国政府在这里试验了罗纳德·罗斯的灭蚊控制疟疾法。该试验从一开始就遭遇各种阻碍，排水工程比预计的情况困难得多，由于担心引起农业减产，许多水渠都没有改动；蚊虫的飞行距离也比预计得要远很多，因此水渠为蚊虫进一步繁衍提供了理想场所；灭蚊行动经常遭遇中断，无法系统性推进；此外资金也出现不足；该计划最终被放弃。[29]尽管在此期间按蚊幼体数量出现大幅下降，但士兵们的疟疾发病率几乎没有任何降低。总之，结果并不令人满意信服。罗斯十分生气，并一如既往地认为，灭蚊计划没有得到全心全意地执行，有人蓄意扰乱他的思想。这是灭蚊工程遭遇的一个重大挫折，在同一时期成功实施蚊虫控制措施的马尔科姆·沃森爵士说，米扬米尔的教训"让许多国家的实际疟疾防治工作中断了整整一代人时间"[30]。同一时期在波多黎各和菲律宾实施的灭蚊行动成果也不令人满意。

甚至在"巴黎绿"1921年被当成效果显著的幼虫灭杀剂使用后，许多疟疾专家对蚊虫和疟疾之间联系的怀疑也依然存在。"意大利阵营"的疟疾专家们继续把疟疾防治措施的重点放在排干沼泽地和未开垦土地的积水上，让这些土地适合居住和农业开发，而非灭杀传播疟疾的特定蚊虫。他们的目标是克服农村地区的贫困、贫富差距以及农业劳动者缺乏土地和资源等问题，因为他们相信这些因素才是疟疾传播的症结所在。

20世纪20年代，国际联盟疟疾防治委员会（Malaria Committee of the League of Nations）发布的一系列报告进一步突出了疟疾控制方面的不同观点。大部分委员都怀疑，清理蚊子幼虫能否减少疟疾发病率。最有争议的是，疟疾防治委员会在1927年向美国派出评估疟疾情况的代表们采取的是"意大利阵营"的观点，他们在报告中说疟疾在美国逐渐消失，不是因为有刻意针对蚊虫实施的公共卫生政策或工程，而是由于社会经济条件的稳步改善。报告说："历年来专门开展的疟疾控制运动，大部分一开始期许过高，然后或早或晚失望随之而来，最后不了了之。"[31]洛克菲勒基金会国际卫生部驻巴黎地区办公室负责人乔治·K. 斯特罗德（George K. Strode）在写给国际卫生部主管弗雷德里克·拉塞尔（Frederick Russell）的信中说，他很惊讶地听到国际联盟卫生委员会说，蚊子幼虫的清除措施在疟疾防控工作中地位十分次要，在斯特罗德此前工作过的巴西，消灭蚊子幼虫的工作被摆在第一位。斯特罗德坚持认为，当时一些最杰出的疟疾专家并不认可国际联盟专家的观点。[32]

刘易斯·哈克特曾在1924年被洛克菲勒基金会派到罗马研究按蚊，提出社区可以用于控制疟疾的方法。他也完全相信，疟蚊及其幼虫是疟疾传播和控制的十分重要的因素。他对疟疾防治委员会（他本人也是其一位准委员）的结论提出质疑，与他们的观点正好相反，他认为"疟疾只是一种狭义上的社会性疾病"，哈克特说，"对于我而言，这似乎只是那些对采取直接行动（即灭蚊行动）开始丧失信心的人的借口"。他总结道："疟疾是一种独立的因素……有学说认为，随着社会经济条件的改善，就没有必要开展耗时费力的消灭蚊子幼虫行动，以及细致的住宅防蚊行动，这种观点对于我们来说似乎有点站不住脚，不管是按科学方法还是日常经验看待均是如此。"[33] 荷兰疟疾专家斯韦伦雷贝尔在评论疟疾控制方面的社会经济学说时，不无讽刺地说："这就像对如阿尔巴尼亚这样的国家说：'走吧，先变富了再说'，没有一点用。"[34]

疟疾控制方面不同理论阵营的分歧应该没有被夸大。一些欧洲专家对蚊媒的独立角色给予了充分重视，而支持蚊虫清除阵营的成员还考虑了气候、灾荒和整体贫困与疟疾之间的密切内在联系。一般来说，洛克菲勒基金会的专家们确实更偏好通过除蚊控制疟疾的方式，他们使用新的幼虫杀虫剂开展细致的昆虫学和流行病学方面的研究，但他们中许多人也了解，许多国家的疟疾发病率逐年下降，原因十分复杂。他们知道，19世纪晚期美国的整体疟疾疫情，包括一度在南部各州肆虐的恶性疟疾开始消退，并不是因为美国实施了任何协调一致的疟疾防控手段，更别提灭蚊措施了。这个趋势一直延续到20世纪50年代，中间偶尔也夹杂疟疾发病率突然升高的情况，例如30年代（大萧条的10年），但在1938年至1942年间，疟疾几乎从美国消失了。[35]

"二战"结束后不久，马歇尔·A. 巴伯在回顾美国疟疾疫情消退的原因时说，大部分时候在人们弄清楚疟疾是怎么传播之前，疫情就开始消退了。20世纪70年代和80年代，美国人在室内使用布幔防蚊的情况增加，不过同期欧洲的疟疾也在消退，但欧洲人却既不使用布幔也没使用蚊帐。奎宁或许是另一个重要因素，但巴伯还提到经济日益发展的因素，可能还有疟疾流行区的排水工程增加导致蚊子数量减少的因素。他承认，各地排水工程的改善情况各不相同，因此很难评估它们的效果。农业发展在有些地方减少了疟疾，但在另一些地方却促使按蚊繁衍，这取决于所涉蚊虫的种类和习性；而另一方面，在有些按蚊数量很多的地方，疟疾疫情却不是那么严重。他的结论是，总的来说，社会条件改善或经济发展本身能遏制疟疾传播。在美国，"人们生活的方方面面都得到改善，防蚊幔帐使用更普遍，奎宁药物更充足、开出奎宁药物处方的医生也更多"。随着土地不断开发，食物供应和住房条件也较以前更好，有助于人们抵抗所有类型的疾病。

总之，尽管巴伯推崇通过灭杀幼虫控制疟疾的方法（巴伯在1921年发现，"巴黎绿"可有效灭杀蚊子幼虫，自此"巴黎绿"成为洛克菲勒基金会开展灭蚊工作的重要杀虫剂），但除了灭蚊措施，他还认为疟疾的消退也与多种相互作用的社会、经济、农业、技术以及医疗因素有关。[36]1946年当"二战"结束后美国部队回国时，人们对疟疾可能卷土重来的担心有所上升，巴伯当时写道，没有必要在美国全国范围开展灭蚊行动（不过当时美国仍然开展了相关行动，使用DDT灭蚊）。

1937年，刘易斯·哈克特的著作《疟疾在欧洲：生态学研究》出版，为当时的争论引入一种生态学观点，哈克特希望借此让人们在疟疾控制方面形成新的共识。这个新观点的依据是当时的一个新发现：实际上能成功传播疟疾的只是某种疟蚊的几个变种。一些蚊种事实上是"复合种群"，这个发现解决了一个长期以来悬而未决的谜团——所谓的"没有疟疾的蚊区"，例如意大利的许多地区存在大量看上去显然会传播疟疾的蚊子，但实际上这些地方并没有疟疾。哈克特认为，这个谜团是许多意大利疟疾专家坚信灭蚊并非控制疟疾有效手段的重要理由，正如我们所见，他们把疟疾的源头归于贫困和社会经济发展落后。然而在20世纪20年代，疟疾研究显示，在意大利发现的按蚊家族病媒——五斑按蚊，事实上分为六个不同的变种，不是每一个变种都能向人类传播疟疾（后来发现冈比亚按蚊也是一种复合种群）。这就解释了为什么意大利一些地区蚊虫众多却没有疟疾，而其他一些地区蚊虫多疟疾病例也多，因为后者大量存在会传播疾病的变种。[37]对于哈克特来说，了解疟蚊及其生态特性是成功控制疟疾的关键；病媒种类、习性以及生态位的差别意味着在某种情况下起作用的方法可能不一定适用于其他情况。他说："疟疾受所在地区各种条件影响，情况千差万别，可以当成许多种不同疾病看待，是流行病学之谜。"[38]

随着疾病生态学的观点越来越受认可，在两次世界大战中间的那些年，除了疟疾专家，一些研究其他疾病的科学家也从这个角度开展研究，特别是那些研究如何控制非洲锥虫病（睡眠病）疫情的科学家。[39]许多研究人员得出的结论是，形成锥虫病的生态决定性因素太过复杂，无法根除这种疾病。哈克特的想法更倾向于根除，不过他的重点是放在根除虫媒而不是疾病上。[40]

然而直到20世纪30年代，人们在疟疾控制方面仍未形成共识，只对疟疾的复杂性有了共识。这既是一种社会经济学意义上的疾病，又是一种生物学意义上的疾病，它感染范围广泛，但病症表现又具有地域特点。意大利人纯粹通过社会经济手段控制疟疾的方法开始失去吸引力，因为它已成为墨索里尼法西斯政策的一部分。此外，意大利人的疟疾控制模式用在不同地区时可能会有误导作用。例如在阿根廷，由于当时有大量意大利移民，两国关系十分紧密，当时在阿根廷西北部疟疾疫情十分严重，于是当地采取了意大利式疟疾控制措施，集中力量排除湿地积水；但几年过去了疫情并未减轻,此时有研究发现,该地区的主要疟疾病媒并不在沼泽地滋生,于是疟疾控制的方向才被重新调整,用生态学的方法确定真正传病的按蚊种类开始在这一地区施行,把此地的疟疾控制方案从更为雄心勃勃的提升社会经济水平的国家日程中分离出来,单独执行。[41]

与此同时在意大利国内,一些疟疾专家也开始采用灭蚊的方法控制疟疾,例如阿尔贝托·米西罗利(Alberto Missiroli)博士,他曾在20世纪20年代在罗马与哈克特合作开展蚊虫控制研究,后来他领导了意大利"二战"后基于DDT应用的疟疾根除行动。哈克特表示,研究蚊子十分重要,因为只有某些蚊子或者说某种蚊子的几个变种才传播疟疾,了解它们的生存环境和习性是成功控制疟疾的关键。但表达观点时一向十分谨慎的哈克特认为,社会和经济环境也影响疟疾。必须承认人类活动的因素,不管是开挖增加蚊虫滋生的灌溉沟渠,还是清理土地,又或者种植某种农作物,所有这些因素都会让情况发生变化,生态位的变化又影响蚊虫滋生,进而影响疟疾发病率。人们的社会经济水平也影响疟疾,例如是否给人们提供应对疟疾的条件和资源影响就很大,人们有充足的食物,住在门窗有纱帘的房子里,或者可以很方便地获得奎宁以及其他医疗服务,就不容易感染疟疾。

耶鲁大学历史教授弗兰克·斯诺登(Frank Snowden)对意大利人控制疟疾的方法曾做出很具说服力的历史评价,据他的作品介绍,意大利从20世纪初开始推行"居住与生产条件整体改善"计划(即综合提高农业水平的计划),到30年代成为墨索里尼法西斯政府的核心疟疾防治政策。这个计划结合了诸多手段,对疟疾从1900年开始流行至第二次世界大战期间在意大利逐渐消退发挥了至关重要的作用。整体改善计划的措施包括土地排水、吸引农业开发者开垦定居、改进农业技术提高粮食生产、给住宅安装纱窗蚊帐以及在农村地区提供医疗服务等。在"二战"的最后几年，DDT的使用成效显著，快速降低了意大利的疟疾感染率，但斯诺登认为，评价DDT的作用还应考虑这么一个事实，那就是意大利在战前已经成功地把整体疟疾疫情控制在相当低的水平。当DDT在1943年首次应用时，它是与其他手段结合使用的，如服用奎宁、沟渠清理、排水管道修理、卫生站等医疗基础设施建设，以及向贫困人口大规模发放食品等。因此，斯诺登撰写的意大利控制疟疾史显示，在"二战"前后数十年间，意大利疟疾疫情的消退（在某些地区是彻底消失），是多种因素综合作用的结果。

这种运用综合手段、细致入微解决问题的观点，可能十分接近今天大部分疟疾专家有关疟疾及其控制的思路。但在这种观点形成之前，DDT和抗疟药氯喹得以发现。DDT迅速转变了人们的观念，人们开始支持灭蚊，而忽视或者说绕开社会背景。基于DDT的抗疟计划成为放之四海而皆准的方法，哈克特有关疟疾具有地方性的思想被忽略了，"意大利阵营"土地改良的思想和提高社会经济条件的观点也被忽略了。当人们一窝蜂地去使用DDT时，生物学知识遭到遗弃，疟疾的复杂性也被抛到脑后。正如苏格拉底·利齐奥斯所说，鉴于当时的各种情况，这是"一个十分严重但又可以理解的错误"[42]。

争论和决定：扩展到世界范围的根除行动

当时的情况到底如何？其中一个情况是疟疾对战争进程的冲击，同盟国和轴心国都未幸免；在地中海、太平洋和远东等战场，由于感染疟疾，总有大量士兵无法参战。在这种战时背景下，超级杀虫剂DDT的出现在人们眼里无异于神赐之物，很快被投入使用，人们根本顾不上担心它除了能杀虫外，还可能对人体或动物构成潜在危害。

"二战"结束后，当从海外回国的美国部队有把疟疾一并带回的危险时，美国国会通过了一项在全国范围大力开展疟疾根除行动的法案，而该行动几乎完全依赖使用DDT。官方向公众描述这种杀虫剂时称其为"昆虫世界的原子弹"（今天美国疾病控制与预防中心的前身——战争地区疟疾控制办公室当时发布的报告甚至用蘑菇云做封面图案）。[43]这种杀虫剂因此得以快速投产，1944年，美国生产了420万公斤DDT，到1947年这个数字就超过2100万公斤，而到1957年则高达7100万公斤。这种杀虫剂生产成本低、药效持久，而且由于其药性驻留的特性，无须直接对着蚊虫喷洒就能杀虫。[44]玛格丽特·汉弗莱斯在其作品中写道，当时公众对DDT的需求很大，因为它能灭杀各种烦人的昆虫；只有2%的家庭在第一年拒绝喷洒DDT。到20世纪40年代末，超过100万住宅每年都要喷洒DDT。不过在当时，有些疟疾专家对DDT真正发挥了什么作用心存疑问，因为毕竟在此之前美国疟疾病例就已经很少了。关于DDT的作用，至少在美国，最多只能说其就如"给一只快死的狗补踢了一脚"。[45]尽管如此，这种新型杀虫剂的潜力仍给许多疟疾专家留下十分深刻的印象。

另一个影响战后疟疾根除方案争论的因素十分不同，主要围绕第三世界的发展，尤其是粮食生产。疟疾严重阻碍了发展中国家的农业生产，这些国家的贫困问题最严重，疟疾发病率也最高。DDT的作用这时凸显出来，因为它用法简单，可以在专业指导下独立组织，无须依赖或等待基本农村医疗服务的建立（发展中国家的许多农村地区都几乎不存在基本医疗服务）。如果可能的话，人们希望，疟疾防治服务的实施能为农村地区建立基本医疗服务奠定组织基础。此外，疟疾的防控与经济增长被简单地画上等号，人们的预期是无须等待复杂的经济改革（如土地再分配），就可以先消灭疟疾。这种改革世界卫生组织无法实施，许多国家，包括殖民的与后殖民时代的国家，也不愿意或无法予以落实。

最终促使整个疟疾根除体系成形的原因是冷战。这里最重要的是美国对这个联合国项目在政治上和经济上的强力支持；美国把根除疟疾纳入"发展"路线，试图利用公共卫生服务来显示对苏联的优越。当时的论调是"疟疾阻碍发展"。[46]疟疾专家保罗·F. 拉塞尔曾在20世纪30年代在意大利试验了多种杀虫剂对疟疾控制的效果，他也同意这个观点，并评论说疟疾的持续存在"容易让一个社会感染各种政治病菌，耽误并摧毁自由"[47]。按照这种理论，根除疟疾就是反击共产主义。自苏联1949年脱离世卫组织开始，东欧的社会主义国家也相继离开，美国因此在随后几年得以主导国际卫生日程的制定。美国历来喜欢用技术手段解决社会问题，DDT的大规模使用就是一个例子。[48]

尽管DDT让疟疾控制领域发生了很大变化，但对于一个规模投入巨大、涵盖世界上疟疾疫情最严重、最贫困国家的大项目，让这种化学剂充当主要防治手段的决定不是一夜之间就做出的。事实上，从1945年"二战"结束到世卫组织开始雄心勃勃的疟疾根除计划，中间经历了10年时间。

为了解这个决定到底是如何做出的，我们需要先认识一个重要专家群体，他们组成了彼得·哈斯（Peter Haas）所称的"认知社群"——有着相同的认知框架、根据共同的信仰行事的一个群体。这个疟疾认知社群的成员包括索珀；负责委内瑞拉第一个全国性疟疾根除项目的阿诺多·加巴尔登（Arnaldo Gabaldón）；开发出描绘疟疾感染传播途径的数学模型的英国疟疾专家乔治·麦克唐纳

(George MacDonald),他的模型给实现精确根除疟疾的目标提供了重要依据;担任世卫组织疟疾防控部门首任负责人的意大利疟疾专家埃米利奥·潘巴纳;以及著名的洛克菲勒基金会疟疾专家保罗·F.拉塞尔。[49]此外还有一些卓越的疟疾专家向该群体提供支持,如两位英国专家马尔科姆·沃森爵士和L. J. 布鲁斯–查特。

索珀当然是最突出的根除主义者,当DDT出现时,他发现这种新化学剂很容易纳入他的根除规划,认为它是消灭昆虫病媒的一种超级手段。从一开始他就认为,关键是要整体清除某个蚊种。这个想法体现了他在公共卫生领域的主要经历,并且直到去世,他仍坚持认为,消灭蚊虫的方法十分有用,是治本之举。

索珀在1948年参加战后举办的第一届国际疟疾防控大会时发现自己受到英雄般的礼遇,因为他成功帮助巴西和埃及摆脱了冈比亚按蚊的困扰(不过也有人对他表示要让疟疾专家与疟疾一起消失的说法颇有微词)。[50]然而索珀在大会上没有承认的是,在撒丁岛上越来越多的证据表明,消灭某个昆虫种类整体的代价十分高昂,可行性极小,而且其实无须做到这一点也能达到所需的公共卫生目标。DDT的大规模应用结果显示,通过大幅度减少传病蚊虫的数量,可以遏制疟疾的传播,并让疟原虫从人体消失。这个原理是蚊子和疟原虫的生物学特点决定的,在蚊虫因繁殖需要吸人血后,其体内滋养的疟原虫要花10到12天才能发育到可以感染人类的阶段。蚊虫每两到三天才需要吸一次人血,因此在这期间杀死蚊虫其实就等于消除了人类感染疟原虫的可能性。所以通过根除行动,疟疾的传播会停止,而蚊子本身并不会灭绝。这就是许多地方今天的情况——尽管按蚊还存在,但疟疾本身已经被消灭了,这是人类由来已久的梦想。

失败的试验

然而，索珀一心一意想的是彻底铲除蚊虫，而非疟原虫，战争结束时，仍在意大利常驻的他在联合国善后救济总署和意大利政府的帮助下，努力说服洛克菲勒基金会资助他在撒丁岛开展耗资巨大的DDT灭虫试验。[51]选择撒丁岛是因为岛上疟疾疫情十分严重，以及主要病媒羽斑按蚊是当地土生土长的。索珀此前的蚊虫根除工作遭遇的一个批评是，他在巴西和埃及（且只在一个特定地区）之所以能成功根除某种病媒，在于它是外来物种，尚未适应相关国家当地的生态环境。因此彻底铲除某种本土生长、在当地生态环境中生活时间很长的蚊种，对于索珀的理论和DDT的效果而言是个十分重要的试验。

索珀一如既往地充满信心。乘飞机俯瞰撒丁岛的高山和深谷时，他没有任何改变主意的念头：他要在这片土地和住宅内外大量使用DDT，尽管项目面临各种地理学、流行病学以及其他方面的挑战，甚至索珀亲自选定主管此次试验的专家J.奥斯汀·克尔，也对这项事业表达过怀疑。当有人问索珀为什么非要推荐克尔主管撒丁岛的工作，他回答说自己与克尔曾经共过事，知道克尔的管理能力能胜任此事，但索珀同时也警告时任洛克菲勒基金会国际卫生部主管乔治·K.斯特罗德说，克尔其实是在"把撒丁岛当成一个证明根除蚊虫完全没必要的机会"[52]。

克尔是对的。事实证明，根除蚊虫的做法确实没必要。从1946年到1950年，人们在撒丁岛用DDT向当地病媒蚊开展大规模进攻。[53]行动手段包括给每栋房子喷洒药剂，此外还从空中洒药。灭虫运动开始前，有人建议先多做些生态学和流行病学方面的研究，但索珀根本不予理会，觉得没有必要。[54]1946年撒丁岛的试验开始时,索珀再次给乔治·K.斯特罗德写信说,"我认为目前洛克菲勒基金会没必要在那里开展任何长期细致的昆虫学或疟疾研究",除非喷洒DDT没能减少岛上的主要疟疾病媒(羽斑按蚊),索珀还以其惯用的自信语调补充说,如果真是这样,"那撒丁岛的情况将违背以往的所有经验"。[55]

经过五年的艰苦努力,这个军事化灭虫行动招募了数千名工作人员,使用了数千吨DDT,但岛上的羽斑按蚊仍然存在,只不过数量大幅度减少。然而疟疾疫情确实已经消失,停止喷洒DDT后也没有再度出现。这个结果看上去似乎意义十分积极,但考虑到此次试验最初设定的目标,它只能算是一次有成果的失败了。反过来看,最多只能说它证明了根除一个长期广泛存在的蚊种是不可能的,至少凭借DDT做不到,而且对于消除疟疾来说也是没必要的。

在索珀眼里,这是一次沉痛的教训——无疑这是他几乎不承认试验失败的原因之一。[56]事实上他后来提到撒丁岛上的根除项目时,语气就好像试验已经成功一样——对于一个一贯追求准确的人来说,这是罕见的疏忽。[57]索珀的日记清楚地记载着他担任泛美卫生组织执行主任期间在疟疾根除项目上投入了极大精力(不过有意思的是,他在已出版的回忆录里却没有提到疟疾根除规划)。他仍然对根除主义充满热情,还把这种思想扩展到应对许多非虫媒传播疾病上,并一直坚持他的绝对主义理念。在疟疾方面,他调整了想法,有点向后来出现的新共识靠拢,即没必要用DDT彻底铲除蚊虫,只需把它们的数量降到足以阻断疾病传播的程度从而能清除人体血液中的疟原虫即可。

在讨论根除疾病时,索珀总是无视许多其他因素,以撒丁岛为例,随着项目推进,当地人的营养水平和收入水平都有改善,这对于岛上疟疾病例大幅度减少其实也有贡献。[58]但对他来说,DDT就是一切，DDT让他得以在泛美卫生组织和其他地方推动疾病根除事业，DDT让他成为"二战"后根除理念最重要的代言人。"根除传染性疾病是现代公共卫生实践的一个合理目标……一旦根除理念牢固树立，公共卫生领域对待传染性疾病的态度就会像消防员对待火灾的态度，消防员不会有只缩小火灾范围却让它继续燃烧的想法。一旦防治某种疾病的方法问世，世界卫生领域就不应该容忍那种疾病继续成为人类挥之不去的噩梦。"[59]

索珀不能容忍怀疑和质疑，DDT肯定会成功。他在与一些质疑根除疟疾可能性的人会面后，在日记里写道："在如今的现代社会，这些人怎么还死死抱着落后的观念不放？"[60]洛克菲勒基金会的雇员威尔伯·G. 唐斯说，索珀行事有点像"斗牛犬般固执"，20世纪50年代，索珀前往墨西哥劝说当地政府参与到基于DDT根除疟疾的计划中去，那时唐斯已在墨西哥从事了数年疟疾控制工作，他描述了当年的情形。索珀找唐斯来开会，会上唐斯直白地告诉索珀，在墨西哥使用DDT根除疟疾存在许多障碍，其中之一就是许多墨西哥人的房子是土墙房，而有研究发现DDT会在黏土里分解失效。听到这里，索珀用手掐着唐斯的脖子，用力摇了几下，让他闭嘴，因为这类话语会动摇人们对根除疟疾的信心。[61]

索珀所在疟疾认知社群的其他成员也开始倾向根除理念。[62]到1955年，所有犹疑都消失了。保罗·F. 拉塞尔出版了一本新书，书名公开宣扬根除疟疾的新前景：《人类对疟疾的掌控》。拉塞尔宣布"现在是DDT除疟时代"，并表示"所有国家，不管怎么落后以及气候条件如何，首次有了把疟疾彻底放逐出国境的经济上的可行性"[63]。

专家观点的背书反映了DDT的实地使用经验。早在1944年，DDT在某些地方就开始投入民用，后来很快被用于抗疟工作。1949

年,有13个国家参加世卫组织支持的DDT试点项目,到1953年这个数字增加到29个。意大利在1946年宣布了一个基于DDT的疟疾根除五年计划,不久疟疾疫情开始快速消退,大有就此彻底消失的态势。到1953年,意大利报告的本土疟疾病例只有12例,这与"1919年报告303057例、1947年报告411602例形成鲜明对比"。[64]另外一个试点案例是委内瑞拉,该国在1946年启动了全国性疟疾根除行动。拉塞尔说,除此之外,"到那时为止,没有其他项目宣布要使用这种新方法来'完全消灭疟疾'"[65]。委内瑞拉的试点尤为重要,因为它是一个热带国家——人们曾认为,在热带气候条件下根除疟疾要比在温带地区困难许多。对此,拉塞尔还提到了巴西国家疟疾防控中心(National Malaria Service),该机构已经开展了"世界上规模最大的DDT住宅喷洒计划",每年要给大约300万所住宅喷药。[66]

这里要举的最后一个例子是印度,它也帮助当时疟疾防控争论的天平从控制倒向彻底根除。1947年获得独立的第一年,印度政府获得世卫组织和联合国儿童基金会的帮助,在四个疫情十分严重的邦启动DDT疟疾根除项目,结果令人十分满意,有些地区每年只需喷一次DDT。1954年,印度卫生服务总局局长(Director-General of Health Services)在世界卫生大会发言说,印度政府已经启动了一个全国性项目,目标是到1955年或1956年保护1.25亿人免受疟疾困扰(当时估计总共有2亿印度人口生活在疟疾流行区)。该项目预计耗资3050万美元,其中三分之二的资金来自印度中央政府和美国援助,剩余资金由印度联邦体系下的各邦自筹。这位部长级官员把某些邦的粮食产量增长与疟疾感染病例大幅减少联系起来。[67]

这些早期项目看上去如此成功,以至于保罗·F. 拉塞尔在他1963年新版的《实用疟疾病学》中宣布,根除疟疾的目标即将实现。他说"人类终于掌控了疟疾",这种疾病"正在走向消亡"。在作品的第一章里，他驳斥了索珀的蚊种根除思想，称这种想法"不切实际，也没必要"，目标不应是铲除蚊子，而是根除疾病。然而索珀还是留下了自己的印记，他提出的无条件根除和彻底圆满原则，也体现在这本疟疾著作的字里行间。拉塞尔宣布："疟疾根除是……无条件的，必须彻底终结其传播。唯一可接受的工作标准是圆满彻底。"他坚称，根除比控制要求更高，而这种高标准"体现在思想清晰坦诚，体现在所有人员上下齐心，体现在较高的财力要求上。这意味着只要根除项目继续，就肯定会比易于管理的控制项目投入要高"。但索珀认为，根除项目最开始的高投入会在后面得到平衡，因为每个根除项目都有时间限制，并非能无限期开展的，因此一旦项目结束，公共卫生人员就能"抽出身来，给公众卫生和健康做其他贡献"[68]。

在不到10年的时间里，拉塞尔和其他一些专家行动起来，采用在住宅喷洒DDT的新技术推行疟疾根除项目，并给自己设定了最严格的目标。拉塞尔相信，这种新方法在不同地区都行之有效，他自信满满地宣布，就根除项目大规模推行的程度而言，根除战略的地位"无可动摇，而且可能一直无法动摇"[69]。

非洲，获得性免疫和根除

1946年成立的世卫组织审议通过了彻底根除疟疾的规划——这可能一点儿也不令人意外，因为那个疟疾认知社群的重要成员都在委员会供职。[70]得益于"二战"期间不断涌现的各种新技术，这个委员会从一开始就以新眼光看待疟疾问题。1949年8月，委员会在于日内瓦召开的第三次会议上宣布，"世卫组织的终极目标应该是在世界范围内消除疟疾这个公共卫生目标"。与会专家用了相当长时间讨论DDT的问题，特别是它对人体的潜在危害，但专家们的最后结论是DDT基本上无害，这当然也是当时全球对该问题的共同观点。不过世界范围内的根除项目依然缺乏有力支持。委员会指出，世卫组织的疟疾预算实际上自1948年以来一直在减少，而1950年的预算不到37.5万美元。仅凭这些资金显然不可能在世界范围开展根除项目。[71]

世卫组织于1950年11月底在乌干达首都坎帕拉召开赤道非洲疟疾防治大会，其间专家委员会也召开了非洲问题会议，对疟疾根除规划做了说明。此次会议对于疟疾根除的前景意义重大，因为它提出了一个问题：根除规划是否要把世界上所有地区都包括进去。疟疾疫情严重、贫穷且地处热带的国家是否适合开展疟疾根除项目？

在印度的例子里，正如我们所见，答案似乎是肯定的。但非洲是另外一种情况。撒哈拉以南非洲国家的疟疾传播范围广、感染病例密度高；冈比亚按蚊这种传染效率最高也最致命的疟疾传播蚊种广泛分布；许多国家十分贫穷，甚至缺乏最基本的卫生服务设施。上述因素给非洲地区的疟疾控制构成在其他地区感受不到的挑战。

不仅如此，坎帕拉会议甚至就要不要在非洲试点根除项目也发生了激烈争论。出席坎帕拉会议的一些专家有着丰富的非洲殖民地工作经验，他们担心，根除疟疾后，非洲人可能失去因反复感染这种疾病而获得的免疫力。尽管这种免疫力无法保护个人彻底摆脱疟疾困扰，但它可以保证许多非洲人成年后体内携带大量疟原虫，却不出现疟疾临床症状。这些殖民地的医生们还担心，如果某个根除项目出于某种原因还未完成就匆忙结束，那么疟疾疫情可能出现报复性反弹并影响到非洲人口，他们那时会发现自己已经没了获得性免疫力，因而极易感染。这会导致疟疾再次流行，并付出发病率和死亡率大幅上升的可怕代价。

英国医生巴格斯特·D. 威尔逊（Bagster D. Wilson）和P. C. C. 加纳姆（P. C. C. Garnham）就持这种立场，他们反对试图启动根除疟疾项目的想法，他们希望先开展些小规模的试点项目，谨慎推进。他们的观点遭到其他人挑战，其中包括保罗·F. 拉塞尔博士和他们的英国同胞乔治·麦克唐纳，这些人希望把疟疾控制项目推广到所有撒哈拉以南非洲国家。[72]

围绕非洲人对疟疾的免疫力的争论并不新鲜，至少要追溯到20世纪30年代早期。对非洲疟疾控制的那份谨慎在战前似乎是合理的，但对于DDT时代的许多疟疾专家来说就不合时宜了。在这个时代，疟疾有望被彻底根除，并再也无法死灰复燃、以令人害怕的方式威胁非洲人口。

疟疾专家支持争论中的哪一方，很大程度上取决于他们对获得性免疫所需代价（而非好处）的态度。是的，免疫是一种保护形式，尤其是在疟疾高度流行区；然而在另一方面，人们承认，获得性免疫只是部分免疫，有严格的地域限制（当人们搬到其他地区时就会失去这种免疫），而且就疟疾感染的发病率和病死率而言获得性免疫的代价也很高。1948年在华盛顿召开的国际疟疾防控大会上，专家们对非洲人的获得性免疫问题也进行了讨论，一位名叫阿尔瓦拉多（Alvarado）的阿根廷博士恳求与会代表"用DDT试一下，只要试一试，我们就能看到会发生什么"[73]。

参加坎帕拉会议的北美洲代表同意这个看法，他们对显然是让非洲人深陷疟疾泥潭自生自灭的想法震惊不已。这有违他们"我们能行"的政治哲学教条，还有他们对DDT功效的信心。拉塞尔反对殖民地英国医生们谨小慎微的观点，他说非洲人对一些十分危险的疟疾的免疫力并非天生的，而是来自反复的疟疾感染，非洲人，特别是非洲儿童为此付出的病痛和死亡代价太高了，他强烈建议世卫组织承担起拯救生命的责任。[74]加纳姆说，当与会人士"争论正酣"时，L. J. 布鲁斯-查特博士突然插话表达自己的观点。[75]布鲁斯-查特完全有资格这么做，战争结束后他作为皇家非洲医疗服务队（Royal African Medical Service）驻尼日利亚分队的一员，长期致力于非洲疟疾防控工作。加纳姆说，布鲁斯-查特拥有丰富的"昆虫学知识"，采用了与其他长期在非洲工作的疾病专家相反的立场（这可能出乎加纳姆的意料）。据加纳姆描述，布鲁斯-查特当时"两手手指交叉握在一起，平静地说了声'我们还是喷（DDT）吧'"，给那次争论画上了句号。[76]

于是非洲原则上被纳入了疟疾根除规划。专家建议在非洲开展病媒根除项目，无须等待进一步试验结果。但在实际操作时，除了几个试点项目，撒哈拉以南非洲事实上被忽略了。在许多独立不久的非洲国家，疟疾传播的强度，对失去免疫力的担心，以及最重要的是几乎没有任何像样的卫生基础设施，这些现实意味着疟疾根除规划旨在阻断传播的攻坚阶段可能永远看不到终点，当时的科学和政治管理手段无法达到DDT喷洒项目所需的效率。此外，人们还发现DDT是在驱逐而非灭杀冈比亚按蚊病媒，因此功效不是那么好。疟疾专家委员会第六次会议（此次会议制订了推行根除规划的基本原则）认为，在热带非洲大陆整体开展根除行动似乎"为时尚早"。

然而，从1954年到1959年开展的各项试验和试点项目显示，长期喷洒杀虫剂可以大幅度减少疟疾病例，但无法彻底根除疟疾。[77]鉴于当时的条件，似乎不可能实现根除行动的整体目标——阻断疟疾传播。1964年，意识到非洲和其他发展中国家所面临的问题后，疟疾专家委员会提出，基本卫生服务十分落后的国家在进入"根除准备"阶段前应先着手改善基础设施。[78]但是全球范围的根除项目实际上在1969年已经终止了。正如利齐奥斯在作品中所说，"1950

年的坎帕拉会议把非洲置于一个'无赢'的境地；疟疾既没有根除，又因为当时乃至现在都存在的非洲疟疾状况的'不同'，而没能设计出一个独立的控制战略"[79]。

非洲事实上缺席疟疾根除行动的后果是，这个规划从一开始就不是全球性的——因此也就无法实现承诺的在全球范围内彻底根除疟疾的目标。[80]

DDT：安全和昆虫抗药性

所有讨论甚至激烈争论的焦点总是DDT及其能否有效支撑起一个如此大规模的疾病根除计划。DDT到底安全吗？对人类，对施药人和接受药物喷洒的居民安全吗？对目标蚊虫以外的动物安全吗？对食物安全吗？

答案基本上是肯定的，这是世卫组织另一个专家委员会——杀虫剂专家委员会的一致结论，他们在疟疾根除项目中扮演着十分重要的角色。从1949年开始，这个专家委员会就定期举行会议，他们的主要目标是跟踪收集DDT副作用的证据。[81]该委员会通过多次调查DDT对食品的潜在毒性的影响，施药人意外中毒的风险，喷洒DDT最安全的方式以及适合使用的稀释度等项目，得出一致结论：把DDT用于公共卫生目的的好处远大于其产生的风险。

专家委员会最大的担心是越来越多的证据显示，昆虫对DDT开始有了抗药性。早在1942年，有两种昆虫被报告表现出抗药性；到1962年，报告表现出抗药性的昆虫种类已经达到81种，其中包括DDT应该灭杀的一些按蚊目标。[82]专家们开始意识到，根除项目获得成功的机会可能很小——项目持续时间要足以阻断疟疾传播，但又不能长到让蚊虫产生抗药性。蚊虫抗药性问题越来越严重，认识到这一点是第八届世界卫生大会决定尽早全力推行疟疾根除项目的一个重要因素。[83]

相比之下DDT对整体环境的潜在危害并不是杀虫剂专家委员会的关注重点。例如在1961年，就是蕾切尔·卡森的著作《沉寂的春天》出版、引发有机杀虫剂是否对野生动物有长期影响的争论的前一年，专家委员会强调的是杀虫剂清除病虫害对农业的贡献，并以柑橘和棉花为例，表示限制DDT的使用会让农作物产量下降。[84]在1967年的报告中，专家委员会再次宣布DDT在公共卫生领域的表现十分优秀。

知识不完备的问题

在一些世界知名疟疾专家的热情推动下，全球范围内的疟疾根除行动在1955年启动。到1961年，大约66个国家被纳入疟疾根除规划，动员超过20万施药人，目标锁定600多万栋住宅。项目的早期成效十分显著，世卫组织估计，在最初147个受疟疾影响的国家和地区，有45个国家和地区此时已经完全或部分根除了这种疾病。因此世卫组织对最终实现根除目标信心十足。[85]

然而我们今天知道，这份信心用错了地方。疟疾消退的趋势没有得到持续，在一些疟疾发病率和死亡率一度急剧下降的地方，疫情开始回归，有时候是大范围流行。这是为什么？根除失败到底是因为什么？

尽管专家们提供过许多种解释，但是现在回想起来根除疟疾努力的失败，相当大程度上要归因于知识不完备和绝对的理想主义，这种情况在此前所有根除项目中普遍存在。换句话说，失败的原因在于理想和现实之间的落差——理想是把世界看成一个无差别的地理空间，适用同一种方法，但现实是世界并不是一个单一的整体，而是由许多情况各不相同的地区组成的：不同的政治、经济和生物环境，公共卫生战略的要求也不相同。

当我们把世卫组织的专家们拟订的疟疾根除计划与每个国家执行计划的实际情况进行对比时，这种落差可能最明显。即使在项目实施得最成功的国家，根除计划也没能与当地实际完全合拍。一方面我们有一个明确、简单、很有科学依据的行动方案；另一方面，我们又听说发生了各种各样的状况：如DDT供应不足、运输卡车没有到位、官员们没有出现在应该出现的地方、资金没有到位、蚊虫的行为与预期不一样、农业开发计划改变了环境、人们拒绝配合，以及政客们失去了兴趣等。但考虑到这些挑战，以及行动的规模，根除行动取得的成果已经很了不起了。

1956年，专家委员会在日内瓦召开的第六次会议上首次起草这个受到质疑的疟疾控制规划；世界卫生大会批准在全球范围推动疟疾根除，人们觉得世卫组织有必要出台总体指导原则。[86]规划的主要原则应体现共时性、时效性和紧迫性；强调共时性，是因为如果想最后取得绝对成功，就必须在同一时期根除世界不同地区的疟疾；时效性是指在推行DDT喷洒行动数年后应能终结疟疾传播，并且此后也无须继续喷洒；紧迫性则是因为蚊虫对滞留型杀虫剂的抗药性这个越来越大的威胁，这意味着DDT发挥作用的机会窗口很小。该规划给疟疾根除下的定义是"一场终结疟疾传播、消除感染病例的有时限的运动，推行力度要大得足以在运动结束后，不会再度出现疟疾传播"。

基于这些原则拟订的方案清晰地分成四个阶段。首先是准备阶段，包括对一个国家疟疾状况的初步调查，制订计划，招募和培训工作人员，划设疫区，准备时间表和日程，以及开展试点项目等。

这个阶段会持续数月，但不会超过一年。接下来是攻坚阶段，这是整个方案的重心，涉及对疟疾疫区所有住宅喷洒杀虫剂直至阻断疾病传播，一般来说，这个阶段要持续三年，也可能更久，出现成效总共可能需要四年或者更长时间。第三个阶段是巩固阶段，即从停止所有喷洒作业到宣布疟疾被根除这段时期。这个阶段将开展血液检测，确定人群中是否还存在疟原虫感染；然后使用氯喹或其他药物治疗最后一些疟疾病例，确保那些躲过杀虫剂灭杀的蚊虫没有机会重新从人体获得疟原虫。最后是维持阶段，需要建成一个严密的人群监测系统，确保已根除疟疾地区不会从外部再度输入感染病例。只有当疟疾"基本上从世界根除"后这些行动才会结束。[87]世卫组织期待在5到10年内看到这个成果。在希腊的DDT喷洒项目进展鼓舞了人们对这个规划的信心，项目在1946年启动，1953年常规喷洒作业结束，此后病媒数量和疟疾病例都没有上升。这个结果似乎显示，整个根除规划可能会比最初预计的更快取得成功。

　　许多国家找到了拥抱世卫组织计划的理由。经济和技术援助方面的承诺是其中的一个（除了美国资助，从1955年到1958年，联合国儿童基金会通过旗下一些技术机构也提供了巨额援助）。据估计，从1957年到1967年，全球用在疟疾根除项目上的开支达14亿美元，1968年至1976年又追加了10亿—20亿美元。但正如奥姆里特在对印度的疟疾根除项目细致研究后指出的，从外部流入各国的资源本身并不算多，不足以解释根除计划为何能迅速得到采纳。事实上据估计，在1950年至1959年疟疾根除行动开展期间，印度接受的外部援助只占其所有卫生项目总开支的14%。[88]

　　为充分了解许多国家在这段冷战时期加入国际根除行动的原因，我们需要审视国际社会和各国日程当中存在的一些更广义的政治和意识形态思潮——人们对根除疟疾推动社会进步、科学技术发展和获得经济回报的共同信念。以1947年后的印度为例,奥姆里特描述了世卫组织许诺的让世界摆脱疟疾困扰的美好愿景是如何深入人心并融入国家独立和后殖民时期国家发展的愿景的;在当时的情况下,接受疟疾根除规划代表了一种"在国际卫生领域去殖民化的思潮"。对疟疾根除行动的这种描述异于平常,以往疟疾根除项目被说成帝国主义强加给受压迫对象的项目。

然而即使这种思潮帮助推动了国际事务"国内化",并说服许多国家加入疟疾根除规划,但是从理念到实践的道路并不一帆风顺;正如奥姆里特所说,"纸面的技术援助就像一台外表华丽的机器",但到了实际操作时"事情就变成一团麻杂乱无章",[89]而且每个国家的混乱都各有特点。

疟疾根除规划的这个事实被淹没在诸如疟原虫、病媒以及杀虫剂等千篇一律的科学术语和程序化语言中,这种语言没有考虑千差万别的环境因素——经济、财政、技术以及社会生态环境等——这些因素决定了我先前所称的疟疾"政治地理学"。日内瓦对疟疾根除的观点忽视了卫生领域的政治因素,认为每个参与国在疟疾及其根除上有着相同的利益,无论一个国家的流行病和卫生状况如何,疟疾防控就算不是最高优先级的工作,那也是最优先处理的事务之一。然而现实情况是,疟疾根除规划并非一个单一的项目,而是多个从国家层面组织的疟疾根除规划的组成项目。即使在最理想的情况下,各国疟疾根除规划的负责人也会发现,他们经常不得不偏离日内瓦和疟疾专家委员会发布的纲领规则,以适应各种意外出现的生物学和社会问题,而在一些关键时刻,为了达到目的他们完全按自己的方式行事。

委内瑞拉和疟疾根除规划

当然要说说委内瑞拉的经历。我在这里突出委内瑞拉，是因为在许多方面它的疟疾根除行动是在一些最理想的环境下开展的。这个国家的面积不像印度那样广阔。它在经济上和社会上都算"发展中"国家，然而在发展中世界它又不属于极度贫穷的那种，在20世纪50年代，其人均收入在拉丁美洲仅次于阿根廷（不过这种相对富裕的表象下隐藏着严重的社会不平等）。它的热带条件特别令人注意。当时抗疟项目的领头人是拉丁美洲最负盛名的疟疾学家之一阿诺多·加巴尔登博士，在政府的大力支持下，项目在技术层面达到了几乎无可挑剔的水平。[90]

如果疟疾根除规划无法在处于热带的委内瑞拉取得成功，那么它如何能在那些各方面条件，如组织效率、流行病学资源以及财政状况都不如委内瑞拉的热带地区取得成功呢？答案似乎是——不可能。疟疾可以接近消失，不再成为一个严重的公共健康问题；疟疾病例可以大幅度减少，甚至在一个国家的大部分地区根除。但是整个国家完全根除？这可能是一个无法实现——也没有必要的——理想。

到20世纪60年代初，加巴尔登承认了这个事实。世卫组织所界定的根除，不可能在他的国家实现。

加巴尔登的坦承意义十分重大，因为他是委内瑞拉疟疾根除计划的设计者之一，也是疟疾专家认知社群的重要成员，曾帮助推动世卫组织转向支持疟疾根除规划。[91]失败的原因也意义重大，因为与许多其他国家不同，委内瑞拉的问题不在于项目管理水平、人力、物资供应或者基本医疗服务，尽管委内瑞拉在这些方面也比较薄弱、零散。失败的原因与疟疾本身的地理、生态以及社会的特点有关。加巴尔登了解这一点。然而他并没有放弃整个根除项目，而是重新调整目标，决定进行"部分根除"——在委内瑞拉部分国土上根除疟疾（而非蚊子），对于国内其他地区，则重点转向监测遏制。世卫组织曾建议，某个地区如果连续三年没有出现过一例本地疟疾病例，就可以停止喷洒DDT，但实际操作中遇到这种情况时加巴尔登仍让人继续喷药。20世纪70年代，世卫组织的专家们建议在拉美地区把疟疾防控工作整合到综合公共卫生服务中去，但加巴尔登无视风向变化，继续心无旁骛地推行自己的疟疾根除措施。

加巴尔登说，他那些经过修正的手段把前期抗疟行动中成功实现的极低疟疾发病率保持了下去，而在那些采用世卫组织设计的方法的热带国家，疟疾几乎总会卷土重来。因此利齐奥斯说，加巴尔登在疟疾防控上走了一条"自主之路"。[92]

委内瑞拉的疟疾根除行动有两个突出条件：石油和使用DDT前的疟疾防控措施。第一个条件提供了资金来源，让政府在众多公共健康问题中优先应对疟疾。第二个条件搭建了一个基本的卫生服务组织架构，战后的疟疾根除行动正是在此基础上才能快速铺开。[93]

与拉丁美洲任何其他国家不同，石油对于现代委内瑞拉具有决定意义。到1928年，委内瑞拉大约年产1亿桶石油，成为当时世界主要石油生产国。尽管油价开始飙升是在1960年石油输出国组织成立后，但在此之前，尤其是从20世纪30年代开始，石油已经让这个国家的政治精英们赚得盆满钵溢。在30年代中后期，委内瑞拉的国家发展断断续续、腐败盛行，社会发展极不均衡，全国约350万人口中分布着数道阶级和种族鸿沟。1949年，加巴尔登报告说委内瑞拉人口近400万，其中20%是白人，8%是黑人，65%是印第安人和印欧混血人。政治局势高度不稳定，半民主政府常常上台后不久就被军方主导的政变推翻，随即开启强人统治。然而总的来说，历史学家认为，在石油和农业出口的支撑下，20世纪中叶的数十年可算是委内瑞拉一段至少有些经济发展和社会现代化的时期。[94]

石油和出口型农业经济的一个结果就是国家更加重视疟疾高发问题。到20世纪中期，据估计，人口不到400万的委内瑞拉每年的疟疾病例都有约100万例，其中数千人因疟疾死亡。事实上，疟疾已被认为是委内瑞拉总体死亡率居高不下的首要原因（据估计1949年该国的死亡率为2.11%）。在"大草原"地区，这片占据委内瑞拉国土总面积很大比重的内陆高山草原，死亡率高于出生率，因此许多村镇都人口凋零。不堪疟疾重负的政府在1936年通过一部《防御疟疾法》。一个专门疟疾防控部门很快成立。疟疾被视为经济发展、农业出口和吸引外国投资的威胁。到1949年，委内瑞拉政府在疟疾防控上的人均支出达到0.84美元，是拉丁美洲所有国家中投入最高的国家之一，消耗了当年医疗卫生总预算的25%。[95]

到那时为止，加巴尔登已经负责委内瑞拉的疟疾控制项目超过十个年头，他是这个国家，甚至可能整个拉丁美洲最顶尖的疟疾专家。加巴尔登在1930年获得行医资格后进入疟疾防控领域，当时正是业内围绕如何控制这种疾病争论最激烈的时候。在这个时期，他的方法结合了"意大利阵营"和"美国阵营"两种观点。加巴尔登与意大利人一样，认为疟疾与经济贫困、社会落后和恶劣的住房条件有关；但他也吸收了那个时期最新的与疟疾有关的昆虫学知识。1931年，加巴尔登在德国汉堡待了几个月，回国途中又在意大利短暂停留，他拜访了洛克菲勒基金会在罗马资助建立的疟疾实验站。在那里他了解了受到哈克特和其他洛克菲勒基金会现场专员推崇的抗幼虫疟疾控制技术。1933年至1935年，在洛克菲勒基金会的资助下，加巴尔登在位于美国巴尔的摩的约翰·霍普金斯大学公共卫生学院接受两年深造，并获得卫生学博士学位，这段经历让他进一步偏向通过蚊虫控制实现疟疾防治。

1936年，加巴尔登返回委内瑞拉，担任新成立的疟疾研究所负责人。在那里他开始开展疟疾流行病学和疟疾病媒研究。后来研究所从加拉加斯（Caracas）搬到马拉凯（Maracay）［这个在加拉加斯西南边的军事小镇在1992年曾因查韦斯（Hugo Chavez）从小镇的军事基地发动针对政府的政变未遂而名声大噪］。加巴尔登与洛克菲勒基金会继续保持密切联系，后者于20世纪30年代在委内瑞拉十分活跃，派遣了许多研究人员调查当地的按蚊种类，帮助委内瑞拉成为一个拉美地区年轻医师的培训中心。[96]此类接触加速了该地区公共卫生领域北美化的进程。委内瑞拉与北美的联系在1941年至1942年得到进一步加强，其间委内瑞拉暴发过一场十分严重的疟疾疫情，此时太平洋战争刚刚开始，美国美洲事务研究所向委内瑞拉提供了100万美元资金抗击那场疫情，重点目标是控制亚马孙雨林地区橡胶产区的疟疾。[97]

加巴尔登以研究细致严谨著称，一生出版多部作品。尽管加巴尔登把工作重点放在灭蚊上，他也没有失去从社会建设的角度防治疟疾的兴趣——也就是他所称的"整体卫生"法。他认为自己在20世纪30年代和40年代建立的疟疾实验站，应该原则上也提供其他服务，如接种疫苗、修建公厕以及传授卫生知识等。其中一些想法后来付诸实践，在贝当古（Betancourt）总统任内，加巴尔登于1959年至1965年担任卫生部长一职，他扩大了疟疾防控司的职能，使其承担环境卫生建设的任务。他指示该司设计建造卫生住宅样板，以取代委内瑞拉人普遍居住的不符合卫生要求（也难喷药）的乡村棚屋。[98]

加巴尔登无疑是一位出色的领导和公共卫生官员——与索珀如

同一个模子刻出来一样,精力充沛、意志坚定、高度自律,并对手下人也同样严格要求。作为国家的首席疟疾专家,他要负责许多疟疾防控活动,包括主持疟疾发病率调查,建立疟疾实验站,开展昆虫学和流行病学研究,以及制定切实可行的抗疟措施,等等。在第二次世界大战前,他把所有当时已知的除蚊手段都试了个遍,如在疟疾区开展排水工程,使用巴黎绿以及其他除杀幼虫的化学剂,以及从1943年开始给住宅喷洒除虫菊酯杀虫剂。[99]

慢慢地,加巴尔登把委内瑞拉分成数个容易控制的疟疾管理区,每个管理区由一位医生或技师担任负责人;这些负责人与所在地政府合作成立抗疟支队,成员由当地社区民众组成。[100]1937年委内瑞拉开始免费发放奎宁服务,将邮局和电报局作为发放点,仅一年内就发放了80万人份的药品。[101]

所有这些在1945年以前实施的抗疟措施的实际效果很难评估。战后加巴尔登在伦敦皇家热带医学与卫生学协会宣读一篇长长的论文时表示,相比1916—1920年的发病高峰期,委内瑞拉疟疾发病率和死亡率出现明显稳步下降,至于原因则很难简单地用"这是公共卫生努力的成果"来解释。例如,防治的大部分措施都没在农村地区实施,尽管农村人口占全国人口的50%,但只有25%的卫生预算划拨给农村地区。他推测疟疾病例下降的部分原因可能是经济条件慢慢改善,人们的生活水平得到提升。他还提到,在一些没有开展全国性疟疾防控运动的拉美国家,疟疾死亡率也同样出现逐年下降的情况。[102]现在看来,加巴尔登在1945年底为委内瑞拉引进DDT并立即投入使用,进而快速取得成功,很大程度上是叠加效果的作用:他使用DDT时正值委内瑞拉的疟疾疫情开始呈稳步消退之势(就像我们之前提到的,意大利、美国以及其他一些国家和地区也是这种情况)。

1943年，加巴尔登从一位军官那里了解到DDT的非凡特性，当时他正好在华盛顿给一些即将派往太平洋战场执行任务的美军医疗官员授课。战争一结束，在加巴尔登的安排下，委内瑞拉引进了DDT并将其用于疟疾防控，成为六个首批在1945年底引进DDT后就开始使用的美洲国家之一。

委内瑞拉从一开始就尽可能大规模使用DDT，而没有先对其效用进行测试，因为加巴尔登相信，委内瑞拉早已开展过充分的疟疾分布和流行病学情况调查，为评估疟疾防控和DDT的效果提供了足够的条件。研究人员早已在之前的研究中摸清了全国三个主要疟疾区的地理信息和流行病学特点，[103]此外也掌握了国内主要疟疾病媒的生活习性。达氏按蚊是该国最主要的病媒，因为它们嗜食人血。一个基本的疟疾组织系统已经成形，可以进行调整以适应DDT时代的需求，初步的人口分布图也已经制作出来，此外该国还有大量受过疟疾防控工作培训的公共卫生职员。所有这些有利条件让加巴尔登跳过了世卫组织推荐的准备阶段。

尽管委内瑞拉具备开展DDT项目的坚实基础，但加巴尔登仍然强调了根除规划面临的挑战。住宅喷洒作业不容易实施，因为全国受疟疾影响面积达到60万平方公里，大约是英国面积的三倍，许多住宅分散在交通通信条件落后、地图上没标示的地区。疫情的传播过程动辄长达一年，这意味着喷洒作业也需常年开展，对资源和行政效率提出很高要求；此外委内瑞拉的主要疟疾类型是恶性疟，即最致命的一种疟疾。

为开展DDT项目，整个国家被分成多个区，每个区设一名负责监督管理项目实施的区主管；DDT喷洒作业小队成员包括身穿统一制服的领队和喷药人，再加上司机等辅助人员；每个小队还准备了操作手册。到1949年，参与DDT喷洒作业的工作人员已经超过1500

人。处于疫情区的所有住宅优先接受喷药；每个区根据所辖范围内住宅数量和它们距离道路的远近安排各自的行动计划。负责一个片区的作业小队领队会提前一天派一个人通知那些住宅要喷药的屋主做好准备，并指导他们如何避免食物及物品受DDT影响。医生们采用脾脏检查的方式寻找和明确疟疾病例，每周向卫生部流行病学司发送报告。卫生巡查员在喷药后挨家挨户走访，采集血样，把血样载片送到现场实验室化验，然后送到中央实验室做进一步检测评估。整个过程从本质上不是把目标放在灭蚊，而是遏制疟疾传播上。加巴尔登坚持要求，DDT在生活空间的使用必须像此前用它对付埃及伊蚊一样精确、针对性强，尽管它针对的是住宅内的昆虫而不是幼虫滋生地。他反对有时任由未经培训的公共卫生人员参加的"随意行动"。疟疾防控工作需要经过专业训练——在这方面，加巴尔登无疑站在索珀一边。[104]

为住宅喷洒DDT项目起初确定的目标不到50万户，且每3个月就要重新喷洒一次，1947年和1948年，变成每4个月喷一次，而1949年就变成每6个月一次了。到1951年，大约70%的住宅每年只喷药两次，剩余30%的住宅位于难以到达的农村地区。[105]用于治疗疟疾的奎宁通过2500个发放点发放。

疟疾死亡率快速下降，从1941—1945年的每10万人中死亡112.3人下降到1948年的每10万人中死亡14.8人。[106]这个数字在1950年下降到每10万人中死亡8.5人，1955年更是下降到每10万人中死亡0.33人（相当于那一年的1209例病例总共死亡19人）。[107]疟疾病例大幅减少也带来了其他积极效应，一些疾病的死亡率开始呈下降趋势，婴儿死亡率首次下降（但1948年又升高了，加巴尔登认为是因为传播肠炎和腹泻病菌的苍蝇对DDT产生了抗药性）。然而，正如之前提到的，加巴尔登坦承，他也看到委内瑞拉同期的经济发展对疟疾的影响，社会经济因素和DDT在疟疾疫情消退方面扮演的角色相辅相成、无法分离。

立竿见影的成效让他从疟疾"控制"转向"根除"。[108]1951年，他提出"除了疟疾根除，没有其他目标"。[109]他预测委内瑞拉将是首个实现这一目标的热带国家。1954年他宣布，疟疾已从委内瑞拉20%的国土上消失，这代表49%的人口已在事实上摆脱了疟疾。加巴尔登认为，这是实施住宅喷药项目后热带地区里最大一片根除疟疾的区域，他是第一个如此表态的。从这个节点以后，委内瑞拉的根除计划开始把注意力转向搜寻剩余的疟疾病例，通过采集来的血样发现仍存在疟疾感染的地方。[110]

这些来自委内瑞拉的早期结果是如此令人鼓舞，甚至转变了那些对喷洒DDT的效果持怀疑态度的人的观点。索珀依靠它们让参加1954年第十四届泛美卫生大会的代表们通过了一个疟疾根除提案。[111]当批评者质疑根除疟疾是否有科学依据时，出席大会的加巴尔登列举了自己的成功案例，以及阿根廷和厄瓜多尔的早期结果，因此，利齐奥斯说，这就给根除这种疾病的理念提供了"具体的科学事实"。[112]1955年在墨西哥召开的会议上，世卫组织就疟疾根除进行了讨论，在28个提交动议的国家中，13个来自拉美地区，最终决议突出强调了委内瑞拉的例子。

在加巴尔登的敦促下，世卫组织参照泛美卫生组织早已设立的埃及伊蚊根除认证方法，开始建立疟疾根除认证制度。根除工作同时在多个拉美国家开展。1959年，委内瑞拉要求泛美卫生组织启动程序，认定其超过40万平方公里的国土面积已根除疟疾，并将其列入世卫组织已根除疟疾地区名单；1961年该地区如愿进入名单，加巴尔登宣称它是第一个被认定已彻底消灭疟疾的热带国家。到1966年，26个拉美国家或地区中有6个通过了认证，其中有整体消灭疟疾的，也有部分地区实现根除的，此外还有3个国家看上去也有希望实现根除。[113]

日渐严重的问题

尽管委内瑞拉等国家和地区的DDT使用取得了前期成功，但到20世纪60年代初，各地疟疾根除项目又开始陷入困境。以印度为例，其根除项目让所有其他国家都望尘莫及，光雇用的工作人员就达到15万，但该国幅员广阔，地区之间差异性很大，政府的联邦架构导致事情复杂化，每个邦拥有极大的自主决策权力，有时候一些邦的卫生主官会对抗中央政府的决策，巡查人员马虎懒散或者DDT供应短缺等问题也时有发生，而最主要的问题是缺乏足够的基础卫生服务，这些都是疟疾根除项目面临的挑战，因此尽管从多方面衡量，疟疾根除行动在印度取得了令人惊叹的成功，报告的疟疾病例大幅减少，但同样也有越来越多的人意识到，疟疾或许不会也不可能被完全消灭。病媒的抗药性越来越令人担忧。[114]

在拉美大部分地区情况也十分相似。早期令人振奋的控制疟疾成果可能因各种困难付诸东流，这些困难包括资金不足、药物短缺、管理不到位，以及蚊子对杀虫剂和疟原虫对治疗药物的抗药性问题等。索珀了解这些挫折，因为他陆续听到每年参加泛美卫生组织各种会议的各国代表的反映。一些国家指责泛美卫生组织没有提供足够的资金支持（不过该组织1954年的预算只有200万美元，根本没有能力给每个根除项目提供巨额资金），以至于许多国家不得不把很大比例的卫生预算投入疟疾根除项目，即使当绝对根除的目标仍遥遥无期时也不例外。美国在1957年向泛美卫生组织额外提供了150万美元，用于疟疾根除项目（美国已经承担了泛美卫生组织

66%的日常经费预算），即便如此，资金还是短缺。例如，萨尔瓦多报告说，该国卫生部将把总体预算的30%投入疟疾根除规划中，并动员三分之一的职员参与行动，尽管疟疾那时已不再被列为国家最严重的公共卫生问题（因为之前的疟疾控制工作产生了一些效果）。萨尔瓦多卫生部长说，为维护根除理念，他不得不引用泛美卫生组织和世卫组织在推广该项目时使用的所有科学论调，特别是有关根除项目的长期成本将比无限期地维持控制项目要低的说法。他说："公共卫生部门不得不承诺，根除计划将在未来四五年内取得成功。政府、公众和医学界都在等着看这个投入了如此多国家资金的计划的成果。"[115]

甚至一些有很强的政治动机想与国际组织及美国合作的国家，如巴西，也发现很难让本国的疟疾防控工作与新根除主义者的理念保持一致。巴西已经建立了自己的疟疾防控制度，并在战后结合DDT（1947年引进）和抗疟药开发出独特的战略。在亚马孙雨林地区，由于人口分布很分散，疟疾病媒并非生活在室内，他们就创造性地发明了氯喹盐——就是混合了氯喹的食用盐（就像预防地方性甲状腺肿大的加碘盐一样）进行发放。从1940年到1958年，巴西每年的疟疾病例数量急剧减少，从每年估计800万例下降到只有25万例。这些数字证明，疟疾控制计划实施得十分成功，只不过它不是一个美国、泛美卫生组织和世卫组织想要的根除计划。直到1958年，巴西终于启动了疟疾根除规划，并预计准备阶段至少持续两年。[116]1964年，巴西报告说有望在1968年进入下一阶段——攻坚阶段，随着疟疾根除行动有序进行，疟疾病例快速减少，到1970年下降到只有大约5.2万例。然而10年后，疟疾病例再次增加，到1980年达到17万例，此次病例上升很大程度上是因亚马孙雨林地区的开发项目所致，从修筑高速公路到开矿，再到农业开发，这些行为给按蚊提供了新的繁衍场所。成千上万没有免疫力的易感人群被开发项目吸引到这些条件艰苦、通常一片狼藉的新居所，缺乏最基本的医疗保障。[117]

在墨西哥，情况有几分相似。刚开始也是疟疾病例大幅减少，但接着项目陷入停滞，最后疟疾卷土重来。[118]泛美卫生组织在20世纪60年代中期发布的一份报告说，无法预测疟疾何时能从美洲大陆根除，因为根除规划在实施过程中碰到的一些生物学难题常常出人意料，是启动时没有预见到的。[119]

然而，索珀直到最后还是一如既往地认为根除疟疾是有可能的。1965年，退休后的他在约翰·霍普金斯大学公共卫生学院举办的一次讲座中宣称："对于根除主义者而言，显示自己有能力减少某种疾病的发病率，其实就等于证明，他要为没有根除这种疾病承担责任。"[120]

他在书中表示，仅控制疟疾在道义上是不足的，然而另有许多人著书认为，根除疟疾似乎是不可能的。

然后是DDT的问题。索珀并非对DDT的潜在危险一无所知。当撒丁岛的DDT试验在1946年开始时，索珀致信为该项目提供大部分资金的洛克菲勒基金会，表示如果DDT广泛使用可能会出现一些副作用，他听到有人报告说，动物食用喷洒过DDT的草料后其奶中有很高的杀虫剂含量，他还附上了有关空中喷洒DDT导致动物死亡的报告。根据豪尔（Hall）近期对该项目的描述，当年索珀的这些担忧并没有公之于众（后来针对人群的试验没有显示DDT残留对人体有损害）。[121]在智利的疟疾根除规划中，除了住宅，所有家畜棚每三周也要喷一次药。此外还有许多人提议向饮用水定期投放DDT杀死蚊子幼虫。

蕾切尔·卡森在1962年出版的《沉寂的春天》，让化学杀虫剂对环境造成危害的问题成为疟疾根除之争的焦点，这一点我们在有关黄热病的第四章已经讲述过。作为辩论的一方，卡森写作的目的是吸引人们关注大规模使用杀虫剂对动植物造成的那种无声无息、隐蔽而又长期的伤害，因为当时大多数专家坚称杀虫剂是无害的。卡森写道："我的意思不是说绝对不能使用化学杀虫剂。我质疑的是，我们把有毒的、可能对环境造成影响的化学品，不加区分地送到那些很大程度上不知道或者完全不知道其潜在危害的人手中。"[122] 大约在同一时间，医学界提出了一些有关维持微生物和人类间平衡的具有环保意识的观点，使用的关于健康和疾病的新表述减少了军事化色彩。

当DDT在美国招致越来越多批评时，索珀仍然对DDT保持相当积极（不过更加谨慎了些）的看法，认为至少可以将其用于公共卫生目的（正如我们前面提到的，卡森的攻击目标主要是DDT在农业领域的过度使用）。然而他大部分时候把自己的想法留在私人笔记本和日记中。在公开讲话时，他的主要论调与世卫组织杀虫剂专家委员会成员的观点相似，即长期使用杀虫剂对人类健康的影响远远利大于弊。他还担心，如果过早停止喷洒DDT，疟疾会卷土重来，就像1968年斯里兰卡的遭遇一样。当年斯里兰卡停止喷药后，疫情大规模复发，疟疾病例上升到超过10万例，于是第二年斯里兰卡又恢复了DDT喷洒作业。[123]

然而有关DDT安全性的话题并没有消失。慢慢地，科学界和公众开始形成一个共识，那就是疟疾防治的目标应该是控制，而不是根除；至少在对付农业害虫时，滞留型杀虫剂（药效持久的杀虫剂）的使用应该加以限制，除非有控制病媒的迫切需要。后面这个条件给索珀和其他疾病根除主义者留了操作空间，但是到了20世纪70年代，这个空间被关闭了，因为当时开展了一个完全禁止DDT使用的运动。1970年12月，一位美国医生写信给索珀，希望他起来反对这个正在进行中的"歇斯底里的反DDT运动"。然而索珀的回应很冷静。他回信写道，他很惊讶"DDT使用遭到无端攻击"，但又补充道"我更加惊讶的是一些广泛、严肃的研究发现，DDT对世界多地的生态环境产生了影响"。他写道："毒理学家们提供数据显示鸟类和海洋生物最易受影响，这让人十分不安。当前的证据让我相信，必须抛弃随意使用DDT的做法。DDT应该在绝对必要的情况下使用，最好设定必要条件，以免给地球额外增添沉重的负担。"他请求收信人不要将信中内容予以公开，因为他还在阅读有关DDT的资料。最后他写道，他相信我们还得继续在疟疾防控方面使用DDT，"要不然某些目前已基本摆脱疟疾的地区，会再次面临疟疾大流行"[124]。

1972年，在环保主义者越来越大的压力下，美国政府终于做出回应，在全国范围内彻底禁用DDT［不过狄氏剂（Dieldrin）及其他替代DDT的杀虫剂继续在广泛使用，且那时美国当然已经没有了疟疾］。然而，世卫组织的杀虫剂专家委员会支持在公共卫生领域继续使用DDT和其他杀虫剂。直到今天仍有许多公共卫生官员支持这个立场（而且目前南非等国家和地区确实还在用DDT控制疟疾）。

世卫组织转换战略

1968年，形势发展到一个节点，时任世卫组织总干事马科里诺·坎道一直是疟疾根除战略的忠实捍卫者，但最终不得不在世卫组织内部越来越多的批评声中屈服，同意重新评估整个根除规划。1969年世卫组织发布评估报告，承认许多地方没有实现根除疟疾的目标，可能也无法实现。报告建议，前景良好的国家应继续向根除疟疾的目标前进，而那些似乎不适用根除目标的国家，或者尚未启动根除项目的国家，应该回到控制疟疾的轨道上。"[125]利齐奥斯说，回归疟疾控制就是承认根除战略已经失败，这让许多国家措手不及。不是所有根除项目都停止了，但随着资金开始枯竭，许多项目的境况慢慢恶化。美国早在之前10年就已经停止免费对外提供DDT，而停止生产DDT的时间还要早很多。以印度为例，原先只需接收美国运来的免费DDT，后来则要通过贷款的方式购买这种杀虫剂。

疟疾根除以及（或者）控制项目在许多地方快速没落，说明它们缺乏真正的政治支持。疟疾疫情每次死灰复燃，政府就会出台一次控制措施，就像J. A. 纳杰拉（J. A. Nájera）所说，这是在用"救火"的态度应对疟疾。在思考疟疾控制可持续问题并回顾过去40年的记录时（从20世纪50年代初到80年代初），身为世卫组织疟疾专家的纳杰拉博士强调了社会经济因素在疟疾控制方面的重要性。他把国家分成三类：1. 人口和社区组织结构相当稳定的国家，医疗服务和基本卫生条件满足最低要求水平。在这些国家，疟疾的根除是社会经济发展和根除行动共同作用的结果；2. 由于社会政治不稳定和经常失控的资源开发（如在森林地区开矿），导致疟疾病例曾爆炸式增长的国家；3. 介于上述两者之间的国家。通过疟疾根除规划，这类国家大大削弱了疟疾传播但没有实现根除，而且由于它们过于依赖外部支持，没有充分调动当地社区或卫生服务机构参与，已取得的成果十分脆弱。纳杰拉写道："从今天的角度回顾历史，看看20世纪50年代和60年代的全球根除行动，简直是国际联盟疟疾委员会（在1927年）做出的判断的又一次佐证。"他又一次引述曾经让疟疾专家们耿耿于怀的话语："历来专门开展的抗疟行动，大多数一开始夸大预期，然后或早或晚弥漫失望情绪，最终彻底荒废。"[126]

加巴尔登决心让委内瑞拉项目避免遭遇荒废的命运。对于世卫组织有关改变战略的建议，加巴尔登特别有资格进行评价。一方面，他认为世卫组织在1968年的报告中所描述的减少疟疾成果，是"一个空前的国际成就，为公共卫生服务提供了条件"。在原先16.92亿人生活的疟疾流行区，6.54亿人生活的地方已经根除了疟疾。另一方面，他承认自己的热情受到打击："与我15年前的观点相反，世界范围的疟疾根除现在已经成为一个遥不可及的目标，不得不得出这样的结论令人沮丧。"因此，他说，开展疟疾根除必须考虑到其成果具有"不稳固、地区性和暂时性"等特点。[127]

他从自己的工作经历中知道，委内瑞拉有不同类型的疟疾，并非全部可以根除。这些疟疾分别是"易感型"（responsive）疟疾、"顽固型"（refractory）疟疾和"难解型"（inaccessible）疟疾。只有"易感型"疟疾在理论上有根除的可能，正如其名称所示，这种疟疾的病媒对于住宅喷洒的DDT或其他杀虫剂十分敏感，容易受影响，因为这种蚊子的习性让它们习惯性地在人们家中生息。与世卫组织当初制定根除战略时的预测一样，系统性施用杀虫剂能阻断疟疾传播。然而"顽固型"疟疾指的是对DDT不敏感的病媒传播的疟疾，这类病媒要么通过回避行为（如飞离或远离已喷药的物体表面）学会适应杀虫剂，要么干脆不受住宅施药影响，因为它们一般都在杀虫剂药性难达的地方繁衍，如Kertezia按蚊病媒就在凤梨科植物中繁育。"顽固型"疟疾还包括随着时间推移对杀虫剂产生抗药性的病媒传播的疟疾。

"难解型"疟疾指的是受至关重要的社会因素影响的疟疾。在委内瑞拉，由于不同群体的行为或者文化影响，如有人拒绝在住宅喷药，有人习惯四处迁徙，导致疟疾无法控制。加巴尔登特别在意的是散布在委内瑞拉境内亚马孙雨林地区的美洲印第安人。一小群血液中携带疟原虫的人，随时可能把疟疾再次带入已根除这种疾病的地区，出于这个原因，他大声反对世卫组织的建议，即在攻坚阶段阻断疟疾传播后，就停止杀虫剂喷洒作业。

利齐奥斯所称的加巴尔登在疟疾控制方面的"自主之路"有三方面内容。按照世卫组织的最初方案，一旦某个地区实现根除目标，就应该停止DDT喷洒作业。而加巴尔登，我们上面说过，并不同意这一点，因为他知道只要他的国家还存在少量"顽固型"和"难解型"疟疾，疟疾就可能随时卷土重来，必须持续喷药阻止其重返已经根除的地区。他总结说，"如果缺乏更有效的新手段还要坚持大范围根除'顽固型'疟疾，那就是浪费时间精力和资金的行为"[128]。但是他提出，那些疟疾已经消失的地区应该也可以用"根除"一词。为什么不把"根除"变得不那么绝对呢？为什么就不能接受"部分根除"呢？他与世卫组织的第二个分歧与该组织强调积极的病例检测工作有关；加巴尔登认为，除了某些即将实现根除目标的地区，在其他地区开展血液检测工作是劳民伤财；对他来说更好更经济的做法是集中精力维持杀虫剂喷洒作业。[129]

最后，当世卫组织在1969年建议各国开始把疟疾项目并入各自的综合卫生服务体系时，加巴尔登却背道而驰。花了30年时间建立起一个专业疟疾防控服务体系和专业服务团队，培养了一批流行病学专家和昆虫学者，加巴尔登不想这一切土崩瓦解。在他看来，更好的方法是扩展疟疾防治服务，走向综合化，使其承担应对国内其他传染性疾病的职能。[130]在加巴尔登1959年至1965年担任卫生部长期间这个想法得到部分落实，疟疾病学司升格为疟疾病学与环境卫生部（Ministry of Malariology and Environmental Health），除疟疾外，还负责应对如恰加斯病（Chagas disease）等疾病。这个扩展后的部门负责实施环境卫生项目，其中包括为穷人建设卫生住宅样板房以取代人们普遍居住的棚屋，因为这种简陋住宅无法有效保护人们免受昆虫病媒侵扰。[131]

这种做法与世卫组织的建议大相径庭，但肯定符合当地需要。

在漫长的公共卫生职业生涯中，加巴尔登一直坚持自己的立场直到最后，维持杀虫剂喷洒作业，努力确保已实现根除目标的地区不再出现疟疾感染。他对委内瑞拉取得的成就十分自豪。到20世纪80年代中期，除了少数边远地区，疟疾事实上已经在委内瑞拉消失了。加巴尔登认为，过早停止喷洒杀虫剂是个错误；在委内瑞拉、毛里求斯和圭亚那等系统使用DDT的国家和地区，人均预期寿命以公共卫生领域前所未见的速度提高；而昆虫对DDT及其他杀虫剂产生抗药性的问题，不是因为它们在公共卫生领域遭到的滥用，而是由于农业领域的过度使用；而世卫组织建议各国把疟疾控制项目转入综合卫生服务，这是另外一个"转胜为败"的因素。1983年，他在委内瑞拉采取的措施得到世人关注，他在著作中写道，正是这些措施"让如今的委内瑞拉，成为唯一的在已根除疟疾地区没出现过疫情大规模死灰复燃的大陆热带国家"[132]。

全球疟疾根除的悼文？

还有许多其他人也像加巴尔登一样，认为疟疾根除计划被过早放弃了，并为此感到痛惜。亚伯拉罕·霍维茨博士担任泛美卫生组织的执行主任后，视野较索珀开阔，更多地从社会经济学的角度看待卫生领域的决定因素，不过他也指责"对环境保护的过度热情"威胁到DDT正常生产。保罗·F.拉塞尔同意布鲁斯–查特的观点："我们不能把过去几十年的成果就这么丢掉。"[133]

索珀当然对世卫组织放弃他的根除理念、并建议各国开始把疟疾防治并入综合卫生服务的做法感到沮丧。他说，许多国家都没有综合卫生服务体系，而有些国家即使有，也缺乏根除疟疾的技术经验。总之，索珀公开出版的作品很少谈到疟疾（在他的回忆录中，只提到他在巴西和埃及根除冈比亚按蚊的经历，但几乎没有提过疟疾根除规划）。[134]

然而在这件事上他显然有自己的看法。1959年刚从泛美卫生组织退休后，他花了两个月时间走访中国台湾地区和菲律宾、斯里兰卡、印度等地的疟疾根除项目，结果感到十分失望，因为他认为这些地方对根除目标并没有全力以赴，偏离了初衷。在他访问过的地方，他觉得问题所在并非蚊虫对杀虫剂越来越强的抗药性，而是项目管理的瑕疵。与加巴尔登一样，索珀也认为最重要的事情是维持喷药作业，直至覆盖每一个人类聚居区，他一如既往地相信，根除项目的重点不应只是确诊并治疗每一位疟疾病人。他说，人们的兴趣和决心总是很容易随着疟疾的消退而逐渐消失，从而满足于"部分根除"——在他眼里，这是一个自相矛盾的概念。他自始至终相信，根除疟疾是可能的，哪怕是在非洲，但不能三心二意地开展工作。[135]

然而到了这个时候，风向已经改变了。在热带地区，绝对意义上的根除只有少数几个岛国或者某个国家的部分地区能够实现。那些没有启动根除措施的国家，对相邻的已开展根除项目的地区构成持续威胁。

"自然"本身也给疟疾根除工作设置障碍，昆虫对DDT以及其他如狄氏剂等杀虫剂产生抗药性就是其中一种形式。找出可能携带疟原虫的人、然后检测他们的血液是另外一个难题，这需要一个许多贫穷国家根本无力建立的疾病监测体系。

颇为矛盾的是，增加人们挫败感的正是疟疾根除规划曾经的成功。这是因为，在一些疟疾疫情最严重的国家，特别是印度，开始阶段疟疾病例大幅减少，死亡率的下降带来人口快速增长，然而这种情况却引起海外捐助国——特别是美国——越来越大的忧虑，它们担心世界上一些最贫穷的地区可能出现"人口过多"的局面。奥姆里特描述了这种担忧导致的"人口控制的胜利"；他注意到在20世纪50年代，美国的人口研究发展很快，而疟疾根除规划正是在那个时期启动的。[136]当初的"发展"观点预言疾病的减少关系到经济的成功发展，而此时却被与人口过剩关联起来。因此，20世纪60年代节育政策成为新的重点，而印度则是大规模执行这项政策的国家［特别是在英迪拉·甘地（Indira Gandhi）任总理期间，强制推行］。

随着人口控制成为发展中国家的新口号，疟疾控制陷入困境，拨款减少，世卫组织本身也对此没了信心，不再认为根除疟疾是可行的，加上担心大规模使用杀虫剂会对环境造成伤害，最终疟疾根除敲响了丧钟。到1964年，印度88%的国土已经根除了疟疾，但后来不久疫情就开始反弹。[137]1976年，印度报告了645万例疟疾病例，后来恢复控制措施，但开展多年后也只把疟疾病例减少到约200万例。

斯里兰卡（当时叫锡兰）的经历是导致疟疾根除规划获得负面评价的一个特别重要的因素。斯里兰卡实施DDT根除项目有很好的历史基础，早在第二次世界大战前就推行了疟疾控制举措，"二战"期间也系统开展了基于除虫菊酯的空地喷药项目。1946年斯里兰卡出台国家疟疾控制规划，在脾肿率超过10%（一种初步衡量疟疾发病率的方法）的所有地区进行杀虫剂喷洒作业。1958年，控制规划正式变为根除规划。杀虫剂喷洒作业取得显著成效后在20世纪50年代中期停止了，但1956年疟疾疫情卷土重来，于是又不得不恢复喷药。斯里兰卡的疟疾死亡率和疟疾病例在杀虫剂喷洒作业开展期间显著下降，疟疾病例从1946年的27.5万例下降到1955年的1.1万例。

然而随着项目遭遇各种困难，人们对喷药作业的热情逐渐消退，疟疾疫情出现报复性反弹，1968年至1969年发生了疟疾大流行（1969年报告疟疾病例超过50万例，相比之下1963年只有17例）。1966年，加巴尔登接受世卫组织派遣，前往斯里兰卡评估疟疾疫情，工作结束后他给出的建议是：继续喷药！[138]此次疟疾疫情大暴发的影响尤为严重，因为根除疟疾项目的早期成功已经让斯里兰卡人失去了对疟疾的获得性免疫。英国殖民地医生们早先表达过的担心成为现实：他们认为，如果疟疾控制措施没有持续进行，就可能发生严重后果。[139]

那么，我们该如何评价疟疾根除方面的所有努力呢？法利曾经说过，公共卫生界的舆论就像钟摆从一个极端摆向另一个极端，一会儿认为要实现卫生体系转型，必须先有经济发展；一会儿又相信要实现经济发展，必须先进行卫生体系转型。[140]真理可能就在两个极端之间的位置，就在一种良性循环的感觉，就是我们在许多最理想的案例中看到的那样：经济发展带来收入增加、住房条件改善、受教育程度提高以及病有所医，与此同时公共卫生干预带来更好的卫生条件，反过来又促进经济表现。

就像前面提到的，目前的普遍共识是，疟疾根除规划是个巨大的失败。尽管多年来它降低了许多地方的疟疾发病率和死亡率，但还是没有坚持到最后，因为它没有考虑到导致疟疾流行的复杂的决定因素，以及依赖技术手段解决卫生问题的危险。从有利的方面看，到1974年底，世界上原先生活在疟疾流行区的19.45亿人口中，73%的人已经摆脱疟疾（剩下大约5.23亿仍面临感染疟疾风险的人口分布在中南美洲、亚洲、西南太平洋地区以及最严重的非洲地区）。此时世界范围内的疟疾病例每年约1亿例（如今每年的疟疾病例在3亿至4亿例），死亡病例大幅度减少，但每年仍有约100万例。

从不利的方面看，那段时期疟疾疫情在几个热带国家出现大规模复发，而在此前10年这些国家的疟疾根除工作还似乎势不可挡——尤其是在印度、斯里兰卡、泰国、巴基斯坦、菲律宾、印度尼西亚以及中南半岛。甚至在委内瑞拉，疟疾后来也卷土重来。[141]

正如《柳叶刀》杂志在其1975年的一期评论文章《疟疾根除的悼文？》中所说，疟疾根除规划的功过很难评价。[142]

世卫组织对根除规划的重新评估也得出了不那么积极的结论，重新致力于基础卫生服务建设，取代以疟疾根除规划为代表的单一疾病防治行动，这个结果似乎不仅宣告了疟疾根除规划的终结，在更广泛的意义上也宣告了根除理念的终结。

根除作为一个公共卫生理念最终获得救赎，是因为另一项根除行动，这个行动在缺少世卫组织的资金和关注的条件下，经过数年缓步前行，终于获得迟来的成功，给根除理念注入了新的生命。这就是天花根除行动。威尔伯·唐斯曾评价说："在疟疾根除努力付之东流后，天花根除项目挽救了大局，挽救了国际组织的声望，让它们重新建立起信誉。"[143]

第六章

根除天花的最后一击

根除天花的过程十分漫长——不过也可以说很短,这取决于人们看问题的角度。说过程漫长是站在历史学家的角度,从詹纳在1796年发现天花疫苗,到人类彻底摆脱天花的折磨,中间隔了近200年。说耗时短的是那些在根除天花最后阶段集中力量毕其功于一役的人们,他们只花了10年时间(1967年至1977年)就完成了使命。

根除天花的漫长历史见证了许多劳而无功的努力。例如,索珀领导下的泛美卫生组织"抢跑"世卫组织,在1950年通过一项决议,呼吁成员国行动起来把天花从西半球清除。但事实证明这个目标最终也像索珀的其他根除努力一样难以企及。索珀花了数年时间致力于协调美洲大陆各国的大规模天花疫苗接种行动,然而到1959年他退休时这项工作仍未结束。该地区的天花发病率大幅度下降,但没有达到零发病的目标。1966

年，世界卫生大会投票决定集中技术和财政资源，以及最大的政治意志，全力完成这项工作。最后一例天花自然病例发现于1977年。1980年，世卫组织正式宣布天花已被彻底征服——这是人类历史上首次通过主动干预消灭一种人类疾病，这是一个伟大的成就。几个世纪以来，天花一直是最致命、最让人类不堪重负的疾病之一，如今它终于消失了。

鉴于这是（迄今为止）根除人类传染病的唯一成果，公共卫生专家们理所当然地对根除天花的过程展开了近距离详细研究，想弄清使这个项目最终成功的要素有哪些。[1]有些人总结说，问题的答案很大程度上要从这种疾病本身的生物学和临床特点上找。首先，尽管天花是一种病死率高、传染性极强的传染病，但它只在人类之间传播，而且在易感人群中扩散速度很快，很多人是因吸入空气中的病毒致病；天花病毒不借助充当中间角色的病媒，如昆虫，也没有其他动物宿主；在临床表现上，天花的症状十分明显，因为在12天至14天的潜伏期后，感染病毒的患者体表会出现大量醒目的皮疹，并最终扩散到全身；这意味着天花是一种高度可见的疾病，容易发现和诊断。其次，由于缺乏有效治疗手段，天花的死亡率极高（感染病人的死亡率为20%—30%，有时儿童的死亡率高达80%，死亡率与当地的流行病状况及其他环境密切相关），因此天花在公共卫生领域获得高度重视，从而推动政府采取行动。最后，也是最重要的，人们发现了一种十分有效的天花疫苗，预防这种传染病的效率达到95%。

然而如果我们不当事后诸葛亮，从前人的角度而不是现在的角度看天花史，那么上面有关根除天花的成功因素的解释似乎就不全面了。例如，当世卫组织在1958年批准世界范围内开展天花根除行动时，影响绝对根除能否实现的关键因素——天花病毒是否有动物宿主——毫无疑问还没有得到确证。人们投入了大量努力和时间，最终才获得相关科学依据。[2]

当时还有许多流行病学方面的问题有待解答。人们曾普遍认为，天花是所有人类传染病中传染性最强的一种。受感染个体从出现皮疹到最后一个脓疱疹结痂脱落的这段时期，最容易把病毒传染给其他人。但是在20世纪60年代，非洲和印度的公共卫生工作人员展开细致调查，研究天花是怎么从一个家庭传到另一个家庭、从一个村传到另一个村的，结果他们发现，人们因偶然接触感染天花的例子很少见，通常需要经过数天很近距离的接触才会感染病毒。这个发现对于应该如何接种疫苗意义重大，导致根除项目在最后阶段改变了策略。

在临床表现上，天花也不总是那么明显或容易发现。最危险的一种天花叫作大天花，症状非常显著，因为在大约10天病毒潜伏期后，受感染者身上会出现非常醒目可怕的皮疹，一开始是在脸、手和脚等部位，并伴有高烧和剧痛；然后皮疹发展成脓疱疹，并覆盖全身，患者会极其痛苦。大天花病人往往容易死于休克。

然而还有另外一种危害要小很多的天花，叫作小天花（有时也称类天花），引发的皮疹不太明显，死亡率也低许多，感染病人死亡率为1%—2%，而大天花患者的死亡率达30%或以上。小天花出现在19世纪的某个时期，到20世纪30年代在美洲和欧洲大部分地区开始取代大天花的位置。[3]对于天花病人来说这显然是好消息，却让根除天花的工作变复杂了，因为人们更容易接受并忍受这种疾病了，把它当成小病痛对待。由于病例无法得到及时发现，天花病毒可能在感染者被隔离前就传播开了。小天花引发的皮疹更容易与其他疾病，特别是水痘，引发的皮疹混淆。总之，除非积极刻意去寻找，否则小天花病例很难确定。这需要一个得力的疾病监测系统，而当时许多国家显然是不具备的。这还意味着在小天花病例占绝大多数的国家，不会如华盛顿或日内瓦的天花根除人士所愿，高度重视这种疾病。

那么疫苗呢？当然，疫苗是天花得以根除的关键。但在整个根除行动过程中，天花疫苗的质量很不平衡，疫苗的效力没有保证，有效率各不相同（而且经常没有关于疫苗有效率的评估或记录）；各国的疫苗施种技术也参差不齐，可能造成接种者极大痛苦。在巴西，当地使用的疫苗"极少符合有效性和稳定性方面的通用标准"，而且常常受细菌污染。[4]

实现根除天花的路上存在许多障碍。在进入强化根除天花行动的阶段以前，此项行动的资金一直捉襟见肘，项目实施也断断续续。许多人，甚至包括那些亲身参与行动的人，直到最后一刻还在怀疑天花根除行动能否取得成功。唐纳德·亨德森（Donald A. Henderson）曾领导世卫组织在1967年开始的加强版天花根除行动，他当时说，实现根除的"机会极小"。[5]我们看到，许多作品以过来人的角度看待历史，认为根除天花的胜利是板上钉钉的事，实际上这掩盖了事实，那就是在通往终点的路上存在许多不确定因素，人们走了许多弯路。

再重申一次，我认为回顾历史很有用，但人们常常会歪曲历史；历史是需要我们认真对待的。在追寻绝对根除一种疾病的"圣杯"的过程中，人类取得了最伟大的成功——这是冷战正酣时期一次真正成功的国际合作，是决心让一个项目有始有终的结果。这段历史同时也可以被当成国际公共卫生政策领域的一个前车之鉴。根除是一个极难实现的目标。挫折是家常便饭；知识总是不完备；历史的教训常被抛在脑后；国际协调合作总是来之不易。然而尽管如此，这次根除工作总算完成了。

从人痘接种到疫苗接种

天花根除行动与其他战后根除行动的区别在于，它不是DDT和青霉素等战时新技术成果促成的，而是基于现成的最古老的疾病预防技术——人类发现的首个疫苗。今天，儿童接种疫苗已成为惯例并被广泛接受，但我们可能很难想象，1796年首次发现天花疫苗的过程多么具有开创性（下一个预防人类疾病的疫苗是狂犬病疫苗，由路易·巴斯德在1885年首次成功施种）。

18世纪末期，天花的传染范围很广，是致人死亡的主要杀手。在欧洲，据估计仅1800年一年就有40万人死于天花；到19世纪，城镇地区每年20%的死亡病例可能因感染天花所致（而且三分之一的儿童死亡病例也是由于天花）。[6]天花会引发角膜溃疡，许多人因此失明（可能有三分之一的失明病例是感染天花的结果）；很多幸存下来的人脸上会留下深深的瘢痕。

尽管当时没有有效的治疗方法（现在仍然没有），但人们可以通过人痘接种预防天花。方法是从天花脓包中提取脓浆，然后用沾染脓浆的指甲抓破受种对象的手背或者手臂皮肤直接植入（有时候也把脓浆吹进鼻孔），受种人会出现一种轻度天花病症，熬过病症的人则以相对较小的身体受损代价，换取对天花的终身免疫。到18世纪，这项古老的技术在世界多地得到应用。[7]18世纪20年代，玛丽·沃特利·蒙塔古（Mary Wortley Montagu）夫人在伊斯坦布尔了解到这种技术（当时她的美貌已被天花夺走），并把它引进英国，立刻就受到热捧。人痘接种引发的天花死亡率在0.5%至2%，这比自然病例30%以上的死亡率低很多，因此人痘接种技术得到广泛应用，并在欧洲部分地区一直延续到19世纪末，而非洲直到20世纪还有地方在使用这个方法。

不过人痘接种技术有两个重大缺陷：一是它有时候会引发重症天花而非期待的轻型天花；二是由于它给人接种的是活性天花病毒，接种过程中可能会在不经意间让天花病毒在社区扩散，从而导致新的天花病例。[8]

詹纳的疫苗有一个关键的不同之处，比起人痘接种要安全许多。18世纪90年代，在格罗斯特郡乡村地区行医的詹纳决定验证当地流传的一个说法，那就是当地患过牛痘的挤奶女工不会感染天花（因此她们的皮肤上也没有天花瘢痕）。牛痘是一种不太常见的动物疾病，在英格兰西部农村地区尤其罕见。1796年，詹纳决定给一位名叫杰里米·菲普斯（Jeremy Phipps）的8岁男孩接种从一名感染牛痘的挤奶女工手上的脓包提取出的脓浆，并观察他是否会受感染。结果男孩没有。接着，詹纳在其他人身上的试验进一步证实了他的发现。就这样，詹纳所称的"牛痘"（variolae vaccinae）疫苗就被发现了。[9]让人们感染上牛痘就是防止天花感染的方法。

从技术上而言，詹纳的种痘法比起人痘接种术有很大进步，因为它在健康人体中产生的反应很温和，而且不会有把天花病毒扩散给其他人的风险。因此，这个医学上的创新方法得到快速推广，最终流传到每一个大陆。由于牛痘是一种相对比较罕见的动物疾病，因此将疫苗运输到新环境成为一个技术和社会性挑战。[10]例如，在1803年，西班牙王室组织的巴尔米斯（Balmis）医疗特遣队带着一群孤儿，乘船辗转西班牙各个海外殖民地，利用这些孤儿养着牛痘，让他们通过手臂接触接力患上牛痘，直到船到达新世界。通过这种方法，詹纳的种痘法传到哥伦比亚、厄瓜多尔、秘鲁、墨西哥，最后横跨太平洋传到菲律宾乃至中国。[11]在美国，种痘法给杰斐逊（Jefferson）总统留下深刻印象，他在1806年就预测，牛痘疫苗的普遍使用将有一天永远消灭世界上的天花，他写道："未来的人们将只能从历史书上知道，世界上存在过天花这种可恶的疾病。"[12]

所有系统接种过牛痘的地方，天花发病率就会整体下降，但各地的接种率很不平衡，许多技术问题仍有待解决，一些错误观念也需要纠正。[13]詹纳认为，一次牛痘接种就可使人终身对天花免疫，后来事实证明这种观点是错误的。令人惊讶的是，医生们用了很长时间才认识到，重复接种是任何天花疫苗接种方案的必要组成部分［英国人在这方面的认识尤为迟缓；到1867年疫苗接种法案（*Vaccination Act*）出台时，大部分医生仍然认为重复接种是没有必要的；甚至到了1898年，由于公众的强烈反对，英国新的综合疫苗接种法案依然没有把重复接种列为其中一个条款］。

疫苗的质量又是另外一个问题。在19世纪，詹纳的牛痘不知不觉地被一种不同的，但在基因上与其有联系的痘苗病毒（vaccinia）取代；这种病毒构成了我们如今的天花疫苗的基础。直到20世纪人们才察觉到牛痘已被取代，但至今仍不清楚这种痘苗病毒是怎么来的（此外有关詹纳最初使用的天花疫苗到底是什么成分至今仍有疑问）。[14]发生疫苗被取代的事实提醒我们，长期以来疫苗接种就是一件十分讲求实效的事情，涉及许多不同类型的疫苗接种员参与，他们的知识和技能水平并不一致；早在细菌学革命为理解疫苗工作原理提供科学理论基础前，人们就开始生产疫苗了；疫苗的收集和运输方式也多种多样（例如有把疫苗涂在干燥的麻线上运输的），而这不可避免地会导致疫苗效力变化。用小刀划破皮肤接种牛痘的方法本身也有风险，接种过程中可能让受种人感染其他致病微生物（如湿疹和梅毒）。

所有这些问题让种痘法遭遇争议。种痘的过程比较痛苦，通常需要用手术刀在手臂上切开几个口子，然后植入牛痘脓浆，引发局部炎症。官方常常要求年龄很小的幼儿接种牛痘，有时候甚至三个月大的婴儿也要接种（而不管婴儿的健康状况如何）。小孩接种牛痘8天后才能由父母领回家，因为接种员要从孩子身上的牛痘脓包提取脓浆，用于给其他人接种，父母们对这种做法也十分不满。这些都是比较严重的缺陷，给人们很好的借口拒绝在自己身上，尤其是他们非常年幼的孩子身上接种牛痘。天花疫苗生产技术在19世纪有了改进。詹纳最初发明的通过人手互相接触感染保持牛痘活性的方法，渐渐改为使用活体动物皮肤上的痘疹脓包提取物；最常用的是小牛犊身上的牛痘，但世界上还有其他地方试验过水牛痘、绵羊痘和其他动物身上的痘疹脓包提取物。这种方法让疫苗进一步实现了商业化量产，但仍未解决疫苗受细菌污染的问题。甘油的使用减少了细菌污染，延长了疫苗活性期限（后来制冷技术的出现进一步延长了疫苗保持活性的时间）。[15]这里想特别说明的是，当时疫苗生产没有标准流程，各地的疫苗质量参差不齐。热带国家的疫苗质量尤其成问题，因为当地炎热的气候会让经过甘油处理的疫苗快速变质。甚至在疫苗冻干技术应用后，天花疫苗的活性和质量仍然是个问题，这种情况一直持续到最后的根除行动结束。

疫苗接种的社会史

如今，疫苗接种集中反映了公共卫生领域一些根本挑战，那就是必须权衡医疗干预对个体的潜在风险，以及其对个体所在社区可能带来的益处。在这些相互冲击的利益之间达成平衡，一直是现代公共卫生的主要任务之一，这涉及能力、安全与信任等因素。[16]因此，构成疫苗接种历史的两股绳——技术因素和社会因素，不能分开。

从历史上看，天花疫苗接种为人们接受的过程十分漫长，且时常充斥着争议；通过这种技术手段控制疫情并不一直顺利。世界各国的疫苗接种政策差异很大，有些国家很早就出台了强制性的疫苗接种政策，而有些国家则很晚（法国在1902年以前一直没有强制性疫苗接种政策）。[17]免费天花疫苗接种是一些国家提供的首批公共卫生服务之一（如1840年英国的疫苗接种法案就规定，给穷人免费接种疫苗）。然而，当一些国家通过强制性疫苗接种法律（并且开始执行）后，疫苗接种工作也常常会遭遇抵制。[18]为确保人们按要求接种，还存在许多不具备绝对强制性的机制。在这方面，研究学者尤其喜欢细致研究英国的经历，因为英国曾爆发激烈的反疫苗接种运动。英国在1853年通过强制性疫苗接种立法，并在1867年和1871年严格执行，应对暴发的天花疫情，借助罚款和监禁等惩罚手段强推疫苗接种工作。但是强制措施反而引发了激烈抵制；19世纪80年代，英国大约出现了200个反疫苗接种组织。最后国家取消强制接种的做法；1898年通过新疫苗接种法案，表面上规定疫苗接种仍是强制性的，但事实上对出于道义的抵制行为网开一面，从而使得婴儿接种率大幅下降。因此，在19世纪80年代，英国大约50%的婴儿接种了天花疫苗，但到了20世纪第一个十年结束时，只有大约25%的儿童接种了天花疫苗。[19]

如果在天花疫情严重的时期，如此低的接种率可能引起灾难性后果，不过在那个时候天花的大流行时代已经结束了。此前的疫苗接种措施给英国人提供了一定程度的保护。但一些非疫苗接种的社会干预也做出了同等重要的贡献，例如整体卫生条件改善，建立天花病例即时通报制度（1898年通过立法在全国推行），追踪天花病人的接触史，并把他们隔离在医院。此外，还要对病人的住宅、衣物以及床铺进行消毒作业。这种方法在英国城市莱斯特（Leicester）

首先使用，是为了应对当地出现的强烈反疫苗接种情绪。这种后来被称为"莱斯特"法的措施在控制天花疫情上有着惊人的效果，并且逐渐被英国其他城市接受，作为应对天花疫情的一道"防护网"。[20]在1920年以后，小天花逐渐取代大天花成为英国主要的天花病例，这是英国天花死亡率持续下降的另外一个因素。亨诺克（Hennock）指出，英国人的防疫措施"更为温和"，在减少天花病例方面的效果不如德国等采取更严厉、更强硬措施的国家——不过两种措施最终都取得了成功。因此，尽管疫苗接种对于大幅减少天花病例意义重大，但它不是消灭天花工作的全部，人们在20世纪末重新认识了这个事实。当时正处于加强天花根除行动的阶段，监测加遏制的措施得到应用。[21]

美国社会对强制性天花疫苗接种的抵制比英国还强烈，因此尽管各州的情况迥异，其总体接种率低于大部分通过强制性立法的欧洲国家。在美国的农村地区，接种率常常不足10%。因此美国的天花发病率相当高，这种情况一直持续到20世纪30年代。到20年代末，小天花已经取代大天花的位置，然而这个事实只是进一步助长了原本已经十分强烈的反疫苗接种情绪。直到80年代，疫苗接种才在美国成为惯例，而这个时候天花已经彻底消失了，但有一系列预防脊髓灰质炎（polio）、风疹（rubella）、腮腺炎（mumps）、白喉（diphtheria）以及麻疹（measles）等疾病的疫苗投入使用，成为儿童疫苗接种标准"套餐"的一部分。[22]美国本土对天花疫苗接种采取放任自流的态度，但1898年后对其在古巴和波多黎各的占领地强制实施疫苗接种政策，这样的对比太过鲜明。[23]

詹纳知道他的疫苗意味着天花可以被根除。他在1801年写道："现在情况显而易见，无可争议，消灭天花这个人类最可怕的祸害，必将是这项接种措施的最终成果。"[24]然而直到20世纪中叶，他梦想中的在全世界根除天花的景象仍然没有出现。技术一直都存在，但假如天花疫苗接种的社会历史可资借鉴，那么这意味着实现世界范围的根除将依赖除技术外的许多因素。

转折点？

到1950年，天花在欧洲和北美洲已经日渐式微，许多国家开始制定防御性政策——只想阻止天花从其他地方传入国境。在天花疫情不再明显可见的地方，疫苗接种率就会大幅度下降；这意味着已消除天花的国家的人们越来越对天花没有免疫力，一些天花病例可能会不知不觉地渗透过原本意在把这种疾病挡在国门之外的边境防护系统，例如要求外国旅客提供相关国际疫苗接种证书。

美国就曾在1947年发生过这样的意外事件，当时一名从墨西哥来到纽约的男子发病了，并死在医院；调查发现他死于天花。这个死亡病例在当地引发恐慌，一时间人们争先恐后去接种疫苗。短短一个月内，就有数百万人接种了疫苗（确切数字已经很难得知，不过常常提到的数字是500万到600万人）。这起输入性病例总共导致11人感染，其中两人死亡。后来证实，还有六人死于接种疫苗后的不良反应。[25]如此应对一起罕见的天花病例并不理性，也不是公共卫生领域的明智做法。

事实上美国当时已经临近一个转折点，那就是接种疫苗的风险（死亡和副作用）即将超过天花本身的风险。[26]到20世纪50年代，美国每年要花费1500万—2000万美元用于阻挡一种这个国家已经15年未见的疾病入境。[27]因此，尽管在世界范围根除天花的行动经常被说成一种大方的人道主义行为，是对穷国的"善行"，但人道、博爱之类话语的背后是经济上的考量，如果能让天花从全世界消失，那么已经没有天花的富国也就不用继续每年在疫苗接种上的投入，也无须面对疫苗接种并发症的风险。最后，美国决定分10年时间向全球天花根除行动投入3200万美元经费。这实际上是一笔很小的数目；如果按理性选择的原则计算，利益对成本比率（benefit-to-cost ratio）为400∶1，这让天花根除行动成为巴雷特（Barrett）所说的"有史以来世界所做的最划算的集体投资"[28]。

当然，人们通常不会像选择理论家希望的那样理性行事，而是像历史学家那样，基于各种路径—权变（path-contingent）理论考虑问题；正如亨德森所说，直到最后，人们对天花根除项目的支持也算不上大方，"无论利益对成本比率情况如何"。[29]泛美卫生组织在1950年投票通过在美洲地区推动天花根除计划的决定反映了索珀对根除疾病的总体热情，也反映了泛美卫生组织在世卫组织里享有财务和行政自主决策权。但世卫组织全体成员还没准备好唯索珀马首是瞻。当时世卫组织成员国的代表们如此不愿意接受天花根除计划，以至于时任世卫组织总干事布罗克·奇泽姆在1953年提出这个倡议时，参加世界卫生大会的代表们对此予以否决，理由是根除天花计划"抱负过高，投入太大，可行性不确定"。[30]然而他们在1955年启动了表面看上去似乎要困难许多，甚至抱负更高的世界范围内的根除疟疾行动，这个行动的结果我们在第五章已经讨论过了。

几年后，当苏联出人意料地向世卫组织提议开展世界范围的根除天花行动时，参加世界卫生大会的代表们似乎改变了对天花的态度。我们知道，冷战期间为表达对西方国家的抗议，苏联和东欧一些社会主义国家曾脱离当时刚成立不久的世卫组织；斯大林去世后，这些国家在1957—1958年又陆续重返世卫组织。1958年，苏联代表、卫生部副部长维克托·日丹诺夫抵达美国明尼苏达州明尼阿波利斯市参加第十一届世界卫生大会，他带来了一个在世界范围内根除天花的五年计划。该计划基本上是复制苏联在20世纪30年代成功消灭天花所使用的"号令"模式（给人们强制接种疫苗）。根除是当时的流行理念，苏联带来自己的根除方案，可能是为了强调苏联在公共卫生领域的高效。日丹诺夫还提出愿意向世卫组织捐赠2500万份疫苗，帮助启动天花根除项目。[31]

世界卫生大会的与会代表们"态度马上改变"，决定支持这项提议，1959年决议通过。[32]然而代表们并没有真正改变自己对于在全球开展天花根除项目的可行性或必要性的看法；但他们不得不至少在表面上表现出支持——把支持提议当作一种合作姿态，否则西方阵营国家和东方阵营国家之间的冷战僵局将更加紧张。领导1967年至1977年加强版天花根除行动的唐纳德·亨德森，后来注意到此次行动的这个特点，他称天花根除是一次"冷战的胜利"，因为项目见证了冷战两个阵营的众多天花防疫和公共卫生官员的通力合作。[33]

无论当时夹杂着什么政治动机，1959年的赞成票并没有及时转化为实际支持——这让苏联十分不满。世卫组织的天花项目"没有专项预算、没有完成期限、没有组织架构或管理架构"[34]。多年来，日内瓦的天花项目部门只有两名职员：一位医生和一名秘书。天花疾病专家委员会的第一份根除天花策略报告直到五年后的1964年才问世。[35]甚至在1966年后，当世卫组织最终同意升级世界范围内的根除疟疾行动并为此制定专项预算时，这个项目仍然需要依赖成员国的自愿捐款，这意味着天花项目从开始到最后在资金方面从来没有充足无虞的时候。

至于出现这种明显消极局面的原因，我们应该记得，在整个20世纪50年代到60年代，世界疟疾根除项目占据着世卫组织最大一块

第六章 根除天花的最后一击

资金和技术资源——1955年至1970年每年总预算的三分之一。[36]当我们思考天花根除史时，必须同时考虑疟疾根除项目的兴起和最终的失败；直到20世纪60年代末世卫组织开始逐渐收缩疟疾项目的规模、从根除转向控制后，它才能把注意力放到其他项目和战略上，启动加强版天花根除行动。

截至那时，泛美卫生组织一直依靠自己的力量开展天花根除工作，至少在索珀从1947年至1958年的三个任期内一直如此。从1948年至1964年，泛美卫生组织在美洲天花根除项目上共投入60万美元，尽管数目不大，但相对于该组织的总体预算而言是很可观的开支。[37]桑乔伊·巴塔查里亚（Sanjoy Battacharya）写过一部优秀的历史著作，详细描述了印度从殖民时期到最后一例天花从这个曾为世界上天花疫情最严重的国家消失的长久历程。他说历史上大部分时候，国际根除项目的实施都缺乏良好协调，而世卫组织当然也没有做好协调工作，他的话很有道理。[38]就像分析疟疾根除项目一样，我们需要从基层也就是国家层面开始讲天花根除历史，而非自上而下从国际层面开始讲。

说明这一点很重要，因为后来泛美卫生组织的一些成员国受到世卫组织专家的尖锐批评——批评泛美卫生组织步伐太慢，没有协调好疫情仍然严重的南美大陆的天花根除行动；批评这些国家使用的方法或没有使用什么方法；批评许多致力于天花根除的国家不愿意接受新出现的策略；批评该地区制药厂生产的疫苗质量不可靠——总而言之，就是批评泛美卫生组织没能自力更生根除美洲大陆的天花。最激烈的批评还在1967年以后，很大程度上是针对巴西——当时西半球最大的天花病例源头的，因为巴西行动太过迟缓，没有及时放弃大规模免疫接种法而接受强化根除阶段最新出现的"监测—控制"法。[39]

事情发生后才做出判断总是很容易，这些批评事实上有点不公平。甚至当威廉·福奇（William Foege）博士在1967年底首次提出"监测—控制"法时，他也没想到这种方法会成为终结天花的关键，当时他正在尼日利亚为世卫组织工作；与其他人一样，他把"监测—控制"法看作与大规模免疫接种法配合使用、而不是取代它的一种方法。一段时间以后，人们意识到，与对全体民众进行接种免疫的方法相比，这种"灭火式"的方法——也就是每次有天花疫情出现就立即行动，把病人隔离在家中，追踪他们的接触史并对所有接触过病人的人集中接种疫苗——可能是根除天花的最有效途径。许多人后来承认，事实上这是对"莱斯特"法的重新发掘和改良。[40]在当年的莱斯特，首先要确定并公示天花病人，然后进行隔离，这种控制天花的方法无须强迫全体民众接种疫苗，效果却相当好。在1967年后的强化根除阶段，疫苗接种仍在进行，但最初的建议接种范围覆盖人口80%、90%甚至100%的做法，已经被发现并非终结天花病毒传播的必要条件。

但是正如世卫组织半官方的报告《天花及其根除》的作者们所承认的那样，如果当时系统地完成了大规模免疫接种工作，如果没有印度、孟加拉国、印度尼西亚和巴基斯坦等发病率非常高的国家的经验，那么"人们可能会认为，即便没有新'监测—控制'法，仅凭大规模免疫接种就已经实现了南美洲和非洲大部分国家的天花根除"。[41]

自力更生的泛美卫生组织：索珀的天花年

当索珀担起责任、试图推动泛美卫生组织在美洲大陆根除天花的决议时，他当然做好了充分的准备，让有关根除天花运动的成本效益之争倾向根除而不是仅仅控制,事实上他自己定下了相关条件。此前他并没有表现有兴趣把天花列入根除的候选名单,但他在1947年当选为泛美卫生组织执行主任时,正值纽约市为应对一起单一的输入性天花病例开展"鲁莽的、混乱的"大规模免疫接种活动。[42]这些事件引起了他的注意,因为它们明确告诉他,泛美卫生组织赖以运作的《泛美卫生公约》(*Pan American Sanitary Code*),在防范天花在西半球国与国之间传播方面彻底失败了。

索珀的第一个想法是在当时普遍使用的甘油法液状天花疫苗上做点文章;众所周知这种疫苗在拉丁美洲诸多热带气候地区或者新热带区会快速变质。索珀听说法国政府和荷兰政府曾在20世纪20年代和40年代在各自的海外殖民地广泛使用过一种冻干疫苗,但美洲地区从未接触过,于是他向美国国家卫生研究院(National Institutes of Health)求助,看他们有没有办法生产这种疫苗在美洲使用。国家卫生研究院又把这个问题转给密歇根州立实验室(Michigan State Laboratory),后者在1949年底生产出了5万剂冻干疫苗,准备用于实地试验。试验在秘鲁进行,结果发现冻干疫苗效果确实优于甘油法液状疫苗。[43] 1950年,泛美卫生大会宣布决定在西半球开展根除天花运动,其中一个重要因素就是掌握了生产疫苗的新手段。泛美卫生组织的主要工作就是安装冻干设备和进行技术培训。[44]

从涉及的天花病例数量来看,在美洲地区根除天花的主张似乎十分可行。拉美地区有悠久的天花疫苗接种历史,从19世纪初引进疫苗,到20世纪中期,该地区一直有断断续续、不成系统的疫苗接种活动。在数十年时间里,拉美国家每当天花疫情有大流行危险时,就会快速开展疫苗接种活动,再间以一些日常接种以及(或者)全国范围偶尔开展的大规模免疫接种运动,这些举动使得本地区天花病例数量呈稳步持续下降趋势。尽管在20世纪30年代每年都有成千上万例病例出现,尽管各种疫苗接种服务不成体系、水平高低有别,但到了1950年中美洲地区、加勒比群岛、圭亚那、巴拿马和智利仍然成功消灭了天花;墨西哥的天花病例也大幅度减少(1951年彻底摆脱了这种疾病);在委内瑞拉,1946年至1947年开展的全国性疫苗接种行动已经消除了天花传播。

但与此同时,天花仍在数个国家流行——例如秘鲁、哥伦比亚、阿根廷、巴拉圭以及最严重的巴西。这些国家一直是本地区其他国家输入性病例的来源,使一些数十年没出现过天花病例的国家突然发生天花疫情。比如古巴在1904年就消灭了天花,此后数十年这个岛国的疫苗接种率持续下降,对输入性天花病例的应对能力也越来越脆弱。1949年,几乎无可避免的事情发生了——古巴出现了三例天花病例,全部为外部输入;两年前在纽约发生的一幕重演,这几个病例让150万人立马行动起来去接种了疫苗。事件平息后,民众的懈怠心态再次回归,到1959年,古巴700万人口中只有10%的人接种了疫苗。[45]

因此,消灭余下几个国家的天花疫情似乎是一件明智的事情。想要在短短几年时间根除天花,受到推荐的标准做法是在某种形式的强制性立法支持下,开展大规模免疫接种,目标设定在三五年内覆盖这几个国家至少80%的人口。1964年,世卫组织天花根除专家委员会设定了更高的接种率,建议覆盖这一地区100%的人口。[46]这个推荐数据建立在印度的天花根除经验上,由于印度人口极其稠密,天花发病率又很高,80%的疫苗接种率被认为并不足以阻断天花病毒传播。然而其实这些数字没有很好的流行病学依据支持,印度的疫苗接种覆盖率实际上大大低于80%。80%是"一个比较武断的数字要求,意在确认一个组织良好的项目可以达到什么程度"[47]。许多国家事实上在覆盖水平远低于这个程度时就已经成功阻断了天花传播。高覆盖率要求背后的原因是，在一些仍有天花流行的国家，人口疫苗接种率要么很低，要么不清楚；在这种情况下，定下让每个人接种疫苗的目标，是获得预期成果的最安全、最快捷的方法。

索珀并不是一个喜欢研究的人；我们知道，对他来说，公共卫生所要做的就是缩小现有知识之间以及知识与应用间的距离。采用这种思维方式，眼前的问题无疑就显得十分简单了：一种适用于热带环境的疫苗已经有了，剩下的问题就是制订使用计划和有力监督接种工作的实施。针对天花开展进一步流行病学或其他研究似乎没有必要。索珀有一些监管大规模免疫接种活动的经验，他曾在20世纪30年代末和40年代初主持过巴西的黄热病疫苗测试和接下来的大范围接种活动。他还是位出色的管理者，严格要求纪律性和报告准确性，经常考查巡视员的工作。

然而，泛美卫生组织的环境与他战前在巴西主持黄热病根除的工作环境有很大区别。泛美卫生组织的执行预算少，同时要推动本地区多个其他卫生项目，索珀无法全心全意协调天花根除工作——结果不总是能让他满意，正如我们在黄热病根除工作中看到的那样。他不得不承认，泛美卫生组织本身没有资金或能力直接参加密集开展的大规模免疫接种行动。作为执行主任，他只能努力说服各国政府同意承担起大规模免疫接种的任务，呼吁国家间进行合作，并且尽可能在技术问题上提供建议。

他面临的最大挑战是要协调多个国家几乎在同一时间开展大规模免疫接种活动。困难之处在于这些国家项目不是也不可能在统一安排下开展。可能比疟疾根除项目更甚，每个国家各自为政，按照本国独特的政治经济情况制定方案，分别暴露出政府面临的技术资源和财力不足、公共卫生管理缺乏延续性以及疫苗供应不足等问题。

索珀主持的天花根除工作还面临其他几个挑战。一是缺乏准确的天花疫情影响范围数据。美洲大陆有记录的天花病例很少,以至于让人产生根除这种疾病是可行的错觉。例如,世卫组织收到的官方报告是,从1949年至1959年,拉美地区15个国家和地区的天花病例总数只有88618例。[48]问题是这个数据是错误的,天花病例数遭到严重低估,原因是这些国家的病例汇报或检查制度有缺陷,许多农村地区因缺乏医疗卫生设施根本就没汇报病例。这个问题不是拉美地区特有的;据估计,在印度,只有不到2%的天花病例进入了官方统计,即便印度的大部分病例是大天花。[49]到20世纪30年代末,在拉美各地,危害较轻的小天花已经取代了大天花的位置,这让统计问题更加复杂。因天花死亡风险的降低,人们对这种疾病的注意力也随之降低,所以它很难被列入公共卫生的工作重点,同时也变得更加难以发现。根除疾病需要监测体系,但大部分国家直到根除行动的最后阶段也没有建立起这个体系。由于通常急于完成指标,接种员根本没有时间挨个找出某个地区的每一例病例。直到1967年天花根除行动的加强阶段开始后,严格的监测和汇报体系才开始建立,以确保所有天花病例都能被找出进行隔离,并在受影响区域接种疫苗建立防护网。

鉴于拉美地区天花的性质,该地区各国政府实际上是被要求把大量资源和人力投入根除一种并非他们最大的负担或者当务之急的疾病上。多个国家还在同时开展其他根除行动,如消灭传播黄热病的埃及伊蚊的行动,以及1954年后开展的阻断疟疾传播行动。我们需要记住,所有这些根除行动的花销,大部分要由各国捉襟见肘的预算承担,并从各国政府认为有更迫切需求的公共卫生行动中吸走资源和人力。各国政府与泛美卫生组织之间的合作并不总是很顺利。

另外还有三个问题在干扰拉美地区（以及其他地区）的天花根除行动：疫苗生产、疫苗质量和疫苗运输。拉美地区数个国家实验室终于开始生产疫苗，但很长一段时间都存在供应不足和质量不佳的问题。有些国家仍在使用存在各种问题的液态疫苗，因为它们弄不到冻干疫苗；而有些国家的冻干疫苗则常常遭到细菌污染。[50]后来，不少生产疫苗的实验室都没有把它们的疫苗样本送到世卫组织在1966年指定的几个参考实验室（位于加拿大和荷兰）检测，以确定疫苗是否达到基本的效力和纯度标准；而另一些实验室送来的样本，经检测常常被发现不符合国际标准。巴西的奥斯瓦尔多·克鲁斯研究所（Oswaldo Cruz Institute）是该国一流的生物医疗研究机构，也是整个地区主要的天花疫苗生产者之一，但据世卫组织官方编撰的天花根除史称，该机构"从未成功生产出能让人满意的疫苗产品"[51]。这些机构常常缺乏设备、经费和人员。

接种疫苗的方法也不尽如人意。最开始使用的是过时的旋切接种法，这种方法会让人疼痛难忍。20世纪60年代，一种电动注射器在拉美地区被测试进而投入使用，这一设备可大大增加每天接种人数，然而对于现场使用来说它有时太过精密娇气了（后来为克服一些农村地区缺乏电力问题开发出的一种机械版注射器也是如此）。效率更高的是1965年开始应用的简单的分叉针头，而这时索珀已经离开泛美卫生组织好几年了；这种针头设计可把适当剂量的疫苗置于其两个分叉之间，让现成疫苗得到高效使用，造成的浪费也少很多。然而直到天花根除的最后时刻，疫苗接种方法依然五花八门，许多疫苗都被浪费。

索珀每年都向泛美卫生组织领导委员会汇报美洲地区天花根除工作进展；他努力想对泛美卫生组织的努力表示乐观，但随着时间推移不得不承认，根除工作缺乏整体推进，距离预期目标还很远。1957年，在向成员国政府作每四年一次的泛美卫生组织工作评估报告时，索珀引用哥伦比亚的例子来说明各国根除行动面临的问题。20世纪50年代，哥伦比亚被列为拉美国家中天花疫情最严重的国家之一；从1948年开始，这个深陷准内战状态的国家的疫苗接种和其他公共卫生服务频频因战事中断。直到1955年，哥伦比亚才得以启动一次大规模免疫接种活动，对年龄超过三个月的人口进行强制性全体接种。据估计，当时有约1000万人从未接种过疫苗，很容易感染天花（幸运的是当时这个国家存在的天花主要是"类天花"——拉美地区对小天花的称呼），在这么一个拥有大面积贫困农村、交通通信设施极端落后的国家，想要快速完成接种工作的阻碍是巨大的。从1955年10月到1957年底，在1000万需要接种疫苗的人口中，只有250万人完成接种（相比之下，在1947年的纽约，短短数周就有数百万人完成疫苗接种）。[52]在此次接种行动中，哥伦比亚人没有花费精力去确认疫苗接种"有效率"，也没有记录哪些人是首次接种，哪些人是重复接种。目标很简单，就是给出现的每一个人接种疫苗，不管他们的接种状况如何。

为实现最大范围的覆盖，哥伦比亚设立了疫苗接种集结点，而不是后来印度采用的更为费事、成本也更高的挨家挨户上门接种的方法。人们通过广播、告示以及报纸等渠道获知前往集结点的时间，集结点一般距离人们的居所几英里；到了指定的那一天，疫苗接种小分队就来到集结点给前来的男女老少集中接种。在有些地方，这些接种员就是当地人唯一能接触到的医护人员了。条件允许的话，每个人应该在三四年后再次接种疫苗。

与现在不同，当时疫苗接种并非基本医疗服务的常规组成部分——事实上，在许多贫困的农村地区，根本不存在基本的医疗服务；因此天花根除工作是一项特别举措，由专门组织的接种小分队执行。一切都要依靠接种员的责任心。不幸的是疫苗接种工作常常随意性很强，基本没有记录可循。欧洲曾发生过的抵制天花疫苗接种事件以及人们对疫苗副作用和风险存在的担心似乎没有影响到拉美，泛美卫生组织的官方记载对本地区的大规模免疫接种运动是否引发过类似事件只字未提。那里的疫苗接种活动似乎很少是强制性的，这与印度在天花根除行动的最后阶段的情况完全不一样，也许是因为拉美地区对天花疫情的态度本身就不紧不慢。[53]官方记录也没有提及疫苗接种本身导致死亡的案例。一部描述世界范围内根除工作的"官方"巨著简单地提及了拉美地区这方面的情况，它说在一些开展根除工作的天花疫情流行国家，天花的风险通常超过接种后患脑炎的风险；此外，尽管接种后患脑炎的情况"确有发生"，但当时还有许多其他流行疾病也会产生脑炎症状，例如疟疾，因此很难把这种续发症全都归到天花疫苗或其他某一种原因头上——如此描述拉美地区的这个问题态度似乎相当随意，而西方国家对疫苗接种续发症问题则十分认真。[54]

当索珀在1958年以泛美卫生组织执行主任的身份最后一次参加泛美卫生大会时，他强调对根除天花可能性的信心——但同时也承认到那时为止这一行动只取得了局部成绩。他可以在报告中提及天花发病率大幅下降的墨西哥、秘鲁和委内瑞拉——但在其他一些地方，大规模免疫接种工作还远未完成；在天花发病率最高的巴西，甚至都还没启动天花根除项目（直到20世纪60年代才启动）。

有人觉得，要是天花也有传病虫媒的话，索珀可能会更为上心。1958年底从泛美卫生组织退休时，索珀仍然对根除天花表示乐观，他强调说，美洲地区完成天花根除工作所需的财政开支，"与根除其他疾病的巨额成本相比算相当少的"。[55]至少在这一点上，事实将证明他说对了。

国际公共卫生领域的新篇章

1958年，智利内科医生亚伯拉罕·巴拉克·霍维茨当选泛美卫生组织执行主任——这是泛美卫生组织成立半个多世纪后首位担任该职务的拉丁美洲人。霍维茨在这个岗位上四次连任，可谓前无古人、后无来者。

霍维茨的为人与索珀有很大区别，对公共卫生的观点也不同。事实上他给国际公共卫生工作带来了新色彩、新思想。随着20世纪50年代的结束、60年代的到来，"卫生与发展"的新论调逐渐取代根除成为流行话语。霍维茨十分认同这个新趋势，他在临床医学和公共卫生领域的双重背景，使他关注损害公共健康的日常问题、营养不良的临床表现以及疾病的社会经济根源，这是索珀不具备的。霍维茨的主要兴趣在于流行病学、营养和基础卫生问题。与同时期拉美地区许多其他医生一样，1944年他获得洛克菲勒奖学金，在约翰·霍普金斯大学接受公共卫生培训，回国后负责管理智利的公共卫生学院。他还曾担任智利国民卫生服务机构负责标准制定的副局长，并主导智利的天花根除项目。

霍维茨给泛美卫生组织带来一个不同的关注重点，他在各种报告和讲话中强调发展基本卫生保健体系的重要性，强调提高民众营养水平和儿童健康的重要性，强调用更开阔的眼光、更多地从社会经济角度而不是纯粹的生物学或医学角度看待疾病成因的重要性。把这些思想综合起来就是"发展"的理念，以及拉美地区进行发展的基本需求。发展当然有多重意义，在美国，这个理念与冷战紧密地联系在一起，与对抗社会主义在美国"后院"的影响出台的政策联系在一起。泛美卫生组织有关注重社会经济发展的新论调没能脱离与冷战的联系，但也反映了在拉美人主导下，这个组织开始考虑超越战后控制以及（或者）根除传染性疾病的工作重心，转而把更多精力用于解决日常基本医疗卫生服务问题。

出现这种转变的原因之一就是世卫组织成员国数量的快速增长，从1948年到20世纪60年代末几乎翻了一番。鉴于该组织的投票机制，这意味着后殖民时代以及发展中国家的声音开始越来越频繁地出现在世卫组织的各种讨论中。正如戈德利（Godlee）指出，这个变化可能无可避免地预示着世卫组织将更加政治化以及（或者）更容易出现政治争议。[56]西方捐助国可能会把根除项目视为一种超脱政治争端的非政治性技术倡议（不过当然没哪个国家真这么想）。然而考虑到当时的冷战分歧，试图在贫困国家设计基本卫生服务体系就是另一回事了，肯定会引发激烈争议。例如美国就极力反对推行任何它视为社会主义化医疗制度的提议。如果日内瓦建议、设计或者计划在贫困国家建立基本卫生服务体系，那就意味着是做出了政治选择。然而世卫组织内部一个越来越大的共识就是，世卫组织必须朝这个方向迈步——也就是必须做些事情从根本上满足贫困国家的医疗卫生需求，而不仅仅是支持一系列根除活动。

霍维茨的工作重心根据这个变化做出调整。例如，在1961年，他特别称赞了《埃斯特角宪章》（Charter of Punta del Este），一个同年8月由拉美国家代表在乌拉圭度假胜地埃斯特角签署的协议。该宪章是美国总统肯尼迪提出的"争取进步联盟"（Alliance for Progress）计划的一部分（宣布于1961年3月），因此很大程度上属于冷战产物，是美国决心把拉美地区控制在其影响范围内的结果。宪章设定的目标很大——促进拉美地区的经济增长，减少不平等现象，实现农业转型并提高民众健康水平。不用说，这些浮夸的目标大部分没有实现。但尽管如此，对于霍维茨和许多拉美人而言，该宪章至少在表面上展示了对公共卫生政策的新态度和新倡议，设定了具有广泛社会性的特定目标，例如给城市地区70%以上、农村地区50%以上的人口提供饮用水和污水处理设施；对霍维茨来说，这代表了他所称的加速拉美地区社会经济发展的历史性努力。[57]20世纪70年代，一个更为激进的"社会医学"概念出现，预示着世卫组织内部更加深刻的观念变化，并最终促成著名的《阿拉木图宣言》在1978年问世，从此督促各国普及初级卫生保健成为世卫组织的中心任务。这些国际公共卫生领域后来的变化将在第七章详细讲述。

《埃斯特角宪章》设定的各种目标中包括根除疾病。但如何实现根除目标？是像索珀一贯坚持的通过独立自主开展的运动实现，还是把它当作一个国家基本卫生服务建设的组成部分？霍维茨考虑的是后者。世卫组织里许多人曾期待疟疾根除项目会留下一个具备相关专业技能的核心机构，为建设更加综合的卫生服务体系打下基础；然而经验早就告诉我们情况恰好相反，是因为先存在基本卫生保健服务体系，根除项目才有取得成功的条件。[58]这种情况特别适用于疟疾根除工作，因为这种在农村地区久久不去的疾病与贫困和当地环境因素紧密相关。

当然，索珀反对把根除计划并入他所认为的许多国家根本不存在的基本卫生服务，他说这种提议是对"为根除特定疾病专门开展的大规模行动的有意攻击"。他认为，为等待这类服务建立而耽误解决那些可被阻止的传染性疾病是不可接受的。他确定这两种概念之间存在根本冲突，但富裕国家只看到开展大规模行动的优点：一次重点针对一种疾病，目标明确并且覆盖全国。他曾不无挖苦地提到，富裕国家为本国先进的卫生服务体系以及传染病低发病率而"自鸣得意"，他相信这阻碍了富国理解穷国的需求，这些国家没有基本卫生服务,存在着各种高发但可阻止其传播的传染病。[59]

在一份未公开的文件中,索珀罕见地提到勒内·杜博斯,显示他已经意识到了另一股引导许多人反对他的根除理念的思潮——生态平衡思想。[60]

出生于法国的杜博斯曾是洛克菲勒医学研究所的一位细菌学家(他从土壤微生物中分离出抗菌物质的方法启发了抗生素的发现)。随着时间推移,杜博斯对人类健康与生态和环境因素之间的联系越来越感兴趣。他出版了一些广受欢迎的作品,如《卫生领域的海市蜃楼:乌托邦、进步和生物学变革》(Mirage of Health: Utopias, Progress and Biological Change, 1959年)以及《人类适应》(Mankind Adapting, 1965年),一些观点与蕾切尔·卡森的《沉寂的春天》(Silent Spring, 1962年)不谋而合,但关注点有所不同。杜博斯的作品在生物学界影响广泛,它们在生态学和进化论的框架内结合社会学和生物学因素,用动态的观点看待人类疾病。渐渐地,杜博斯成为一位富有远见的公众人物,他不仅猛批当时公共卫生领域的一些做法,还从总体上批判城市生活方式和资本主义制度。杜博斯的生态学观点强调复杂性:他认为,所有生物之间、他们所处的自然环境以及社会环境之间(如人类与自身活动之间的联系)存在多点互联、相互影响。从他的生态学角度看,不可能把某个要素——如病媒或者病原体——与其所属的生态小环境中的其他有机组成部分彻底分离,单独予以处理。

对杜博斯而言,这种生态特性必然会渐渐削弱疾病根除或病媒根除项目的根基,因为这些项目没有考虑到病原体(以及疾病)通过基因改造和行为修正相互作用和适应的动态持续过程。杜博斯对根除主义持批判态度,正是因为其忽视了疾病在人类社会中的生物学和社会学动因。他写道:"试图根除微生物导致的疾病是痴人说梦。追求这个目标会引发一大堆混乱、似是而非的生物学概念和半真半假的理论。"[61]

这一观点不仅事关"疾病总不离我们身边"的问题，以及病原体和病媒很难消灭的问题；而且说明，如果公共卫生措施没有考虑到疾病的生态学特点，那么它就是不充分的，容易误导人。因此这一观点认为控制或者减少疾病的做法远比根除疾病更可取。丰富的生态学知识可让人通过巧妙的环境改造帮助控制疾病（例如通过种植成荫的树林阻止喜好阳光的按蚊繁衍），而无须粗暴地大量使用化学剂。对杜博斯和其他想法相近的人来说，索珀的根除计划并非良策，根本没有顾及生态学因素。杜博斯认为，根除计划注定会失败。

在这一点上后来事实证明他说错了——至少有一种疾病，即天花，被成功根除了。其他生态学家对疾病根除的态度比杜博斯更宽容——历史上曾有说法认为两种观点水火不容，这是不正确的。[62]尽管如此，生态学观点意在强调疾病和疾病控制的复杂性，并解释如此多根除项目失败的原因在于它们忽视了当地环境的变化和动态特性，忽视了经常调整政策以适应不断变化的环境的需要。杜博斯的作品让整整一代内科医生和生物学家注意到根除主义观点的局限性；他们"认为无法把一个微生物从其生活的生态链中完全分离出来"[63]。

我们知道，索珀对这类观点没什么耐心。1942年，洛克菲勒基金会的一位年轻科学家戴维·E. 戴维斯（David E. Davis）抵达里约热内卢，调查鸟类是否可能在丛林黄热病的远距离传播中扮演了某种角色，索珀向他要一份行动计划。当戴维斯向索珀呈上一份在当地开展生态学研究的方案时，索珀问了一句："生态学是什么？"然后"无情地"推翻了戴维斯的想法。戴维斯坚持为自己的计划辩护，面对这种情况，索珀展示了独特的宽容方式，首先提议跟戴维斯打一场乒乓球比赛，然后邀请他赴家宴。[64]这个插曲一方面反映了索珀的固执己见，另一方面也显示他有很好的幽默感。数年后的1946年，索珀写信给当时负责撒丁岛根除试验的约翰·洛根（John Logan），说他很遗憾"生态学"这个词被创造出来。洛根（在写给国际卫生部主管的信中）反驳说："如果我们没听说过埃及和巴西发生的事情，现在的情况或许还会更好一些"——他指的是索珀在这两个国家消灭病媒的早期成功经历，而正是这个经历在很大程度上促使索珀在战后几年完全采纳绝对根除的理念。[65]

正如我们在第四章看到的，霍维茨更能接受生态学观点，但尽管如此，作为泛美卫生组织执行主任，他接手了数个根除项目；面对各种拖延和阻碍，他觉得别无选择只能继续推进，而不是简单放弃。[66]

剩下的问题是：怎样让天花根除项目获得成功？霍维茨比索珀更以批判的态度对待拉美地区进行的天花根除工作，事实上他已经预料到后来参与加强版天花根除行动的世卫组织专家提出的一些批评了。例如，霍维茨意识到拉美国家官方发布的天花病例数据并不准确。1960年夏天，担任泛美卫生组织执行主任一职不到两年的霍维茨出席该组织在哈瓦那召开的一次会议，他在会上汇报美洲地区的天花根除工作进展时，对与会代表说，美洲地区官方的天花病例数据比真实数据低，这一点已经广为人知，该地区的天花病例"不可原谅地高"。[67]他意识到必须建立监测和回访系统；与索珀不同，霍维茨是一位科班出身的流行病学家，因此从1964年开始他就呼吁在已完成或正在开展天花根除工作的地方建立流行病监测设施。[68]他还继续敦促各国政府在有条件的时候把天花疫苗接种服务并入基本卫生服务。

霍维茨还担心拉美地区缺乏足够的天花疫苗推动根除工作。他估计这一地区每年总共需要4500万剂疫苗——而当时这一地区的最大年产量也只有2300万剂。由于除了苏联外没有几个国家向世卫组织捐赠疫苗（苏联的疫苗主要去向印度），要想满足需求，泛美卫生组织成员国的各大实验室必须提高产量。霍维茨指出，有关疫苗的"起效"率——所使用疫苗的有效性——的报告很少；由于接种技术水平低下而造成的疫苗浪费让疫苗问题进一步复杂化。他说，在这种情况下，如果美洲地区持续暴发天花疫情，那么应该没人会感到奇怪。

然而霍维茨也带来了墨西哥传来的好消息，那里出现了很有意义的策略转变。当时墨西哥仍在开展群体天花疫苗接种行动，但已经开始把力量集中在出现过天花病例的地方，而不是一味追求甚至包括没有天花病例的地方在内的疫苗接种全覆盖目标，许多地方都没有达到被视为必要的90%的接种率指标，但这些地方都没有出现天花病例——这意味着大规模免疫接种可能不是根除天花的答案。"如果这些国家继续保持这个状态，它们肯定能很快消灭天花病毒。然后它们就可以在所有那些不再有天花病毒的地方开展常规疫苗接种活动。"这是后来形成"监测—控制"策略的某些要素的源头，即首先在天花热点地区周围集中开展疫苗接种活动，阻断病毒传病渠道。[69]

但是事情仍然进展缓慢。与索珀以及世卫组织在其他地区的负责人一样，霍维茨发现，泛美卫生组织和各国卫生部长们的合作不总是很顺利；他在报告中说："相互协作的目标仍未实现。"[70]他认为，政府的重视程度以及政治、财政和管理等因素中某个或多个因素的合力阻碍了群体免疫工作更快推进。当时巴西提出要在六年内给4600万人接种疫苗；但是在1964年的头9个月内，只勉强给约500

万人接种了疫苗——这个数字实在不算多。此外，巴西汇报的上一年天花病例只有300例，但后来又不得不修正到6000多例，也就是说比最初汇报的病例数量多20倍。到1965年，拉美地区显然已经生产了充足的疫苗推动或者完成对本地区2.1亿人实施系统性免疫项目——但事实上那一年只有约2100万人，也就是只有10%的人接种了疫苗。[71]考虑到当时拉美地区总体天花病例数量较小而人口规模庞大，我们现在回过头去看，只在那些最可能发生天花的地区开展有针对性的疫苗接种和隔离措施，也许比不加区分地给数百万人接种疫苗效果要好很多，但在当时大规模免疫接种是被广泛认可的方法。

人们感觉，霍维茨对天花问题久而未决越来越无奈。泛美卫生组织在1950年通过首个天花根除决议，此后一直到1969年又先后通过了13个天花根除决议——且还没有就此打住的迹象。[72]一位名叫沃茨（Watts）的博士以美国代表身份参加了泛美卫生组织在1967年召开的一次会议后表示这么多决议"事实上内容是重复的，看不到进展的希望"，这让他感到很沮丧。[73]时任世卫组织总干事马科里诺·坎道博士认同人们的这个抱怨；他说，事情不能像这样继续下去，"每年都通过决议描绘美好前景，却在解决根本问题上不做任何承诺"。他说，一些国家是时候"做出决定，看它们到底愿为根除天花做些什么了。防治这些传染病，是这个国际卫生组织存在的主要理由"[74]。

然而这种说法有点言不由衷；坎道从未对全球性根除天花运动表现出热情。[75]自1958年以来，许多国家政府尽管有其他重要的卫生项目，但还是从各自有限的资源中划拨出相当大的比例，投入到天花疫苗接种项目中，而世卫组织自身却在资金投入或政治意愿上没有兑现承诺；从1960年到1966年，世卫组织在天花根除项目上的投入只占其经常预算的0.2%、可支配预算的0.6%。[76]要想让天花彻底消失，还有更多工作要做。

1967年至1979年的强化根除行动

这一天最终到来。1967年，世卫组织终于启动了所谓的强化天花根除项目，结果在以现在的角度看来很短的时间就彻底在世界范围根除了天花。世界上最后一例自然发生的病例在1977年被发现。任何地区在被世卫组织正式认定已消灭这种疾病之前，要经历两年的严密监测，1980年世卫组织宣布全世界已彻底消灭天花。

然而即使在强化根除阶段，资金短缺问题也经常出现，根除行动受到过各种政治事件、冲突和不合格疫苗的冲击。使项目最终成功的因素有很多，有些纯属侥幸；正如领导强化根除行动的亨德森指出的，直到发现最后一例天花病例时，这个结果仍在遭受质疑。

事情的转机始于1966年，当时参加第十九届世界卫生大会的代表们首次通过了设立天花根除项目专项预算的决议；紧接着又在1967年通过了启动真正的全球性根除项目决议，这一计划预计持续10年时间。到那时为止，仍有44个国家报告存在天花病例，其中21个国家的天花疫情呈大范围流行之势。根据官方报告，每年世界范围内的天花病例总数很小（1967年为13.1万例），但众所周知这个数字遭到严重低估；据估计，每年实际病例在1000万到2000万。[77]

事实上当时印度等地的疑似天花发病率如此之高，以至于许多专家认为投票通过强化根除天花项目的举动只不过是另一场口头游戏。有位科学家曾经说到，没有哪位流行病学家在原则上反对根除天花，但必须承认事实，"这是一个愿景，一个值得赞赏的抱负，一个热心向往的目标，但是自人类出现第一个感染病例开始，这就是一条很长的路"[78]。

与此同时，为天花根除项目划拨的实际资金仍然很少，少到无法开展工作。这笔资金（当时估计从1967年起的10年中世界范围内的根除天花投入约需1.8亿美元）的很大一部分将不来自世卫组织的经常预算，而是来自外部，也就是自愿捐赠。各国政府要承担大部分资金成本——30%来自捐赠，70%由实施根除项目的国家负责。在强化根除行动开始的头几年，自愿捐赠的资金非常少——据巴雷特估计，从1967年到1973年现金捐赠总额为7.95万美元。1974年以后，自愿捐赠的金额有了增长，但最终来自国际社会的捐赠资金仍不到100万美元。[79]到最后，成功实现天花根除目标所付出的成本是3亿美元。

第十九届世界卫生大会投票的其中一个成果就是招募了一位有才华的项目主管，并加强了专业人员队伍建设。据塔克（Tucker）说，世卫组织总干事坎道对与会代表们决定推动天花根除项目的举动感到十分不快，因为他坚信项目会失败并进一步损害世卫组织的声誉。在坎道的坚持下，来自美国疾病控制与预防中心（CDC）的唐纳德·A.亨德森博士被推举前往世卫组织日内瓦总部领导这个强化根除项目。亨德森曾担任美国疾病控制与预防中心流行病情报局（Epidemiological Intelligence Unit）疾病监测项目负责人，当时已在从事与天花根除相关的工作。亨德森行动迅速，1966年底抵达日内瓦，到1967年11月就已经让强化根除项目运转起来。

亨德森受命在日内瓦领导强化根除行动，显示美国疾病控制与预防中心将在最后的天花根除阶段中扮演特殊角色。疾病控制与预防中心为美国政府在第二次世界大战期间成立，最初是公共卫生局（Public Health Service）下属一个负责疟疾防控的部门，战后成为负责美国国内流行病情况收集和疾病调查的主要机构。该中心因工作需要还在海外开展了多个短期项目（例如在牙买加和巴西试验无针注射器），但其在天花防治上发挥的巨大作用是一个意外发展的结果。

1965年5月，时任美国总统约翰逊领导的白宫宣布，美国将支持在全球开展的旨在10年内根除天花的项目。这个表态预示美国国际开发署（USAID）将把在西非和北非地区资助的麻疹疫苗接种项目，转变为一个麻疹疫苗和天花疫苗接种项目；亨德森并不认为麻疹是一种可以根除的疾病，但天花从原则上说可以。奥格登（Ogden）在其出版的美国疾病控制与预防中心的天花"远征"史中指出，约翰逊总统之所以批准美国参与世界天花根除行动，是亨德森主导下美国公共卫生局"耐心劝说"的结果。[80]美国承诺愿为在1967年启动的一个五年计划提供资助，这一举动给天花根除项目注入了很大动力。当时身为项目顾问的索珀非常兴奋。在致信感谢约翰逊总统的支持时，他表示天花根除已经进入十分关键的阶段，而那些已经摆脱了天花的国家"出手帮助彻底完成这项工作也符合它们的自身利益"[81]。他这么说是在委婉展示有关成本效益的计算。

事实上美国在这个时候有充分的理由把真金白银投入天花根除项目，因为维持日常天花防疫的财政和医疗负担显然早已超过收益。一位名叫亨利·坎普（Henry Kempe）的儿科医生让美国疾病控制与预防中心认识到了这一点，此人是科罗拉多州丹佛市一家医院的儿科部门负责人，这家医院是一个国家转诊中心，收治美国国内所有因接种天花疫苗引发的并发症病例。坎普这时已经与疾病控制与预防中心在这方面合作了一段时间。他早就赞同在美国结束对民众的定期疫苗接种活动，因为据他计算，从1948年到1965年，有200至300例儿童死亡病例是因接种天花疫苗后的并发症引起的，如

第六章　根除天花的最后一击

脑炎，而同一时期天花本身导致的儿童死亡只有一例。疾病控制与预防中心一开始觉得坎普的说法有点极端，但在自己开展调查研究后他们发现事实上坎普说得很对。[82]

但是当国外许多地方仍有天花疫情流行时，已消灭天花的国家要放弃定期疫苗接种是有风险的，因此完成全球根除天花工作变得十分必要。索珀在写给约翰逊总统的信中还补充了一个冷战观点，他告诉这位总统，"过去七年来，苏联对天花根除项目获得的有限支持表达了失望之情"——他似乎是希望借此暗示，美国更有理由加强援助力度，让这项工作得以完成，这么做很可能会争取到第三世界的盟友。[83]

在美国政府下定决心后，亨德森很快组织了一批短期顾问，赴世界各地提供现场技术指导。他们中许多人都有在西非开展项目的经验，因此他们能很好地适应在一些条件艰苦的国家开展项目的各种挑战，如交通通信设施落后和地理环境复杂等。像索珀和霍维茨等前辈一样，亨德森感受到要协调这么多国家的根除项目并不是件容易的事；每个国家都有各自组织大规模免疫接种活动的方式，面对的问题也各种各样：从接种覆盖范围的争议到技术困难，从洪水、饥荒到战争（例如从1967年7月持续到1970年1月的尼日利亚内战，以及1971年3月至12月导致孟加拉国作为独立国家诞生的第三次印巴战争）。争取世卫组织驻各国代表的支持是另外一项任务，也不总是很顺利，因为他们事实上处于半自主状态，并非一贯对来自日内瓦的指令奉行不悖。

截至当时，天花根除的技术方面没有新的策略提出，有天花疫情的国家开展大规模免疫接种仍然是通用做法。有人曾提出有必要改进病例汇报和监测工作（参照美国疾病控制与预防中心流行病情报局制定的规则），但当时的主要目标仍被定为给80%以上的人口接种疫苗，把天花发病率降到零。人们希望，通过在所有存在天花疫情的国家设立集中疫苗接种点，可在1967年一年让大约2.2亿人完成疫苗接种。[84]亨德森想快速行动起来，因此正如奥格登所说，强化天花根除项目并非基于"经过时间检验的万全之策，而是基于现成的最具说服力的推断"，而其中一些推断后来被证明是错的（正如此前多个根除项目的遭遇一样）。[85]

亨德森理解政策操作需要有弹性，事实也证明他是一位能随机应变的协调人，随着时间推移对相关程序做出了几次重大调整。他否认了一些批评者后来的指责，表示世卫组织的天花根除项目绝非以一种从中心发布指令、军事化或者专制的形式推行的，而是正好相反，该项目每件事情都依赖合作，需要因应新环境进行方法调整。按照他的讲述，他特别强调调查研究的重要性，这是一直以来在标准的大规模免疫接种行动中几乎完全缺位的。事实上，起初世卫组织自身为基础研究或者实验室研究划拨的经费就很少——在1967年的预算中只有2万美元。[86]天花根除项目又一次必须依赖国家层面出资的研究工作，使用位于美国、英国、印度和苏联等国的实验室。当时一个主要关注点是证实天花病毒是否有自然动物宿主（如果答案是肯定的，那么根除天花事实上就变得不可能了），最后答案是否定的，但当时人们没有确切把握。[87]

流行病学研究对于疫苗接种的实际工作意义更为重大。一直以来天花都被认为是人类社会存在的传染性最强的疾病之一，在人与人之间传播速度极快；但有研究团队在非洲和亚洲开展实地研究，跟踪天花如何在人与人之间或村与村之间传播，其结果令人惊讶，天花的传染速度事实上相当慢（比如它的传染性就不如麻疹）。天花病毒的传染通常需要与病人反复近距离接触，而不是偶然接触。另外一个令人惊讶的发现是，许多国家的疫苗接种率比曾经认为的要高很多，接种疫苗给人们提供防护的时间也更长。尽管过去开展的疫苗接种活动没能根除许多地方的天花，但确实让一些社区对天花病毒有了整体抵御力。在这种情况下，每一次天花疫情都是在从未接种过疫苗的群体中暴发，幼儿尤其容易受感染，后来他们成为疫苗接种活动的重点对象。[88]最后，研究人员还发现，每当有天花疫情暴发时，感染病例一般会集中在某些村庄，而不是四处扩散。这意味着可以通过迅速给病例集中区所有与病人有接触的人接种疫苗，阻止疫情扩散，而不用兴师动众地给数量庞大的不相干人群集体接种疫苗。总之，流行病学研究将改变天花根除项目的推进方式。

当强化根除项目在1967年启动时，人们关注的焦点是世界上剩余的一些天花"重镇"。在拉丁美洲就是巴西，如果这个国家消灭了天花，那么整个美洲地区就摆脱了这种疾病。在东南亚，巴基斯坦（还有1971年独立的孟加拉国）、印度和印度尼西亚是天花重灾区。在非洲，天花重镇有很多，有几个国家天花发病率非常高。

然而在各地的强化根除行动正式启动后，相关国家在通往零发病率的目标上便进展迅速。到1969年1月，存在天花疫情的国家就已经减少到五个；幅员辽阔的尼日利亚尽管饱受内战摧残，但也极力维持了天花根除项目运转，并在1970年5月记录了最后一例本土病例。到1972年年底，非洲大陆接受疫苗接种的人口达到1.535亿（这个数字比当时估计的非洲总人口要多许多，表明有许多人是重复接种的）。其他地方也有同样的成功，例如巴西在1966年8月启动了一个联邦政府组织的专项疫苗接种行动，巴西的最后一例天花于1971年4月19日在里约热内卢被发现。1978年巴西被正式认定已实现根除天花。

到1973年秋天，世界上只剩四个仍存在天花疫情的国家——

印度、孟加拉国、巴基斯坦和埃塞俄比亚。这四个国家曾在不同时期几乎实现了零病例的目标——但后来天花又卷土重来。孟加拉国的境况尤为困难——这是一个重大疫情中心。1971年，在付出巨大努力后，疫苗接种员认为他们已经消灭了这种疾病——但同年晚些时候又暴发了严重疫情，当时孟加拉国正处于与巴基斯坦的独立战争中。这场战争迫使成千上万人逃离孟加拉国，向南前往相邻的印度西孟加拉邦避难，战争结束后的同年年底，难民们混乱无序地回到孟加拉国，面对包括洪灾和饥荒在内的可怕的社会经济境况，严重的天花疫情在难民营贫穷脆弱的人群之间迅速暴发了。经过一年的艰苦努力，天花疫情才又一次从这个国家消失——这一次是永远消失了。在根除行动的最后阶段，孟加拉国采取了强制性接种疫苗的做法，例如回归的难民要想进难民营领取食物和其他物品，必须先接种疫苗。1975年10月，孟加拉国发现了亚洲的最后一例天花病例。

"几乎实现根除"后又突发疫情的情况同样在印度发生，这个国家的整体天花发病率在历史上一直到最后都是世界上最高的。事实上印度是世界上主要的天花疫情中心。[89]我们有幸读到几部描述印度是如何推进天花根除项目的著作，其中包括桑乔伊·巴塔查里亚撰写的事实详尽、具有修正主义观点的优秀作品。[90]在这里我不想详细地回顾这段历史，而是想点评一下印度天花根除项目的几个显著特征，毕竟这是世卫组织发起的整体天花根除行动中规模最大的单一项目。

印度国土辽阔，民族、宗教和语言多样化，在20世纪60年代，印度庞大的人口中大部分人生活在农村地区，生活十分贫困。在政治上，这个国家实行联邦制，公共卫生的主要责任在于各邦，每个邦都有自己的公共卫生和医疗管理机构，它们都处于半自主运行状态，有时行事会与联邦中央主管部门相悖。在当时的情况下，单独把天花列为"根除行动"目标是不可能的。此外，在联邦层面，并非一连数任卫生部长都把天花视为最重要的公共卫生问题（与肺结核、疟疾、呼吸系统感染和腹泻相比），尽管在1973年世界天花病例的57.7%集中在印度。[91]

巴塔查里亚的著作描述了印度政府与位于日内瓦的世卫组织之间以及印度各邦官员与位于德里的卫生部之间存在的诸多冲突点。例如，亨德森呼吁印度的项目由联邦政府集中管理，但这个提议遭到世卫组织东南亚区域主任的反对。日内瓦为印度项目派遣的世卫组织顾问经常为一些事情感到沮丧，他们向亨德森寄送措辞激烈的信件和便函，倾泻各种抱怨，例如疫苗接种覆盖率低，疫苗贮存条件差，报告不可靠，甚至记录造假等等。[92]

但是印度方面也有抱怨的理由。正如巴塔查里亚所说，世卫组织官员的描述容易让人认为，是因为他们强有力的管理，才让项目执行到位；这种说法"严重伤害了大量参与根除项目方方面面日常工作的本土官员和机构的自尊心"[93]。他的意思是大部分工作和政策制定都是当地印度官员承担的，并根据当地条件不断调整政策，例如提供人手开展疫苗接种工作。确定天花病例的工作并不像事后经常说的那样简单直接；即使大部分病人感染的是严重的大天花，但天花感染的症状也有好多种，产生的各类皮疹有时候不容易与其他疾病引发的皮疹区分开（最后使用照片和图卡来帮助接种员辨识天花病例）。

在1973年至1974年间，印度的天花根除项目动用了约13.5万名工作人员，他们中有公共卫生官员，有私人医生，有从抗疟项目调用的官员，甚至还有计划生育工作专员，这些人的目标就是给全国60多万个村庄1.29亿户家庭中90%的家庭进行免疫接种。各种阻碍几乎不可避免地影响项目进展，例如在1974年，印度北部极其贫困的比哈尔邦（Bihar）暴发了一次严重的天花疫情，人们费了九牛二虎之力才将其控制住。巴塔查里亚指出，这重重阻碍实际上是因对"实现'天花零病例'目标信心不足"引起的，有些人拒绝接受天花必将被根除的思想。[94]天花根除行动的最后几年恰逢时任总理英迪拉·甘地宣布国家进入"紧急状态"以应对国内政治危机的时段。中央政府的政治干预导致国家选举取消，许多反对派人士遭到囚禁，新闻审查和威权统治大行其道。亨德森抓住印度宣布进入紧急状态、英迪拉·甘地收紧权力的机会，努力推进根除项目和疾病监控项目的发展，以便天花根除能够最终实现。紧急状态允许特定条件下强制性措施的使用。[95]直到1975年，印度仍有约11.5万名卫生工作人员在全国每一个村镇挨家挨户搜寻天花病例。1975年5月，印度发现最后一例本土病例。

世界上最后一例自然发生的天花病例出现在索马里，时间是两年后的1977年10月26日。

"最后一公里"

"最后一公里"的说法是亨德森借用（并稍作修改）的俄罗斯作家亚历山大·索尔仁尼琴（Alexandr Solzhenitzyn）1968年出版的小说《第一圈》（*First Circle*）中的一句话；亨德森用这句话来表示索珀总挂在嘴边的所谓关键时刻，也就是某种要根除的疾病或病媒已经到了接近消失的时刻；到这个时候，随着这种疾病不再那么醒目，确定并消除每一例病例的成本都在上升。[96]与此同时，搜寻病例的紧迫感也在消失，警惕性放松，控制措施逐渐荒废，于是这种人们花了大量时间和精力对付的疾病往往在最后卷土重来。

根除意味着彻底消灭病例。索珀深知，这一点极难实现。因此到底是什么因素推动天花根除行动走向了零病例的神奇目标？是政治上的坚持？财政和技术资源状况的改善？各级机构之间的协调合作水平的提高？对天花了解的逐渐深入？又或者是出现了新的根除技术？这对于其他根除行动有没有可借鉴的经验教训？根除天花会不会像某些人认为的那样，将是绝对疾病根除史上唯一的成功案例？

从官方文件和其他资料中可以总结出两个答案——一个是政治意愿，另一个是后来被称为"监测—控制"法的新策略。首先是政治意愿。这个因素很难衡量和证明，不管是在世卫组织内部工作层面，还是在同等重要的参与国政府层面。当然，亨德森和他派遣的顾问们面对大量质疑时通常表现出很强的决心要取得自己想要的结果，亨德森锲而不舍地推动世卫组织和各国政府签署双边协议，敦促各国组织疫苗接种活动。他是一位老练的谈判高手，许多公共卫生官员常从公共卫生的角度说出理由，不想听从世卫组织的安排把根除天花列为重点工作，但亨德森意志坚定又灵活变通，总能克服各种阻力甚至攻击。但除了亨德森和他手下的专家们，各国政府能够明确根除意愿并下定决心还应归功于更多人——成千上万默默无闻的普通工作人员，他们的努力最终让各自国家摆脱了天花困扰。此外还要把功劳归于各国政府，他们把资金投入天花根除项目，最终履行这项政治承诺，因为他们不希望自我隔绝于这个已成为世界范围内现代化和进步象征的技术项目。正如几位评论家指出的，一个能研发出原子弹的国家（印度在1974年首次核试验成功）怎么能消灭不了天花呢？

在官方叙述中，天花被成功根除的第二个因素偏向技术方面。这指的是20世纪60年代天花根除行动引进的一个新方法，一个被亨德森和其他许多人认为是根除天花项目获得成功的关键方法。这个方法就是"监测—控制"法，一开始它被作为大规模免疫接种法的补充手段使用，后来就取代了其位置。作为一种技术手段，它与威廉·福奇博士的工作紧密相关，这位美国疾病控制与预防中心的顾问曾被派到尼日利亚做医疗援助工作，他参加了疾病控制与预防中心和美国国际开发署联合开展的天花防治项目。[97]1966年12月，尼日利亚奥戈亚（Ogoja）地区暴发天花疫情，福奇发现手边的天花疫苗不足以开展大规模免疫接种工作，于是他选择集中对疫情暴发地的人接种疫苗——所有与天花病人有过接触的人；过了不久他发现疫情消失了。基于这个经验，福奇在1968年提出建议，由于天花在农村地区传播速度缓慢，而且容易集中在特定的地点，疫苗接种员应该把工作重点放在疫情暴发地，只给那些与天花病人有过直接接触的人接种疫苗。这意味着接种员必须快速找到所有感染者，并尽可能把他们隔离在各自家中，然后追踪每一个与病人有过接触的人，给他们接种疫苗。福奇利用自己对天花病毒传播的季节性波动的了解归纳出方法，他建议未来接种员控制天花的工作可以集中在疫情的季节性低点开展，此时天花发病率最低，且这段时期出现的天花病例更为醒目可见，容易应付，按照这样的方法可以真正"阻绝"天花传播。尽管这种方法需要更精确的病情监测和汇报体系，但与大规模免疫接种法相比，它也意味着更少的接种工作量。

1968年5月，福奇首先把这个新策略介绍给在尼日利亚从事天花根除工作的人员。[98]奥格登说，一些人认为这"又是一个不切实际的总部方案"。但塞拉利昂一位名叫唐纳德·R.霍普金斯的医疗官员决定尝试一下这个新策略，当时塞拉利昂是西非地区天花疫情最严重的国家之一，只有66%的人口接受了疫苗接种。而到了1970

年5月，西非地区消灭了天花。[99]

起初被视为疫苗短缺时的应急补充手段的"监测—控制"法后来被美国疾病控制与预防中心和世卫组织的官员们当成了天花根除工作的全部手段，对其重视程度大过大规模免疫接种法。天花根除项目（SEP）的官方描述承认，一些官员认为大规模免疫接种已经没有必要，实际上这种提议在任何情况下都属于把问题想得过分简单了，有误导作用。一些人在这个问题上越来越教条，他们甚至声称，继续开展大规模疫苗接种活动是在违反根除政策，他们的观点引发激烈争议。毕竟大规模免疫接种是世卫组织及其天花根除专家委员会多年来一直推崇的方法，许多参与大规模免疫接种活动的人都抵制策略转变也可以理解。官员们不愿轻易放弃经过千辛万苦才在本国获得支持的大规模免疫接种，转而拥抱因监测和汇报病例而需要投入更大人力资源的新方法，他们感觉对这个要求力不从心。许多疫苗接种活动的负责人由于一心只想着实现大规模免疫接种的目标，对世卫组织的新要求根本置之不理。

那么"监测—控制"法对于天花根除工作的最后阶段到底有多重要呢？在某些地方当然十分重要；但在其他地方的作用就不那么显著了。即使在福奇首创这种方法的非洲，也不是所有地方都采纳"监测—控制"法，在上沃尔特（Upper Volta，1984年改国名为布基纳法索），担任根除项目顾问的是法国人，那里一直在推行大规模免疫接种法，没有做出过调整，然而也照样消灭了天花。

另外一个例子是巴西。巴西是西半球泛美卫生组织辖区内天花疫情最严重的国家；除智利和厄瓜多尔外，巴西与其他南美国家都接壤，是这些行将消灭天花的邻国反复出现输入性病例的一个源头。在强化天花根除行动启动之初，巴西被明智地认定为是西半球根除天花的关键之地。但是其天花根除措施在亨德森眼里有很大改进余地，他在后来出版的著作中毫不留情地称，巴西在天花根除行动强化阶段的工作是"一个令人遗憾的故事"，尽管巴西只用了四年时间就实现了根除目标。[100]然而巴西人不这么看自己的工作，这或许也可以理解。[101]

巴西在国土面积和人口规模上都可以算是一个大国。当时这个国家也很贫穷，还有种族隔阂；巴西有一个效率低下的联邦体制，卫生项目是在州一级组织开展的，有许多疾病防治项目竞相争取关注。在国家层面，这个国家只在数年前启动过全国性疟疾根除项目，动员了大量医护人员，消耗了大量资源。当时巴西每年的天花病例可能不到1万例（即使算上漏报的病例也是如此），而且所有病例都是小天花类型，天花从来就不是这个国家最重视的卫生项目。那些在巴西坐镇主持天花根除项目的"内部人士"的描述中没有提到过这些因素，他们实际上并不了解所在国和地区执行卫生政策的背景。甚至当强化项目启动时巴西还处于军政府统治下的事实，也没有在半官方的报告中被提及。当时许多卫生官员因政治原因遭到解职，人事变动十分频繁。

就像奥姆里特说的那样，实际情况总是一团乱麻，而且每个国家乱得各有特点。

巴西卫生部事实上在1958年就启动了一次针对天花的大规模免疫接种活动，但进展非常缓慢；到1960年，全国20个州中有18个州开展了疫苗接种活动，但只有约60万人接受接种；1962—1966年又开展了天花疫苗接种活动，但覆盖率仍然很低，南部一些州的疫苗接种率不到10%，而北部一些州最高也只有40%左右。随着世卫组织投票通过强化天花根除项目，最终在国际社会的压力下，巴西政府在1966年启动了全国消灭天花运动（National Campaign to Eradicate Smallpox）。在联邦机构的主持和协调下（当时项目总部位于新首都巴西利亚），天花根除行动由各州组织开展，目标是在三年内让巴西9580万人口中的90%接种疫苗——这是一个高得离谱的数字（我们前面提到，美国在疫苗接种率只有40%的时候就已经彻底摆脱了天花）。

根除项目启动时正值巴西军事独裁政府当政，它实际上是军政府运作的项目，因为1964年3月发生的一场军事政变推翻了时任民选总统，军人统治一直持续到1985年（但到1989年才完全恢复民主）。[102]政变导致国会立即解散，所有政党活动都被禁止，许多平民遭到监禁（甚至折磨，有些人直接消失）。具有强烈国家主义思想的将军们对国家实施威权统治，然而这种统治方式确实也在某种程度上推动了国际根除项目开展（就像20世纪30年代和40年代初瓦加斯独裁统治巴西时的情景）。军人政权在1965年加入了疟疾根除行动，一年后的1966年又加入了天花根除行动，认为这个项目符合其展示技术能力的国家主义愿望，可以改善海外形象，并可以通过参与美国支持的国际项目与美国建立联系。

然而，巴西的天花根除行动启动后进展缓慢，主要原因是管理岗位和办事人员的人事变动频繁，以及项目资金缺乏保障。在1967年至1971年的五年间，国家疫苗接种服务部门换了五位负责人；资金也面临不足，尽管世卫组织已把巴西确定为西半球唯一一个天花疫情呈流行态势的国家，但泛美卫生组织依然把数量很少的拨款平均分配给多个国家以维护政治公平，而不是把大部分资金投入巴西。[103]于1967年再次开始的大规模免疫接种活动第一年的目标是给3000万人接种疫苗，但结果只完成了600万人的接种工作（甚至这个数字也遭到质疑）。

"监测—控制"法在巴西推进得很缓慢，各地情况有所不同，但都是到了根除行动快结束时才有进展。日内瓦在巴西的存在感事实上很小，据亨德森说，根除项目主管们对外界的帮助十分敏感。1967年3月，世卫组织做出了一个关键的任命，派遣曾在美国疾病控制与预防中心担任亨德森助手的统计师和流行病学家利奥·莫里斯（Leo Morris）前往巴西，帮助巴西改进天花监测和病例报告机制（1965年在亚马孙地区测试无针注射器的也是这位利奥·莫里斯博士）。与在其他地方一样，莫里斯带来的新监测系统很快就暴露了巴西原有的天花病例报告程序的严重问题。例如1967年7月，巴伊亚（Bahia）州布兰基哈斯镇报告了一起天花疫情，但疫苗接种员应该早已完成了此地的大规模免疫接种工作。调查发现，接种员汇报的疫苗受种人数大于这个镇实际生活的人数，这些报告事实上是在弄虚作假。此次事件表明，有必要对疫苗接种员的工作进行监督检查——这是索珀一向的观点。

到1969年，监测法在全国26个州（外加一个联邦区）中的4个州得到部署；但是当年年底，负责监测工作的主要官员遭到解职，国家根除项目的负责人也辞职了。[104]巴西官员最优先考虑的依然是完成大规模免疫接种工作。到1969年，巴西项目至少有1000名卫生人员参加到现场接种中，每个月给约130万人接种疫苗，每年报告的天花病例数量少于5000例。然而这个时候还有几个大州没有启动大规模免疫接种，强有力的疫情监测工作也仍不是常态；而一旦某地采用了监测法，就会发现比此前报告多得多的天花病例，有时甚至会多50多倍。例如在1969年，在巴伊亚州一个叫伊廷加（Ittinga）的小镇，病情监测小分队在对当地报告的唯一病例进行调查时发现了官方没有注意到的流行疫情——这个小镇的9277人中共有618人感染了天花。

1970年2月，亨德森给泛美卫生组织副执行主任写信汇报说，"情况就是如此，监测法正与许多其他事情一样濒临瓦解"。但他接着又说:"坦率地说,我觉得在这方面世卫组织恐怕要负不小的责任。尽管巴西已经被确认为是头号问题……但资金一直是被平均分配到多个国家的天花根除项目中的(最近还包括委内瑞拉!),而实际上真正对此有需要的是巴西。"[105]

后来从1970年至1971年,美国国际开发署提供了一些双边援助,占到巴西项目开支的30%,巴西政府也为这个项目拨了款,到这个时候,每个州都设立了流行病监测部门,全国建起6000多个病例报告站。1971年,里约热内卢暴发巴西历史上最后一次天花疫情,所有病例在挨家挨户地搜寻中得以确定。通过追踪并给所有与病人有过接触的人接种疫苗,这次疫情很快就被扑灭了;最后一例病例发现于1971年4月19日。

当时世卫组织总干事坎道和泛美卫生组织执行主任霍维茨碰巧都在巴西,亲眼见证了巴西根除天花的最后时刻。从1967年启动项目到1971年实现根除目标,巴西根除项目的总投入包括巴西政府的4506369美元,泛美卫生组织的1763780美元,以及美国政府的892195美元(不过这些数字没有包括巴西各州政府自身对项目相当大的投入)。

正如世卫组织的官方记载承认,巴西天花根除项目的最终成功,"证明一个大体上管理良好、系统开展的疫苗接种活动和接种标准可以容许较大的误差",而"监测—控制"程序的系统开展也是如此。日内瓦的官员们认为巴西官员不服从指挥,但他们也说,巴西人的那一套行事方式也很管用——至少在巴西如此。

然而对于印度来说,"监测—控制"法则发挥了巨大作用,如果仅凭大规模免疫接种,能否在印度根除天花还是未知数。疫苗接种覆盖人口的100%是不可能的;但确定并跟踪每一例病例、扑灭每一地的天花疫情还是有可能的。

在巴西以及其他任何地方，监测数据对于根除认证程序也很关键。颁发证书用于证明某地确实实现了根除目标的想法是索珀首先提出的，这与他根除埃及伊蚊的工作有关，后来他又将它应用在疟疾根除项目上。根除工作的回报是，一旦某种要根除的疾病成功消失，所有常规免疫工作就可以免除。根除认证的一个关键是相关国家有信心天花真的已经被消灭了。世卫组织对根除天花的认证标准是，一个国家和地区自发现最后一例病例起，连续两年不再出现新病例。一个国际根除认证委员会（International Commission for the Certification of Eradication）得以成立，制订了评估工作指导准则。1973年，泛美卫生组织所辖地区成为世界上首个被正式认证为已消灭天花的地区。1977年，索马里报告了世界上最后一例自然发生的天花病例；在独立专家小组对索马里进行为期两年的严密监测后，世卫组织终于能够宣布，全人类真的彻底摆脱天花了。

后天花时代：要不要销毁这种病毒？

不幸的是，天花作为人类疾病的终结并不意味着天花故事的终结。许多问题仍然存在。例如对天花病毒的研究应该继续进行吗？这个问题立刻又引出更大的问题：应该如何处理各地贮存的天花病毒样本？出于安全考虑是不是应该销毁？当根除天花的目标实现时，世界各地许多实验室都贮存有天花病毒样本，如今许多样本要么已被遗忘，要么下落不明，要么有安全隐忧。天花病毒从保护措施不足的实验室泄漏的危险已经在1978年得到证明，当时这种病毒从英国伯明翰市的一个天花研究实验室泄漏，感染了在实验室楼上一间办公室工作的一名女性。她感染的是大天花，但没有得到及时确诊，一个月后这名女性就去世了。实验室的负责人后来自杀。大约341名与病人有接触的人被追踪到并接种疫苗。[106]

显然有很好的理由要求大部分实验室销毁它们储藏的样本。到1981年，存有天花病毒样本的国家减少到五个（中国、英国、南非、美国和苏联）。到1984年，只有两个实验室被世卫组织授权继续保存样本，即美国疾病控制与预防中心位于佐治亚州亚特兰大的实验室和苏联在莫斯科的一个实验室。但是否要走出最后一步、销毁最后一些实验室样本，这个问题在公共卫生界和科学界产生了很大分歧。到1984年，所有国家停止了常规天花疫苗接种工作，因此从那时起，各国民众对天花的免疫力就稳步下降（不过有些国家在之后数年仍在继续给军人接种疫苗）。

近年来有多部作品重点讲述了"销毁派"和"反销毁派"围绕天花病毒的命运展开辩论的故事。世卫组织内部就此事也存在旷日持久的争论，20世纪90年代中期有报道披露称，俄罗斯（可能还有其他国家）一直在秘密开展把这种病毒武器化的项目，这让争论进一步升级。[107]这个消息打乱了有关销毁这种病毒的整体部署，导致世卫组织这个决定一次又一次被推迟；在印度等多个国家支持下，销毁病毒的日期设定在1995年，但英国、俄罗斯和美国等其他一些国家极力要求保留病毒样本，理由是这样就能进一步研究开发针对这种疾病的新手段。在美国国内，国防部是最反对销毁最后一些样本的。就这样，销毁天花病毒样本的期限再次被推迟，截至本书成稿时，世界仍未做出销毁决定。

亨德森在这个问题上的态度一如既往地有意思。对天花病毒样本，他长期以来一直属于"销毁派"，只有销毁这些样本才算彻底消灭了天花病毒。但随着时间推移，亨德森也越来越担心生物恐怖主义，越来越担心几乎对天花没有任何免疫力的全球民众一旦面临天花生物武器攻击会是一种什么样的情景。1998年，亨德森在巴尔的摩市的约翰·霍普金斯大学建立了一个民间生物防卫研究中心（Center for Civilian Biodefense Studies）。后来发生的"9·11"恐怖袭击事件及数天后有人故意散播的炭疽孢子使对生物恐怖主义的担忧从世卫组织和学术界扩散到更大范围。那时美国放弃常规天花疫苗接种已有近30年，结果天花疫苗又恢复生产，2002年，时任美国总统布什计划在美国开展一次大规模免疫接种行动，首先给1000万美国人接种疫苗，后来人们对目标进行修正，决定先给45万医护人员接种疫苗，然后是警察和消防员等"应急人员"，最后让接种疫苗的人员总数达到约1000万。亨德森并不觉得这是一个明智之举，他认为疫苗接种并发症的风险要大于生物恐怖分子使用天花病毒攻击的风险，而且他根据自己的经验知道，一旦发生天花病毒攻击，阻断疫情传播的最佳方法是立刻追踪病人接触史、隔离病人和给与病人有过接触的人接种疫苗，从而筑起防护网。他是对的，用亨德森自己的话说，布什的接种计划后来"彻底失败"。只有不到4万人同意接种疫苗。[108]

这是一个未完结的宏大叙事；这些事件给根除行动增添了出人意料的曲折。如果布什总统当初的计划得到彻底执行，那么"9·11"事件后美国就有数百万人接种疫苗。如果真是如此，那么根除行动当初承诺的其中一个重大利好就算没有兑现：一旦实现根除，人类就可以永远免除储备活性疫苗的成本，并且不用再面对疫苗接种的风险。

在1980年时，人们没有预见会出现上述事件和挑战。相反，是其他因素让人对根除行动产生疑问。天花根除的实现获得广泛赞誉，被认为是一个伟大的成就，事实上也确实如此，但之后的路怎么走成为一个问题。根除天花让世人松了一口气：一种可怕的、常常致命并且让人破相的疾病终于永远消失了。然而除此之外还有什么重大意义呢？天花根除行动能否引领一个根除疾病行动热情高涨的新时代？它有新的经验教训可供借鉴吗？根除是不是一个理想的公共卫生干预手段？我将这些问题留在本书的最后一章解答。

第七章

充满争议的当代根除工作

索珀在1977年去世,生前没能看到自己发起的任何根除行动取得成功。然而他对根除理念的信心直到最后也没有动摇。他把失败的原因归咎于管理不善、方法错误、理解不到位——但从不认为根除理念本身有问题。他坚守自己的绝对主义信条。在他80岁生日宴会上,学生们和崇拜者的赞誉之词如潮水般涌来——这是对公共卫生战场一位杰出将军的充分肯定。[1]

索珀去世后,他对根除疾病势必成为国际卫生领域一个目标的信心显然被证实了。在世卫组织和其他国际卫生机构支持下,全世界不仅开展了天花根除项目,还新启动了另外两项根除项目。如果索珀还活着,他无疑会很高兴地看到自己曾经工作过的泛美卫生组织率先在1985年宣布启动脊髓灰质炎根除项目,计划五年内在整个西半球消灭这种疾病。1988年,世卫组织驻其他地区的办公室也随之行动起来,把2000年设为脊髓灰质炎全球根除工作的最后期限。1991年,世卫组织又启动了一个世界范围内的根除项目——几内亚蠕虫病[Guinea Worm Disease,简称GWD,学名麦地那龙线虫病(dracunculiasis)]根除,这种如今令人陌生的疾病在当时曾给数百万人造成折磨。此外,当时还有几个地区性根除项目启动(例如美洲地区的麻疹根除项目)。

索珀肯定也会很满意地看到,如今国际通行的疾病根除定义是他创立的——某种疾病的彻底消失才算根除。不仅如此,在今天,甚至在人们从道义和经济的角度为根除项目进行辩护的时候也重复了他说过的一些话。他曾表示,根除疾病可以"带来医疗卫生机会公平和社会公正,把有限的资源解放出来用于其他目的"[2],它代表了"公共卫生领域的终极成果",或者"可持续性发展和社会公正的顶点"。[3]

根除项目似乎将从此扎下根来。

初级卫生保健和疾病根除面临的挑战

真能如此吗?我这么问,是因为从过去到如今,国际卫生领域有许多人对待根除战略的态度都很矛盾,甚至明显抵制。根除项目投入巨大;它们把太多资金和资源引流到单一疾病根除项目上,而事实上民众还同时面对着多种疾病,需要资金和资源的地方很多;全球重点根除目标与地区重点目标产生冲突;根除项目常常独立于所在国卫生服务系统之外运作,开展困难十分巨大。

人们会问:这些项目能够成功吗?到目前为止,脊髓灰质炎根除项目的完成期限已经多次推后。在耗费数十亿美元后,这个根除项目遭遇了经典的"最后一英寸"问题,陷入一个倦怠期。脊髓灰质炎根除项目的一些最初支持者甚至改变了主张；他们认为世界各国应该放弃这个努力，转而采取可持续、有效的脊髓灰质炎控制政策。[4]

唐纳德·A.亨德森是这类人中的一个代表性人物，一直以来他对根除理念以及类似思想的态度比较矛盾。尽管亨德森有长达10年的天花根除工作经历，但他并没有因此成为疾病根除理念的坚定拥护者。他一次又一次地让人们注意这么一个事实：在确认最后一个病例前，人们对天花根除工作一直抱有疑问。此外亨德森还指出，在根除天花的目标真正实现前夕，根除项目在某种程度上其实已经快要被踢出国际公共卫生议程了。1980年5月，参加世界卫生大会的150名代表在一个正式庆祝仪式上签署文件，宣布天花根除努力获得成功，在这个场合亨德森却又发言说道，天花根除项目遭到"一些守旧的国际卫生界人士指责"。对这些批评者而言，"天花根除项目在他们口中变成最过时、最专制、'自上而下'的项目，他们视其为'人人享有健康'的初级卫生保健计划的大敌"[5]。

亨德森这里指的是20世纪60年代末至70年代世卫组织内部出现的重新调整卫生领域发展方向的重要倾向——把重心从疾病根除转向发展初级卫生保健体系。人人享有基本卫生保健的权利是世卫组织成立以来所遵循的宪章的一部分；世界卫生组织首任总干事布罗克·奇泽姆博士等人倡导重点发展的初级卫生保健计划，因"二战"结束后该组织把注意力集中在控制以及根除传染性疾病上而遭到边缘化。从20世纪60年代开始，随着越来越多摆脱殖民统治、刚获得独立的国家加入，世卫组织对寻找医疗卫生问题社会根源的注意力也随之增强。人们越来越注意到，在许多发展中国家，主要城市中心以外的地区缺乏最基本的医疗卫生服务；富国和穷国之间、富人和穷人的生存机会存在着巨大差距；而一些显然无法实现预定目标的根除项目消耗了世卫组织如此多资源。20世纪60年代末疟疾根除项目的失败尤其令人印象深刻。一个疾病根除项目最高时消耗世卫组织近三分之二的经常性预算,这种情况合理吗?一些国家极度缺乏基本医疗卫生服务,大部分民众无法享受现代医疗服务,先集中资源帮助这些国家建立基本医疗卫生体系难道不是更好吗?当初根除项目进展最好的难道不是那些早已存在基本医疗卫生服务体系的地方吗?

1973年从马科里诺·坎道手中接过世卫组织总干事一职的丹麦医生哈夫丹·T. 马勒(Halfdan T. Mahler)也这么认为,他把世卫组织的资源和政策重新转向初级卫生保健计划。马勒有着像索珀那样传教士般的工作热情,只不过努力的方向不一样——他的目标是实现"到2000年人人享有健康"。马勒使用这种简明易记的口号提醒人们注意,民众最需要的不是根除一两种疾病,而是可持续的基本医疗卫生服务,他同时也强调,导致民众健康水平不高的主因不止一种,而是有许多种,其中最重要的是社会和经济因素,而不仅仅是细菌或昆虫的问题。

20世纪60年代末和70年代初,国际公共卫生领域单一疾病根除项目的重要性逐渐降低,更多人接受了卫生与经济和政治有关的思想。这一时期,托马斯·麦基翁有关19世纪卫生体系转型的社会-经济决定论的影响力开始走出英国,走向世界。然后是观点更为激进的伊万·伊利奇(Ivan Illich),他指责在富裕的工业化国家占主导地位的治病手段,认为以技术和城市化为基础视角的西医导致了民众的健康受损,而不是解决了这个问题。勒内·杜博斯对疾病的生态学视角代表了争论的另一个方向,让人注意到人类和病菌共同进化的方式,注意到寻找控制疾病手段的必要性,而不是整体根除病菌或病媒。在美国,约翰·H. 布赖恩特(John H. Bryant)

于1969年出版了《医疗卫生与发展中世界》，此书研究了各个发展中国家在医疗卫生服务领域存在的巨大差异，代表着"医疗卫生问题与贫困"这一研究方向中的又一支重要观点。[6]

医疗体制的争论也受政治事件影响。1959年的古巴革命战争向人们呈现了社会主义国家提供基本卫生服务的另一个模式——注重公平、机会平等，争取人人享有健康。中华人民共和国（在1972年恢复世卫组织合法席位）采取的方式也有不同之处，政府从农民当中挑选一些人接受几个月培训，成为"赤脚医生"，然后分散到农村地区，给当地民众带去预防性卫生保健服务和卫生知识。[7]

这些新方法在世卫组织内部并没有得到一致称赞。美国反对任何听上去有所谓的社会主义化医疗（socialized medicine）色彩的做法（美国扩大了"社会主义化"的定义，把任何偏离美国本土采用的私人化、高度个性化的医疗模式统统称为"社会主义化"卫生服务体系）。美国的冷战对手苏联有自己的理由反对赤脚医生模式，苏联人认为这种模式与本国医学导向、科学现代的卫生保健模式背道而驰（当然，中国当时是苏联在社会主义阵营里的主要竞争对手）。对苏联人而言，初级卫生保健听上去太落后，是适合欠发达国家的次等医疗体制。[8]他们更偏爱本国基于现代医学的高度集中的医疗服务体系模式。

然而公共卫生领域的许多人都十分支持把新重点放在发展初级卫生保健体系上。代价高昂的单一疾病根除项目模式令人感觉力不从心。实地经验显示，发展中国家开展技术驱动的卫生项目常常失败，其原因就是当地缺乏最基本的医疗卫生设施。根除项目并未如根除主义者所希望的那样播下基本医疗服务的种子，两者之间的因果关系似乎正好相反——是因为先有基本卫生医疗体系的存在，根除项目才得以成功。正如我们在第五章讲述疟疾根除行动时看到的那样。认识到这个事实后,世卫组织在20世纪60年代中期提出,各国要尽可能把根除某种疾病的项目并入综合卫生服务体系,并建议那些最贫穷的发展中国家,在启动根除项目前先花一年时间做准备工作,建立起一些基本的医疗卫生基础设施。[9]

当马勒在1976年提出"到2000年人人享有健康"的目标时,这个理念马上就流行开来,并引发广泛讨论和争议。1978年9月6日至12日,世卫组织和联合国儿童基金会在阿拉木图召开的国际初级卫生保健会议,成为人们态度转变的转折点(阿拉木图当时是苏联加盟共和国哈萨克斯坦的首府,这个会议地点是苏联极力主张的,苏联为会议提供了200万美元的经费,为的是阻止此次会议放到中国某个城市召开)。阿拉木图会议是冷战期间一次罕见的东西方大聚会,吸引了来自134个国家和地区以及67个联合国机构的总计3000多名代表参加,其中还有些著名的政治人物,如美国参议员爱德华·M.肯尼迪(Edward M. Kennedy)。会议发表的《阿拉木图宣言》在一片热烈的掌声中获得通过;第二年又在世界卫生大会上通过,该宣言直到今天仍是世卫组织的一个行为标准[世卫组织前总干事陈冯富珍在2008年的《世界卫生报告》中又重申了这一点,当年那份报告的标题就叫《初级卫生保健(如今比以往任何时候都重要)》]。

尽管初级卫生保健计划很容易通过了投票,它却不容易成为现实。事实上,《阿拉木图宣言》能够如此顺利地被这么多政治观点和议程完全不同的国家通过,原因之一就是宣言的要求范畴十分宽泛。该宣言呼吁重新回归世卫组织最初对健康的定义:即它是"一种体格、精神与社会之完全健康状态";它敦促世界致力于建立一个"国际经济新秩序",为"人人享有健康"提供保障;它强调健康和全民性服务是基本人权;它把参与和团结当成卫生服务、社会公正和公平需求的关键；而且它还强调初级卫生保健服务是每个国家卫生体制不可或缺的基石。[10]

谁会投票反对这些美好的理想？而且，怎样才能把这些理想转化为实际行动（尤其是在没有为这些目标划拨专门预算的情况下）？从哪里开始？是从解决营养不良或者母婴健康开始，还是从完善地方卫生单位，也就是发展农村卫生设施开始？

事实上，在阿拉木图会议之后的数十年里，初级卫生保健项目不断遭遇失望和挫折。20世纪80年代，战后福利制度在许多国家的政治支持已经开始瓦解，转而积极推动经济自由化和私有化，认为这才是经济发展的康庄大道，这方面以美国为甚。发展中国家受到新自由主义的意识形态影响，推行所谓的"华盛顿共识"（注重金融和产业投资，打击通货膨胀，并削减社会支出），即"芝加哥学派"经济学家推崇的市场"改革"理念，这使得许多国家不得不面对国际货币基金组织主导的"结构调整"、巨额政府债务、收入下降以及经常性的政治不稳定。每个国家都注重成本收益分析、短期行为以及"顽固的实用主义"（这意味着长期的公共卫生以及/或者医疗保健基础设施面临投入不足）。在1950年至1975年这段时期，许多国家的民众发病率和死亡率一度连续快速下降，但到了20世纪80年代这个趋势开始放缓，甚至出现逆转。世界范围内建设全民性、公平的卫生服务体系的风向开始改变，医疗保健转向私有化，甚至在许多地方，公共卫生服务体系几乎彻底瓦解。[11]

此外，可能是为了因应理论立场的转变，一些从医学进步和技术手段角度思考健康问题的公共卫生专家希望落实《阿拉木图宣言》，提出把意义宽泛的初级卫生保健转变为选择性初级卫生保健（Selective Primary Health Care）——这是一个与前者区别很大的概念。[12]1979年，洛克菲勒基金会在意大利小镇贝拉焦（Bellagio）组织召开了一次会议，与会代表来自世界银行、福特基金会和美国国际开发署（这几个机构以资金为后盾，成为国际卫生领域越来越重要的角色）。会议把选择性初级卫生保健计划分解成一组四个暂时性的，但切实可行的目标，并使用四个目标的首字母缩写为项目名——GOBI，分别代表生长发育监测（Growth monitoring）、口服补液（Oral rehydration）、母乳喂养（Breast feeding）和免疫接种（Immunization）。这四个目标背后隐藏着对目标清晰适当、成效显著的要求。[13]

公共卫生领域的许多人对选择性初级卫生保健理念的反应非常负面，视其为一种偷偷摸摸的倒退行为，回到垂直组织、技术驱动的项目的老路子，把商业手段（可能还有集团利益）带进卫生保健领域，并从整体上歪曲了初级卫生保健计划建立综合性卫生保健体系的初衷。[14]围绕这个议题的争论持续了数年之久，大部分时候十分激烈。选择性初级卫生保健的优先目标也遭到批评；例如，口服补液是一种应对儿童死亡的直接威胁的应急技术手段，但它没有触及腹泻的根本病因，如不干净的饮用水和落后的卫生条件等，腹泻脱水可能危及儿童生命。

在几个选择出来的目标中，免疫接种具有最充足的理由，可能效果也最好。始于1967年的加强版天花根除项目加强了许多国家同时接种多个疫苗的能力，尤其是脊髓灰质炎疫苗和麻疹疫苗。总之，针对多种儿童疾病的疫苗接种正在西方世界成为日常工作，而且人们越来越感觉到，这些有益儿童健康的措施能够且应该惠及那些生活在世界上最贫困地区的孩子。意识到这个趋势后，1974年召开的世界卫生大会投票通过在世界范围实施扩大免疫规划（Expanded Program on Immunization），最初的计划针对六种可预防的传染性疾病——肺结核、白喉、麻疹、破伤风、百日咳以及脊髓灰质炎，目标是到1990年实现给世界上80%的婴儿免疫接种。[15]扩大免疫规划代表一系列针对特定疾病的技术干预手段；尽管不是根除项目，但两者之间有许多相似之处。免疫接种是世卫组织能够协助组织也能组织好的工作。项目最初的成效十分令人鼓舞。当扩大免疫规划在1977年刚启动时，世界上只有不到5%的儿童接受过针对上述疾病的免疫接种。[16]起初项目进展相当缓慢，到20世纪80年代接种覆盖率刚过20%，因此在疾病发病率方面没什么变化（如破伤风、脊髓灰质炎和麻疹），然而到1994年，针对所有六种疾病的疫苗接种覆盖率已经达到约80%（一些发展中国家的覆盖率与富裕的西方国家一样高）。世界各国克服了许多障碍才取得这个成功，例如培训疫苗接种员，建立可靠的冷链运输系统（低温运输设施链，确保疫苗从实验室或生产商库房运送到疫苗接种点仍然保持活性），以及建立疫苗接种和疫情监测系统。

在1970年至1995年这段时期，有几个发展中国家尽管国民生产总值出现下滑或者处于停滞状态，但五岁以下儿童的死亡率大幅下降，许多人把这个情况归功于免疫接种。[17]然而不是每个地方的疫苗接种率都很高，也不是每个地方都能长期坚持；根据记载，一些发展中国家的疫苗接种服务"组织结构十分脆弱"，很难当作初级卫生保健服务。然而尽管如此，当时许多人认为，扩大免疫规划代表了发展中国家最重要的国际公共卫生项目。[18]

对于国际公共卫生领域的这些趋势和争论，亨德森的态度中立。大多数情况下他赞同对根除项目持批评态度的人士的意见，认为根除项目经常自上而下推行，方式僵化，注定会遭遇失败。他认为疟疾根除规划尤其如此，由上而下自顾自地开展，没有充分发动社区参与。他表示，当时所有国家的疟疾根除规划"必须严格按照一个十分详尽的标准操作手册一步一步推进"，而且"在筹备、执行规划时要像在战场执行军事任务一样"[19]。

但是当人们用同样的批评针对天花根除项目时，亨德森就不乐意了。他坚称天花根除项目在资源和人员方面并不充足，这一点与疟疾根除规划截然不同；此外天花根除项目扎根社区，而不是超脱于社区之外；它依赖成千上万当地人的支持和参与；天花根除项目方式灵活，适应性强，在本质上要求并不严格，没有走向军事化。

然而亨德森对根除项目的支持也仅限于此。他并不认为其他根除项目应该走天花项目的路子。亨德森说，他的观点广为人知后的一个结果就是，在1980年世界宣布根除天花后的二十多年，他被许多讨论根除项目的研讨会和国际会议排除在外。[20]

但是"人人享有健康"项目也没有受到亨德森待见。他在1980年时说道："我不知道'实现到2000年人人享有健康'是什么意思。我也没听说有人期待实现这个目标。"这一目标的主要思想似乎是用"横向规划"取代根除项目的"纵向规划"。但是与许多曾在十分贫穷的国家工作过的人一样，亨德森认为，有效的公共卫生干预措施必须明确具体，否则付出的努力往往会遭到浪费。对亨德森而言纵向规划的目标清晰，设有合适的疾病监控机制和监督工作进展的评估机制，而初级卫生保健服务的横向规划模式则"是工作人员人浮于事的最佳写照"。他总结说："遗憾的是，我感觉我们现在是在一团迷雾中工作，四周响彻着各种口号，目标朦胧不清，大家忙于研究理论而不是具体的项目。"[21]

根除理念回归

然而，其他一些人继续把根除视为一个切实可行的选择。早在1976年，唐纳德·R. 霍普金斯博士就问道："在根除天花以后呢？

轮到雅司病?"他在西非从事天花根除工作的经历让他比亨德森更倾向根除理念。[22]当根除雅司病的想法没有得到太多响应后,他和他的同事威廉·福奇(1977年担任美国疾病控制与预防中心主任)转而提议根除几内亚蠕虫病。[23]

根除项目也不断找到新的支持者。事实上在1980年至2000年间,世界各地就根除项目召开了多个研讨会,最开始是1980年美国国家卫生研究院在华盛顿组织召开的一个会议,就在美国正式宣布展开天花根除项目几个月后。[24]1988年,位于美国亚特兰大的卡特中心受天花根除项目的启发,成立了一个国际疾病根除特别工作组(International Task Force for Disease Eradication);该组织在1989年至1992年召开了6次会议(1993年发布了一份最终报告),小组成员们评估了90种疾病的根除可能性,从中选出五个候选目标——脊髓灰质炎、几内亚蠕虫病、流行性腮腺炎、风疹和猪囊尾蚴病。1997年,在德国达勒姆(Dalhem)召开了一个重要研讨会,审视过去一些根除项目遭遇的失败,并讨论选择根除疾病对象的标准。[25]

奇怪的是,尽管人们在过去的根除项目上投入了巨大的努力和资金,却几乎没有对根除对象选择标准进行过系统性讨论。[26]可以说,"第一代"根除项目(1980年以前)的选择主要是因为当时的历史环境和一些偶然因素。那么未来的根除目标也要如此选择吗?人们希望不会如此——过去这么多根除项目只有一个成功,这些教训说明,未来应建立一套实用的合理标准。[27]

美国国家卫生研究院的专家们显然认为有必要明确这些标准,因为他们发现,在有关根除疾病的讨论中,人们甚至在一些最基本的方面都缺乏共识。因此,第一要务是明确一些定义。在进行一些初步讨论后,专家们认为索珀的观点是正确的,今后根除必须代表公共卫生领域最绝对的标准——它意味着一种传染病因病原体传播渠道彻底阻断，从世界上所有国家彻底消失。根除的定义是把病例数量降到零，并且结果不可逆，而疾病"控制"则是另一种概念，仅满足于降低某种疾病的发病率。在这两个定义之间为第三种概念留出了空间，也就是某种低于全球范围，但高于单纯控制的根除概念——"地区性根除"。这似乎是个行之有效的做法，但由于根除这个概念代表的是彻底消灭某种疾病，而地区性根除让一些已根除疾病地区有再次出现感染病例的风险，因此地区性根除似乎是一个自相矛盾的概念。后来人们决定用"消除"（elimination）这个词取代地区性根除。[28]卡特中心的特别小组在审视这些概念和根除的意义时，得出相同的结论，并支持这些定义。

然而尽管如此，这些概念仍然比较含糊。例如，根除是指一种疾病的病原体已从大自然和实验室彻底消失吗（1980年后仍有一些实验室保存着天花病毒样本）？为了澄清这一点，在达勒姆研讨会上学者发明了一个新词——"根绝"（extinction），意思是某种病原体已被永远消灭。还有，如果某种疾病一些最糟糕的临床症状已经彻底消失，但病原体本身没有——例如盘尾丝虫病（onchocerciasis），也叫河盲症，它导致的失明症状已经消失，但病原体微丝蚴（microfilariae）仍然存在，这种情况可以算根除吗？或者说这种情况最恰当的定义是"消除"？消除的定义可不可以延伸，用来指某种疾病的病例数量减少到一定程度？就像世卫组织1989年提出"消除"新生儿破伤风（neonatal tetanus）的目标，即到1996年把这种疾病的病例数量减少到每个区少于一例。"区"的概念指的是什么？世卫组织在1991年投票通过了消除麻风病的项目，目标是把麻风病病例减少到全球每1万人中少于1例。1997年3月，世卫组织发布的一则新闻公告给这些概念增添了混乱，公告宣布"可在10年内消除"淋巴丝虫病（lymphatic filariasis）、河盲症、麻风病和恰加斯病等公共卫生问题——实际上公告的意思是可以"控制"这些疾病。

参加达勒姆研讨会的专业人士指出,世卫组织对这些概念的使用,没有与国际疾病根除特别工作组及其他专家组织此前采用的定义保持一致。[29]但事实证明要保持一致十分困难。[30]世卫组织目前有许多消除项目,分别针对麻风病、维生素A缺乏症、先天性梅毒(congenital syphilis)以及致盲性沙眼(trachoma)等病症,在这些项目中"消除"的定义各不相同。根除主义人士希望定义绝对准确,与他们的绝对目标保持一致;公共卫生官员则偏爱定义更加模糊的概念,也许是因为这样可以在表态时留下余地。总之,霍普金斯暗示过这是世卫组织和其他地方如此广泛使用"疾病消除"这个词的原因;这么做是有道理的,暗示某种疾病接近根除,可能给一些实际上无计划,或者没有可能实现"地区性根除"目标的项目,带来政界和外部资金的支持。[31]

决定哪种疾病需要被根除的标准很多,很难确定。这些标准一般被分为三类:生物学/技术标准、经济标准、社会政治标准。生物学/技术标准似乎最容易理解。涉及的因素事关某种疾病的基本特性。疾病病原体除了人类外还有其他宿主吗?如果它有动物宿主,例如黄热病——那么这种疾病从原则上讲就无法根除;这种疾病容易诊断吗?如果不是,那么要根除它就很困难;针对这种疾病有没有一种已证明有效的技术干预手段,如疫苗或者药物?同样重要的还有对某种疾病的流行病学特点进行评估,尤其是它的传染性如何?[32]

在达勒姆研讨会上,经济标准在专家发言中频频被提及,它事关某种疾病造成的人均经济负担;开展根除计划的资金供应情况,以及成本效益计算,即主要开支是否低于持续控制的成本。政治标准指的是某种疾病是否得到政府关注，以及支持根除的政治意愿：即将开展根除项目的国家政治稳定程度如何？政府或相关机构对根除项目的重视程度如何？交通（运送疫苗、技术人员的手段）和通信条件如何？

这些标准都很切合实际。但每一组标准又开启了一系列常常捉摸不定或者很难确定的问题。能否实施有效的干预手段似乎是生物学标准中最明确的条件，但事实上也不像表面那么简单明了；比如说，一种在美洲地区效果很好的疫苗，由于流行病学或者社会经济因素影响，就不一定在其他地区和人群同样有效（就像口服小儿麻痹疫苗在印度的效果一样）。那么"经过实地验证的战略"的条件如何呢？[33]这个实验区域需要有多大面积才可以证明根除项目值得展开呢？正如E. H. 欣曼（E. H. Hinman）在数年前所说，只有当根除目标实现后，我们才能确定根除项目的技术可行性（而到目前为止根除项目只成功了一次）。[34]

在经济标准方面，天花根除项目似乎是最具说服力的成本效益案例，但我们这是站在现在的角度看问题，天花根除行动的漫长历程曾多年面对重视不够、资金不足或组织不力的局面。[35]在实现根除天花后，天花病毒存在被不法分子或恐怖分子利用的潜在威胁，这改变了成本效益的计算方式。对于其他可根除的疾病，成本效益计算方式可能与天花根除项目十分不同——例如根除"被忽视的热带病"（Neglected Tropical Diseases）项目：20世纪90年代，这些疾病，其中包括几内亚蠕虫病，终于开始获得世卫组织的一些关注。这些疾病大多存在于农村地区，根除它们至多能提升受感染人群的农业生产力，给世界带来一些间接的经济效益。真正受益的是感染人群自身。根除这些遭忽视的热带病，将让世界上最被边缘化、最贫困的人群，免除一些人类已知的最受社会排斥、令人身体虚弱、常常让人破相并构成沉重经济负担的病痛折磨；控制或根除这类疾病当然需要外部资金支持，这么做的理由是，让那些人能同样享受摆脱疾病、享受健康的权利。[36]

在达勒姆研讨会上，专家们认识到，政治标准对于根除项目获得成功通常最关键，但同时也最不确定。由于根除项目依赖所有存在疾病流行状况的国家参与，它所需要的协调合作规模在国际事务中十分罕见，很难在政治上实现。我们怎么提前估量或者吸引项目所需的政治承诺或社会支持（国际疾病根除特别工作组列举的两个标准）？

尽管根除日程存在各种不确定性，但到世卫组织1998年2月就这个议题在美国佐治亚州的亚特兰大举办一个大型会议时，根除似乎又彻底回归国际议事日程，当时大约81个组织的200名代表参加了会议。[37]截至当时，全球性的脊髓灰质炎和几内亚蠕虫病根除项目已经持续了数年（而且美洲地区已经实现了脊髓灰质炎根除，最后一例于1991年在秘鲁发现）。人们预计，未来有望启动更多根除项目。

影响根除项目境况改善的最后一个因素与初级卫生保健计划有关。尽管初级卫生保健计划一直是世卫组织一个基本目标，但是在阿拉木图会议后的20多年，这方面并没有取得多少显著成效。事实证明，世卫组织很难把有限的资源从应对特定疾病的项目转移到支持更多基础卫生服务建设上。下决心帮助贫穷国家提高卫生服务水平不是件容易的事，因为每个国家都有自己特有的政治日程、治理方式、资源和卫生服务需求。人们广泛认识到，规定了时限、针对特定疾病的根除项目，与长期、可持续的基础卫生服务建设项目之间存在着潜在紧张关系；有关自上而下和自下而上的项目之争不会消失。然而尽管如此，与20世纪70年代相比，公共卫生领域有更多人对疾病根除思想持开放态度。

其中一位就是世卫组织总干事哈夫丹·马勒,他曾经多年"扛着世卫组织的大旗反对自上而下的公共卫生项目"。后来他改变了观点,认为一些纵向推广的项目,如免疫项目,"可以充当'信使RNA'的角色,有助于把平衡有效的手段植入初级卫生保健服务的载体"。在1988年5月,马勒把根除脊髓灰质炎提上世界卫生大会的讨论议程(这是他作为世卫组织总干事参加的最后一届世界卫生大会)。[38]

因此,公共卫生领域再次燃起希望,认为至少在某些情况下,只要开展得当,根除项目能像索珀曾认为的那样,极大地促进基本卫生服务的发展。当然,陈旧的"索珀式"根除模式,由于其准军事化风格、自上而下专断的架构以及排除其他各方参与、独立开展的组织方式,已经不再适用。但是有没有可能发现一个新型根除模式,可以克服第一代根除行动具有的某些局限?更主要的是,根除项目如何适应21世纪国际卫生领域的快速变化?

疾病根除新模式? 脊髓灰质炎和几内亚蠕虫病

目前正在世界范围内进行的脊髓灰质炎和几内亚蠕虫病根除项目提供的一些信息,让我们能部分回答上述几个问题。这两个根除项目大幅降低了所针对疾病的发病率,尽管经过20多年的努力仍未实现零发病率的梦幻目标;两个项目均不得不一次又一次地重设完成目标的期限。

这里让我感兴趣的问题是,两个项目的意义是否不仅仅在于让某种疾病的发病率大幅下降(尽管这个结果肯定值得称道)。它们是否还代表了意义更广泛的、对贫穷国家整体公共卫生体系的贡献？

我先从脊髓灰质炎根除项目开始讲，它在两个项目中知名度更高，因为脊髓灰质炎作为一种儿童疾病恶名昭著，它可能导致严重瘫痪和终身残疾。[39] 脊髓灰质炎在美国的发病高峰是20世纪50年代，1952年和1953年暴发了严重的流行疫情，分别出现5.8万和3.5万例病例。科学家们为此积极地寻找脊髓灰质炎疫苗，并先后发现了两种：索尔克（Salk）的脊髓灰质炎灭活疫苗（IPV）在1955年投入使用；萨宾（Sabin）的口服脊髓灰质炎活疫苗（OPV）在1962年获得生产牌照。两种疫苗在西方工业化国家的广泛使用很快降低了脊髓灰质炎发病率，并成为新时期卫生领域免疫活动的核心选项。[40]

从生物学/技术的角度看，脊髓灰质炎似乎与天花十分相像，并且似乎符合新制定的根除项目选择标准：它是一种病毒性疾病，通过粪口路径（fecal-oral route）的污染传播。这种疾病相当容易被诊断（有肌肉弛缓性瘫痪的外在症状）；病毒没有明显的动物宿主；可以通过疫苗预防。口服脊髓灰质炎疫苗的发明者萨宾在20世纪60年代提出，大规模免疫接种可以根除全球范围的脊髓灰质炎，然而他的想法除了卡斯特罗治下的古巴，没有其他国家接受。古巴在1962年开始推行大规模免疫接种，结果只用了很短时间就消灭了脊髓灰质炎。当时世卫组织的注意力完全为疟疾根除项目占据，根本没有心思考虑在全球推动脊髓灰质炎疫苗接种。当建设初级卫生保健系统成为世卫组织的重要日程后，就连扩大免疫规划也被许多人视为一种与基本卫生服务的需求格格不入的纵向项目。

然而，1983年接过泛美卫生组织执行主任一职的巴西医生卡莱尔·格拉·德·马塞多（Carlyle Guerra de Macedo）强烈支持给儿童免疫接种，持相同观点的还有该组织扩大免疫规划项目负责人、另一位巴西人西罗·德·夸德罗斯（Ciro de Quadros）。[41]夸德罗斯认为，纵向的免疫接种项目将加强而不是削弱卫生体系，尤其可以提升疾病监控能力、实验室分析能力以及给需要的人群提供疫苗接种服务的能力。巴西在这方面的成功是一个重要行为样板。在经历脊髓灰质炎免疫接种活动多年协调不力的情况后，巴西在1980年启动了一个全国免疫日项目；每年开展两次疫苗接种活动，中间间隔两个月，该项目的目标是给所有五岁以下儿童免疫接种，不管他们此前有无脊髓灰质炎疫苗接种史。当时巴西的脊髓灰质炎病例数量并不庞大，但这些病例在这个面积广阔的国家分布非常分散，因此需要开展全国性的大规模免疫接种活动；该项目启动后不久，脊髓灰质炎的病例就快速减少，1983年全国只报告了45例，而最后一例发现于1989年3月。[42] 1985年5月，泛美卫生组织的37个成员国宣布了一项计划，准备在五年内根除美洲地区的脊髓灰质炎。[43] 1988年的世界卫生大会也宣布了根除全球范围的脊髓灰质炎的目标。[44]尽管哈夫丹·马勒批准了脊髓灰质炎根除项目，但刚开始世卫组织的官员们对此并不上心；划拨的预算极少，仅够支持总部一位项目人员开展工作。[45]在这种情况下，国际扶轮社（Rotary International）的热情付出、财政援助和组织支持，尤其是其志愿者网络的帮助，对于脊髓灰质炎根除项目的启动（以及后续开展）发挥了关键作用。[46]

在这个全球项目启动时，脊髓灰质炎仍在五个大陆的125个国家流行，据估计当时全球每年有35万例病例——不过这个数据一如既往地不可靠（有相当大数量未报告的病例）。有利的方面是，大多数病例集中在少数几个疫情十分严重的国家；而不利的方面是，脊髓灰质炎比天花更难根除。所有天花感染都会产生某些症状（如皮疹），但许多脊髓灰质炎病例没有明显病征特点，这让它们很难被识别。对于感染导致瘫痪的脊髓灰质炎病人来说，许多人在感染时只会表现出轻微的、像流感一样的症状，很容易遭忽视。这些感染病征不明显的人可能会在接下来几周继续把病毒传给其他人；另外一个根除脊髓灰质炎的困难是除了脊髓灰质炎以外，还有其他感染也会导致急性弛缓性麻痹（acute flaccid paralysis）。要想确诊脊髓灰质炎病例，需要做实验室粪便化验，这对于贫穷国家薄弱的卫生基础设施而言是个很大的压力。很可能出现的情况是，在一些化验进行的过程中，又有许多其他孩子感染了病毒。

发展中国家的根除工作没有选择灭活疫苗，而是口服脊髓灰质炎疫苗，因为这种疫苗价格低廉，效果良好，并且志愿者容易携带。但萨宾和索尔克的疫苗都需要多次接种，而不像天花疫苗只需接种一次。以口服脊髓灰质炎疫苗为例，儿童需要接种两次，有时候三次甚至更多次，中间只间隔几个月时间；在一些疫情十分顽固的地区，可能需要接种多达15次。此外口服疫苗还需要冷链储藏运输以保持活性，因此这种疫苗有一定应用局限性。[47]

根除脊髓灰质炎的主要策略在泛美卫生组织成员国成效显著，主要反映在四个方面：改善了常规免疫接种；用大规模免疫接种活动加强常规脊髓灰质炎疫苗接种；建立了脊髓灰质炎病毒监控体系（与实时准确的病例汇报系统和实验室网络实现连接）；以及建立病例快速反应机制。[48]

萨宾曾主张，发展中国家的脊髓灰质炎根除项目需要以加强免疫体系为基础，因为这些国家的常规免疫水平太低，不足以阻断病毒传播。[49]甚至在一些开展扩大免疫规划的地方，尽管脊髓灰质炎疫苗接种覆盖率达到80%，但这个比例仍不足以消灭脊髓灰质炎；这些地方往往疫情全年流行，气候炎热，人口密度非常高并且卫生条件十分差。加强免疫接种并不依赖现成的卫生服务体系运输脊髓灰质炎疫苗，而通常采取特别的"全国免疫日"的形式——指定几天作为大规模免疫接种的时间。古巴曾在1962年使用这种方法消灭野生脊髓灰质炎病毒（如今仍在使用），巴西也是如此；许多其他国家对这个方法也不陌生，此前的天花根除行动同样使用过。

20世纪80年代，墨西哥、哥斯达黎加和其他一些拉美国家用这个方法获得了非常好的成果。中国曾在1989年至1990年经历数次严重的疫情流行，导致大约1万名儿童瘫痪；1993年中国启动全国性预防接种日活动，并取得成功，这推动了世卫组织整个西太平洋区域的成员纷纷开展根除项目。

然而，为维持根除项目的动力，需要开展规模惊人的脊髓灰质炎免疫接种活动。2003年，世卫组织的一份报告指出，有超过2000万志愿者参与中等收入和低收入国家的脊髓灰质炎根除项目。[50] 据医生作家阿图尔·加万德（Atul Gawande）写道："1997年，中国、印度、不丹、巴基斯坦、孟加拉国、泰国、越南和缅甸等国总共约2.5亿儿童在一周内接种了疫苗。世界各国的免疫日活动一度影响5亿儿童——几乎是世界人口的十分之一。"[51]

规模如此庞大的项目在推进过程中遭遇各种挫折也是意料之中的事情。在2003年至2006年，曾出现一次严重的脊髓灰质炎疫情复发。美国疾病控制与预防中心全球免疫事务部门负责人斯蒂芬·科基（Stephen Cochi）已经总结出主要原因。首先是印度在2001年至2002年减少了全国免疫日活动和加强免疫的行动（主要是财政原因）；其次是在2003年至2004年，有传言称脊髓灰质炎疫苗会导致女性不孕，也不安全，这一传言导致尼日利亚北部数个穆斯林人口占多数的州停止给儿童接种。这些事件的累积效应导致2003年至2006年脊髓灰质炎扩散到27个此前没有这种疾病的国家。人们付出了巨大努力，修正各种措施并投入5亿美元才最终重新控制住脊髓灰质炎（尼日利亚在此期间新增了5000例因脊髓灰质炎致残的病例）。2007年是个转折点，用科基的话说就是一个"破釜沉舟"的时刻，当时必须迅速加强根除脊髓灰质炎的努力，以阻止疫情传播。[52] 到了2008年6月，世界上只剩四个国家还存在脊髓灰质炎流行疫情：巴基斯坦、印度、尼日利亚和阿富汗。据统计，2008年全球脊髓灰质炎病例总数为1654例，2009年为1604例，而2010年则减少到1292例。[53]

鉴于全球脊髓灰质炎根除项目的巨大规模，我们应该问，这种坚决追求消灭某种单一疾病的做法，对于更广泛的卫生基础设施，尤其是那些脊髓灰质炎疫情已经存在很长时间的贫穷国家的卫生基础设施发展，产生了什么影响？针对儿童传染病的免疫接种肯定算是"人类最大的福利"之一，让脊髓灰质炎发病率下降到相对于高峰时期来说微不足道的程度，与减少麻疹和黄热病（针对这两种疾病的疫苗常与脊髓灰质炎疫苗一同接种，不过要由相关国家的流行病学特点决定）病例一道，将是在提高贫困儿童健康水平方面一个十分重要的贡献。但是这些福利如何兑现？通过根除项目还是其他方式？

1988年，各国代表带着这些问题参加了世界卫生大会，讨论了脊髓灰质炎根除事宜。当时初级卫生保健运动正处于高潮时期，因此当世界卫生大会投票通过全球性脊髓灰质炎根除项目时，还同时规定该根除计划必须促进基本卫生基础设施建设。

脊髓灰质炎根除项目的支持者一般会说，该项目的确做到了这一点。他们认为，在泛美卫生组织成员国，脊髓灰质炎根除项目造就了一批训练有素的流行病医师，创造了一个病毒学实验室网络，帮助提高了相关国家的卫生规划能力，促进了地区合作以及有关疫苗接种覆盖信息系统的发展，建立了该地区有史以来最全面的人类健康监控系统，超过2万个卫生单位参与，每周汇报急性弛缓性麻痹病例情况。总之，他们相信，脊髓灰质炎根除项目通过鼓励一种"预防文化"，提高了卫生部门的声望。[54]

这当然是一份令人印象深刻的脊髓灰质炎根除项目的成就清单，突出了其对提高免疫接种服务水平的贡献。但不是所有人都同意每个地方的根除行动都取得了同样良好的成果。1995年成立的泰勒委员会（Taylor Commission）的使命，就是评估泛美卫生组织国家启动扩大免疫规划项目和脊髓灰质炎根除项目10年后的情况，委员会认为两个项目的确有一些积极的成果，但同时也发现一些不太理想的地方。例如，该委员会报告说，脊髓灰质炎根除项目在美洲地区最贫穷国家的成效，不如在卫生基础设施比较完善的中等收入国家那么显著。[55]泰勒指出，捐助机构往往对卫生项目的开展影响巨大（在撒哈拉以南一些非洲国家，40%或者更多的卫生支出来自外部捐助）；由于脊髓灰质炎根除项目规模巨大，各国容易把重心过度集中在这一种疾病上，而代价就是解决健康不良问题的步伐被拖慢。

泰勒和同事们还提出了围绕根除项目的一些意义更广泛的伦理问题。[56]例如，脊髓灰质炎根除项目把全球性政策重心置于地区工作重心之前，结果就是一些贫穷国家本来的卫生发展计划遭到扭曲。当根除项目启动时，脊髓灰质炎在许多国家事实上不是它们最紧迫的公共卫生问题；例如，加纳共和国1984年的一项调查显示，脊髓灰质炎在48种需要优先处理的疾病中只排在第33位（疟疾和麻疹排名最前）。[57]最后一个问题是，脊髓灰质炎根除项目建立了一套独立平行、不可持续的资金、疫苗供应和运输系统。泰勒说，这是"自上而下的调遣，不是自下而上的活动"。一旦脊髓灰质炎接近根除（但没有完全消失），其中一些资金能否用于其他公共卫生项目？还是说必须全部用在追求绝对根除的缥缈目标上？

从成本收益的角度看，也需要重新审视计算方式。计算根除项目好处的依据通常是，一旦实现目标，未来的卫生支出就可能被节约；世卫组织的一个估算表明根除目标实现后每年可节约10亿美元的疫苗接种和护理瘫痪病人的费用。但是这些节约下来的费用会让谁受益？泰勒指出，与富裕国家相比，贫穷国家的获益更小，因为大多数贫穷国家的瘫痪儿童从未获得过任何护理或康复治疗服务。尽管在过去21年间，有大量外部资金流入非洲或印度的脊髓灰质炎根除项目（1988年至2007年全球范围的捐助资金估计达30亿美元），但为了参与全球的根除努力，受助国也不得不在该项目上投入大量本国资源。事实上据估计，开展脊髓灰质炎根除项目的国家自身承担了80%的费用。

那么泰勒的结论是什么？——不是所有国家都兑现了通过脊髓灰质炎根除项目建设当地卫生基础设施的承诺。[58]因此，脊髓灰质炎根除项目代表了一种努力，从一个角度看完全值得赞颂；而从另一个角度看则是一种西方的技术性"修补"手段，实际上无法解决贫困人口的长期健康问题。加万德说："如果这个项目获得成功，那么将是人类一个最耗时耗力的成就。"他还补充说："但这还是个很大的未知数。一些国际机构喜欢做各种响亮的承诺，表示要让这个星球摆脱这种或那种威胁。然而这些承诺几乎都没兑现。世界太大、太复杂，高高在上的决策指挥根本无济于事。"[59]

几内亚蠕虫病根除项目：一个不同的模式

几内亚蠕虫病根除项目是一个截然不同的情况。这种疾病既没有治疗药物又没有疫苗。因此，（通过疫苗以外的手段）预防是阻断传播的唯一方法。几内亚蠕虫病的这个基本事实改变了其根除项目的推行方式，使得该项目比其他根除努力更接近初级卫生保健模式。在这些方面，我认为几内亚蠕虫病的根除经历是一次非常有意思的试验——这是公共卫生干预的一个具有潜在重要性的替代模式或者案例研究。[60]

当有人发出根除几内亚蠕虫病的提议时，西方许多人对这种疾病都很陌生——它是那些遭到忽视的疾病之一。[61]由于此前对几内亚蠕虫病几乎没有开展过调查活动，人们要获得这种疾病准确的影响范围十分困难。1981年，当霍普金斯和福奇首次提议根除几内亚蠕虫病时，他们引用了一些估计数据，表示每年受感染人数在1000万至4800万。[62]1986年的一个估计数据显示，在20个国家每年大约有320万人受感染，这个数字也很大但显然更容易控制。大部分几内亚蠕虫病病例从未上报过；贫困的农村人群只能默默忍受。

然而这是一种非常古老的疾病，几个世纪前就有相关症状记载，19世纪80年代它的病原体被发现。人类感染这种疾病只有一个途径，那就是饮用受到剑水蚤（Cyclopidae）污染的水，这种微型节肢动物是几内亚蠕虫的中间宿主。当人们喝了水井或池塘里的污水后，蠕虫幼虫进入人体，并不断发育，经过一年的潜伏期后，一条携带新幼虫的母蠕虫开始钻向受感染人的体表，并在皮肤表层显现，位置通常在人的下肢，但也有其他地方。一条长度为70至80厘米的蠕虫在体表慢慢显现的过程会让人极其痛苦，丧失活动能力，病人会一连数周无法行走（如果出现在下肢）和工作。受感染人常常会用一根枝条把虫卷起慢慢拉出皮肤。为缓解炎症和疼痛，他们往往会让身体在冷水里泡着；这样就给了母虫散布幼虫的机会，从而污染水源，又一次开启感染循环。

几内亚蠕虫病符合根除的生物学和技术标准：容易诊断（会出现一条蠕虫）；除了剑水蚤没有其他动物中间宿主，而且这个中间宿主不会四处迁徙；存在预防干预方法。霍普金斯和福奇在信中把选择几内亚蠕虫病作为根除目标与联合国的"国际饮用水供应和卫生十年"活动联系起来，该活动的目标是到1990年向所有人提供清洁饮用水（这也是国际社会诸多宏大但没实现的目标之一）。[63]为什么不从该活动200亿到300亿美元的预计开支中划拨一部分，优先解决几内亚蠕虫病流行区的问题呢？霍普金斯和福奇指出，几内亚蠕虫病是唯一可通过提供清洁饮用水替代污水彻底根除的疾病，因为它不存在其他传播途径，而人类是这种蠕虫的唯一宿主。在理论上，由于蠕虫的潜伏期是一年，因此如果在一年内人们能有清洁饮用水，而且幼虫无法进入新的供水体系，那就可以避免循环感染。根除几内亚蠕虫病还有一个优势是，这种疾病的分布范围相对有限，只有中东、亚洲、拉丁美洲和非洲部分地区和国家存在。成功根除几内亚蠕虫病的预期，是基于早前世界多个地区和国家有过消灭这种疾病的经历（例如，苏联在1925年至1933年根除了中亚地区的几内亚蠕虫病）。

从经济学的角度看，人们认为（与控制相比）这个根除项目的好处巨大，而且受益的几乎全是受感染人群。1986年，卡特中心发起全球麦地那龙线虫病根除计划（第二年霍普金斯加入该中心担任卫生项目部副主席）。[64]1991年，世卫组织通过决议支持世界范围的根除行动，设定的完成期限是1995年，有些太过乐观。[65]诸多国际捐助机构（存在几内亚蠕虫病疫情的各国政府、联合国儿童基金会、世界银行和后来的比尔及梅琳达·盖茨基金会）的经济支持发挥了重要作用，不过资金从未充足过（从1987年至2007年，外部资金总额为1.47亿美元，远远比不上脊髓灰质炎根除项目所获得的外部援助）。

几内亚蠕虫病根除行动在起步阶段进展缓慢，但后来动力不断加强，集中资源应对一种疾病的做法成效显著，快速降低了这种疾病的发病率。其中一个特别突出的例子是乌干达，这个国家的项目预算只有约560万美元，报告的病例数量（12.5万例）却在所有存在疫情的国家中排名第三，最后花了12年时间成功根除几内亚蠕虫病。[66]印度的根除努力花费的时间更长，20世纪80年代启动的项目到1997年才实现零病例的目标。在全球范围内，到了1986年，非洲和亚洲20个国家近350万病例减少到只有25000多例，后来又一个10年的努力让全世界的病例数量进一步下降到4600例（2008年12月的数据），到2009年底下降到3190例，到2010年又下降到不足2000例。[67]这个存在已久的穷人专属疾病得到极大程度的控制。

尤其值得关注的是这个项目开创的独特运作模式。最初计划的重点是设计挖掘可以防止蠕虫幼虫污染水源的新水井。这个计划与国际"饮用水供应十年"行动吻合；长期以来提供清洁饮用水是现代健康的必要条件，可以预防所有通过水传播的传染病。然而事实证明在农村地区挖水井代价高昂，而且效果不总是很好；水井深度常常不足，或者距离人们生活的村庄不够近；这些水井很难维护，人们常常重新使用它们熟悉的、近便的水洼和水塘。[68]人口迁徙也是一个问题。使用化学剂灭杀水中的剑水蚤是另一种办法，印度和其他一些国家在20世纪80年代曾成功使用过，但这种方法所需时间长，被认为实用性不足。

后来证明最有效的方法是从另一个角度应对水污染问题——使用基于改变人类行为的预防措施——不过人类行为常常被认为是最难改变的。在许多贫穷国家，人们已经使用简易的过滤装置获得清洁饮用水；几内亚蠕虫病根除项目推广了消灭传染病的概念。正如霍普金斯和埃内斯托·鲁伊斯-蒂本（Ernesto Ruiz-Tiben）在1991年指出的，基于巴基斯坦、加纳和尼日利亚根除几内亚蠕虫病的经验,这个预防计划需要以下几个要素:首先在一个所在国政府和卫生部参与的国家行动计划下,开展一个初步调查,确定并记录国内所有存在疾病的村庄。接下来就是确定每一例病例;这一步可以依赖村庄的卫生保健人员,或者如果没有此类人员,就依赖每个村的志愿者,把病例记录工作推进到村一级水平。[69]这些人员要经过基本培训,学会如何识别、登记或汇报每一个携带蠕虫的病人的情况。

根本问题是卫生教育——向每个人普及三个基本信息:几内亚蠕虫来自受污染的饮用水;体表显现蠕虫的人必须远离饮用水源以防止污染;人们可以通过对饮用水进行过滤,或者只喝来源安全的水以避免未来再受感染。[70]推广有关几内亚蠕虫病的知识是关键要素:大多数人没有把饮用污水的行为与一年后从自己体内钻出的蠕虫联系起来。接一杯水过滤出泥浆,然后向人们展示小小的剑水蚤,就是一种非常直观的展示。人们试验了各种过滤装置,有安装在水井里的,也有安装在个人饮水管末端的,直至找到效果令人满意的类型,然后广泛推广。

根除几内亚蠕虫病的关键是充分动员村庄或社区民众参与——这与此前大多数根除项目采取的模式都不同。随着几内亚蠕虫病的病例数量不断减少,主动的监测和控制措施变得更加重要;同样重要的还有细致的病例记录工作。从1991年开始,大部分参与根除项目的国家陆续建立"病例控制中心"——专供体表已显现蠕虫的受感染病人居住的小屋,目的是确保蠕虫没有机会进入饮用水源。病人在这里可以得到伤口局部治疗,还有食物和饮用水供应,需要住到蠕虫被拉出体外灭杀为止。其他一些帮助各国根除项目走向成功的要素包括通过知名人士,如美国前总统卡特,声名卓著的非洲政治家以及其他社会名流宣扬推广这些项目。[71]

第七章 充满争议的当代根除工作

在这里我们无法挨个讲述每个国家几内亚蠕虫病根除项目的全部曲折细节。我的目的是试图评估几内亚蠕虫病根除项目对相关国家公共卫生的贡献；然后弄清这个项目是否实现了把特定疾病根除的目标，以及这个项目是否将人们对公共卫生公平的广泛关注和必要的基本卫生服务结合了起来。

当然，霍普金斯和鲁伊斯-蒂本认为几内亚蠕虫病根除项目做到了这几个方面。他们举例说一些地区在根除几内亚蠕虫病后农业生产率、学校入学率和婴儿护理率都得到了提高。他们还认为，项目动员了社区参与公共卫生活动，特别是在非洲农村地区建立了志愿者网络，这是一个重要贡献。此外，在某些地方，这个志愿者网络将被用于扩展卫生服务，让针对其他被忽视的热带病的新根除以及（或者）控制项目受益，如盘尾丝虫病、淋巴丝虫病、血吸虫病和沙眼。卡特中心帮助在全球派发用于预防河盲症（盘尾丝虫病）的药物伊维菌素（ivermectin），总共5.3亿剂药物中的20%已被派发。在尼日利亚的两个州，最初为控制河盲症建立的志愿者网络，如今也负责分发应对淋巴丝虫病和血吸虫病的药物、维生素A补充剂以及经杀虫剂处理的蚊帐以控制疟疾，此外还负责在当地普及卫生知识。[72]当然，有许多疾病是同时流行的（例如埃塞俄比亚就曾同时流行疟疾和沙眼），因此融合卫生干预措施很有意义。

扩展这些卫生服务网络以应对更多疾病以及实施更多卫生干预的想法引出了"整合"问题，这是国际公共卫生领域的新口号。公共卫生领域的整合通常意味着把应对某种疾病的努力并入一个国家的常规卫生服务体系。然而对于那些一心根除几内亚蠕虫病的人士而言，整合意味着把根除努力寄托于当地社区，动员相当高水平的社区参与或者管理，以及把一个新的特定疾病根除或控制项目增加到以社区为基础的网络。他们一般比较抵制把几内亚蠕虫病根除工作并入基本卫生服务体系。[73]原因有两个：首先是非洲许多农村地区根本不存在基本卫生服务体系，其次是即使有地方存在这个体系，那在很大程度上也只会是消极被动的，与存在诸多疾病的村庄罕有主动联系。

此外在根除目标实现前，过早解散卫生志愿者网络也面临很大质疑。霍普金斯和其他人把此举视为导致失败的因素。他们的想法是，这个根除工作网络自身应转变为正式组织，从而把基本卫生服务扩展到那些最贫困、最偏远的地区。霍普金斯曾经说过："不管什么时候，与平庸的整合计划相比，我宁愿偏向卓越的纵向计划。"[74]

这种观点被大部分根除主义者奉为圭臬。他们认为根除是卫生保健的一种正统模式，并常常提到根除项目在培训时需要有针对性，执行时应追求完美，另外还重视维持系统性监测和控制，设定可量化目标，开展持续性评估工作，以及做好细致的记录工作（索珀会认可上述所有要点）。那些参与几内亚蠕虫病根除项目的人担心，在一种常规的、碎片化的基本卫生服务体系下，围绕特定疾病建立的以村为基础的技术网络，在经过多年（有时候是数十年）的考验后可能会迷失方向或者瓦解。

领导几内亚蠕虫病根除项目的人对项目在卫生教育和简单预防措施方面能发挥的作用尤其有信心。霍普金斯认为，大部分人对自己的健康有合理的兴趣，也愿意采取行动，但要是陌生人或外国人告诉他们应怎么做，他们一般会心存戒心。一种有针对性的系统，只要方法简单，并由村里的志愿者组织，就会受到欢迎，因为它确实有效。

最后，霍普金斯和卡特中心的其他人之所以支持几内亚蠕虫病根除项目，说到底他们认为它具有很大的公平性；霍普金斯说，要根除这种疾病，你需要走遍每一处有病人生活的地方，走到他们的村庄——不管受感染人群规模是小（如喀麦隆）还是大（如尼日利亚）。他坚持认为，根除项目需要国际资金支持，因为像在喀麦隆之类的国家，由于几内亚蠕虫病的影响范围小，因此根除这种疾病就不是需要最优先处理的公共卫生工作。然而除非最后一些病例得到确认和处理，否则根除工作就不能算成功。这种想法又一次接近索珀对根除的内在公平性的观点。索珀以一种可根除疾病——肺结核为例子，他评论说"根除不能使用含混地把事情分三六九等的借口——如'在公共卫生领域不再具有重要性'之类，牺牲少数人的利益"，意思是当目标仅仅是"控制"时，公共卫生界就会满足于整体发病率的降低，而无视那些生活在偏远地区或者难以抵达地区的人群的权利。要真正实现根除，相关措施必须覆盖每一个人，因此"为所有人提供保护成为唯一通行的公共卫生职业标准"[75]。这与通常的健康公平理念有很大区别，一般来说卫生领域的公平是指设法解决健康结果存在的不公平差距；是指把资源分配给那些最需要的人——弱势群体、最贫困和受教育程度最低的群体。在根除项目中，公平意味着每个受感染的人都要得到确认和治疗，这样零传播的目标才能实现，不管他们的经济条件和能享有的医疗条件如何。这个理念来自根除的自身定义。

在其他的方面，几内亚蠕虫病根除项目并没有索珀的影子，它鼓励社区参与，组织方式也是从村一级自下而上。该项目也有其他疾病根除项目的一些局限；由于把重心放在单一疾病上，其手段往往缺乏通盘考虑；例如，年轻女性既需要接受预防性措施避免感染几内亚蠕虫病，又需要产前和孕期保健服务，以及更好的营养。后面这些需求是几内亚蠕虫病根除项目本身无法满足的。因此这是一个优先级的问题；初级卫生保健仍然是卫生界的一个理想，在这个理想尚未成为现实的情况下，几内亚蠕虫病根除项目的支持者感觉，他们仍然取得了很多成果，而且可能已经在不知不觉间为更可持续、更全面的卫生服务体系奠定了基础，这才是人们真正需要的。

根除可行吗？或者说，有必要吗？

按照集中开展的单一疾病控制项目的标准衡量，几内亚蠕虫病根除行动可称为一次辉煌的胜利。按照以社区为基础的卫生服务项目来衡量，它也有许多值得推崇的地方。

然而，如果按根除项目的标准衡量，它也必须按这个标准衡量（因为项目的推广和运营就一直是按照这个标准的），霍普金斯承认，项目的开展"出人意料地耗时费力"。[76]最初设定的1995年的目标期限很快过去了，因此人们又把新的期限设在2009年。然而尽管如此，完成这项工作的决心仍然存在，而且人们似乎已经看到了胜利的曙光。几内亚蠕虫病很可能成为有史以来被根除的第二种人类疾病。美国前总统卡特至今已经在几内亚蠕虫病根除工作上投入了24个年头；（2010年）85岁高龄的他说，他决心在有生之年见到几内亚蠕虫病彻底消失。[77]

根除脊髓灰质炎的前景似乎更不确定。尽管脊髓灰质炎病例数量已经减少到与高峰时期比微不足道的水平，但余下的少量病例被证明很难彻底消灭。全球范围每年报告的病例总数自2000年以来一直稳定在1500例左右。2009年8月，世卫组织发布警告称，脊髓灰质炎在尼日利亚仍呈蔓延趋势；到当月中旬，有124个尼日利亚儿童因脊髓灰质炎瘫痪。除了尼日利亚，其他一些国家也出现脊髓灰质炎病例，如乍得、安哥拉和苏丹，可能是输入病例。最让世卫组织官员担心的是，一些瘫痪病例是因脊髓灰质炎疫苗所用的活病毒发生突变所致。此外，即使根除脊髓灰质炎的目标即将实现，仍有几个真正的问题需要面对，即新脊髓灰质炎病毒变种，尤其是最致命的Ⅰ型变种的隐性传播；如何，或者是否可能放弃脊髓灰质炎疫苗接种——这是开展根除项目的一个重要理由。[78]

在这种情况下追求根除的成本十分高昂。2009年8月，印度为2010—2011财年的脊髓灰质炎根除项目准备的预算高达6.57亿美元（世卫组织指出此前几年印度的投入也达到这个规模）。加万德对这些数字加以整理，计算出（2007年）全球范围每发现一例脊髓灰质炎病例的成本是600美元，而印度每年的整体卫生预算人均只有4美元。他说："即使根除行动最终成功消灭脊髓灰质炎，这个成本也太高，但是如果把这笔钱用于比如说，建设有效的污水处理系统或者加强基本卫生服务体系，那么完全有可能在未来拯救更多生命。"[79]

但是根除项目的支持者认为，根除是相关公共卫生问题的真正解决方案：认为即使从经济学的角度看，追求绝对零病例的目标本身就值得付出努力；而且消灭脊髓灰质炎产生的经济效益将以数十亿美元计（有估计预测，如果实现根除，那么到2015年将为世界节约卫生经费30亿美元）。有观点指出，根除项目过于把重心放在应对世界剩余的少数病例上，因而每一个病例的发现成本太高；根除主义者对此不以为然，认为这种观点忽视了根除项目通过预防绝大多数病例，为世界节约的大量公共卫生开支。他们的主要观点是继续推进根除项目直至最后一个病例。他们坚称，根除行动的一切都由这个终极目标决定。如果仅仅是为了控制，那么这个项目就不会如此运作，当然也无法看到根除后的好处，即一劳永逸地不用再为这种疾病实施任何控制措施。对于他们来说，放弃项目的成本要比把根除工作进行到底的成本高许多。终点就在眼前,在这个时候放弃将是一场灾难。

但事实真是如此吗?假如根除项目本身就不可行或者没必要呢?[80]为什么就不能满足于已经取得的成果呢?

亨德森对根除项目的怀疑态度广为人知;他说自己并非一位"勇敢的根除主义者"。[81]他称赞霍普金斯是几内亚蠕虫病根除项目的一位"优秀的、很有说服力的支持者和策划人",称赞他应对几内亚蠕虫病的方法得当,因为他鼓励社区参与、贯彻监测制度并争取政治支持。他认为,像这样的项目能够成为"彻底改革并振兴公共卫生部门的重要行动",因为它们设定可行目标,而且为实现目标愿意进行变通,而"不会像我们常做的那样,认定每一种干预措施、每一种疫苗、每一种药物,必须经由某种初级卫生保健渠道实施或派发"。亨德森本人不是初级卫生保健体系或横向卫生结构的拥护者,他强调卫生工作的针对性,设定的目标要明确、可行。

但亨德森也始终认为,在大部分情况下,把根除设为全球范围的公共卫生工作的终点是一种错误。根除太难实现,要付出的代价太高,导致目标期限频繁调整和失望不断,卫生工作人员士气遭受打击。他的建议?那就是我们不应"只紧盯着少数几个根除梦想不放",而无视其他诸多新公共卫生项目。[82]

有许多人同意这个观点;他们说,无论从医学上、政治上、经济上还是道德伦理上讲,根除项目都不值得推行。卫生专业人士的批评,尤其是那些曾经赞成根除的人士的态度转变,可能让根除支持者最受打击。[83]例如在2006年,世卫组织卫生官员蚁田功(Isao Arita)博士宣布,他已经改变了自己对脊髓灰质炎根除项目的立场;他的表态在脊髓灰质炎根除项目的支持者当中引发一片哗然,他们纷纷表示失望;蚁田功曾参与天花根除工作,还先后在扩大免疫规划和脊髓灰质炎根除项目的技术顾问委员会供职。他问道："根除脊髓灰质炎的目标符合现实吗？"他自己的答案是"不现实"。[84]

蚁田功曾和其他专家共同指出，从1988年至2006年，共有40亿美元国际援助资金投入脊髓灰质炎根除项目，要完成这项工作还需12亿美元，而且前提是项目能够成功。他们还指出，该项目没能在最初设定的2000年的目标日期内完成，在那一年，存在脊髓灰质炎疫情的国家仍有23个，到了2005年这一数字减少到16。上述投入资金数字没有包括受捐国组织开展脊髓灰质炎根除项目的资源投入。它们提醒读者，如今的世界人口规模与脊髓灰质炎根除项目刚启动时相比要庞大许多（从1988年的40亿人口增长到2006年的62亿人口），而且人口增长的部分几乎全部集中在世界上一些最贫穷的地区。此外，为根除脊髓灰质炎开展的全国免疫日活动似乎没有给这些地区的公共卫生基础设施留下遗产，而且人们也不清楚是否已经可以停止脊髓灰质炎疫苗接种活动。总之，贫穷国家开展脊髓灰质炎根除项目的成本效益分析与天花根除项目有很大不同。

蚁田功的建议是，在这种情况下，全球战略应从根除转向"有效控制"。有效控制并不意味着要放弃目前为止人们在对付脊髓灰质炎方面获得的非凡成果；而是说人们应该继续推进相关措施，直到每年的脊髓灰质炎病例数量少于500例，以及存在脊髓灰质炎的国家少于10个。所有全球性根除项目在达到这个程度后，应该成为世卫组织全球免疫远景与战略（2005年）的一部分；应该大量储备口服脊髓灰质炎疫苗，发展中国家应该把口服脊髓灰质炎疫苗接种工作纳入常规卫生服务体系，这样迄今获得的成果就可以得到维系。正如当年有人提议放弃疟疾根除项目时负责这一项目的人员的感受一样，那些参与脊髓灰质炎根除项目的人觉得无法忍受要失去经数十年努力而终于接近消灭脊髓灰质炎的成果。而此前持怀疑态度的亨德森的一个表态让情况变得更加朦胧复杂，他说自己改变了立场：鉴于比尔及梅琳达·盖茨基金会为项目带来的各种资源、新方法和信心，他现在认为脊髓灰质炎是可以根除的。[85]

全球化世界中的公共卫生：版图的变迁

蚊田功和其他人把根除置于如今的卫生条件这个更广义的背景下考虑，这种做法是正确的，因为我们看到世界上一些最贫困国家的卫生状况在整体恶化。1945年至1975年这段时期是发展中国家的公共卫生转型期，死亡率和发病率水平整体下降，预期寿命提高。但1975年以后，人类进入了一个经济全球化的新时代，它基于市场原教旨主义和资本在世界"自由"流通的理念，既带来经济繁荣又带来经济破坏。结果导致经济体之间和社会内部贫富差距越来越大。据估计，尽管全球经济自1950年以来增长了六倍，但在1960年至1995年间，世界上最富的20个国家与最穷的20个国家之间的差距扩大了一倍多。今天，几乎有一半的世界人口每天生活费不足两美元。在撒哈拉以南的非洲，五岁以下儿童每千人死亡率在100至200例（相比之下美国为8例而日本为4例）；针对麻疹等儿童疾病的常规免疫接种最多只覆盖了世界50%的儿童；艾滋病和疟疾给非洲压上了难以承受的负担，两种疾病互相争夺着这些贫困经济体的有限医疗资源。

这些经济现实把关注的焦点集中到关于健康状况的"经济决定论"的老生常谈上——经济及其他社会不平等导致了健康的不平等。后苏联时期俄罗斯公共卫生体系的坍塌证明，许多公共卫生体系是多么脆弱，多么容易受野蛮无序的市场力量冲击。数十年来俄罗斯男性的预期寿命首次降低。世界上一些最贫穷的国家（大部分在非洲），则有更加糟糕的经历；在"二战"结束后一段时期，与亚洲和拉丁美洲一些国家相比，非洲国家在卫生领域曾取得过更多较小的发展，然而自20世纪80年代以来，由于经济挫折、政府管理不善、战争、为争夺资源而发生的冲突以及全球贸易政策等多重因素冲击，非洲国家仅有的这点成果也烟消云散了。许多地方出现旧有传染病疫情的大规模复发，例如疟疾和肺结核，此外还暴发了新的、更可怕的传染病疫情，其中最突出的就是艾滋病。艾滋病是我们这个时代的最主要传染病之一，然而由于价值观的障碍，国际社会对这种疾病的反应一直力度不足（例如美国前总统小布什政府就曾拒绝支持普及避孕套以防止感染），结果就是世界上如今有数百万人感染艾滋病病毒，许多人因此死去，在一些最贫穷的国家（尤其是非洲国家）生活着数量巨大的"艾滋病孤儿"。

全球化还影响了制定卫生政策的机构。布朗（Brown）、奎托和菲（Fee）三人近期追踪了世卫组织话语中"全球"这个词取代较早的"国际"一词的变化过程。他们说，这个词于20世纪90年代开始在世卫组织内部流行，直接原因就是该组织认识到国际社会受到了全球资本、商品、民众、思想、信息和技术相互依存的冲击，并受到了环境恶化、卫生服务分布不均衡以及传染性疾病扩散的冲击。[86]人们常说微生物没有国界。如今的全球化让时空距离变小，进一步增加了疾病传播的可能性，不管是"旧"病复发，还是"新"病崛起。有选择地帮助贫穷国家提高卫生服务水平，防止相关疾病威胁到本国，这一直是富裕国家的外交政策的一个特色，但这种"对自我保护的投入"在全球化和世界各国紧密联系的今天拥有了一种达到全球卫生援助目标的特殊优势。[87]

这种投入有许多形式，从双边的、政府对政府的卫生援助项目，到私人慈善团体的大笔资金捐助。在2000年，为应对不断扩大的贫富人口之间的差距，147位国家元首和政府首脑签署了联合国千年发展目标，总共有八项目标，涉及减少贫困和教育、卫生与性别方面的不平等。千年发展目标的提出受到经济学家杰弗里·萨克斯的很大影响。玻利维亚和1989年后的波兰曾经接受萨克斯的建议，实施了成效"惊人"的经济政策。后来萨克斯转向研究卫生经济学，并在自己的作品《终结贫困》（*The End of Poverty*）中指出，贫困和疾病是阻碍最贫穷国家经济发展的两大障碍，而这两大障碍都可以通过大规模外部援助移除（他建议到2015年国际援助规模要达到每年1950亿美元），而且要尽快（例如非洲地区应用20年时间摆脱贫困和疾病困扰）。[88]盖洛普和萨克斯认为，地处热带、疟疾疫情严重的国家的收入水平与没有疟疾的国家相比要低许多（平均每年人均收入增长低于1.3%），因此降低疟疾发病率能促进经济增长。当然这个观点在公共卫生领域并不新鲜。然而，贫困人口的经济生活条件改善由多种因素造就，存在不确定性，考虑到这种情况，或许应该提出，贫困国家需要在某种程度上依靠自身解决健康不良和死亡率高，尤其是婴儿和儿童死亡率高等问题。正如世卫组织指出，健康应该被当成一项基本人权。

2002年至2006年，萨克斯担任千年发展目标项目主管，职责是设定目标和完成期限（与根除项目的运作很相像）。例如，千年发展目标中的第一项目标是"消灭极端贫穷和饥饿"，设定的目标是到2015年把世界上日均收入低于一美元的人口数量减少一半。第六项目标是抗击艾滋病、疟疾和肺结核，针对疟疾的目标是到2015年稳定并缩小这种疾病的影响范围。这些目标都值得称赞，不过许多人认为，就像此前诸多类似宏伟目标一样，它们太宏大、太模糊，很难实现。[89]

私人慈善团体在这个新全球卫生经济中扮演着十分重要的角色——如今投入疾病防治的私人团体资金，可能比此前人类历史上任何时候都要多。因此，卫生慈善领域有许多参与者，各种基金会、公私合作项目以及大量非政府组织在世界各地开展名目繁多，有时甚至是目标重叠的卫生项目。[90]

事实上，如今是慈善资本家（他们一直被这么称呼）在国际卫生领域发挥主导作用，而世卫组织在1948年至20世纪70年代末拥有的领导地位遭到取代，转而成为一个到处募化资源和关注的角色。[91]1982年，世卫组织的预算被（成员国投票）冻结。作为卫生领域唯一具有合法代表性的国际组织，其资源被进一步剥夺，是由于对整个联合国体系的意识形态攻击。1985年，罗纳德·里根总统领导下的美国共和党政府表达了对联合国的抵制，只向联合国各机构缴纳了20%的分摊会费；美国政府完全拒绝向世卫组织的经常预算拨款，因为它反对世卫组织的仿制药计划（Generic Drug Programme），可以想象得到，这是美国制药企业极力游说的结果（后来奥巴马政府恢复了对该预算的拨款）。如今，在世卫组织领导的脊髓灰质炎根除项目中，只有9%的开支由世卫组织承担，这也是该组织地位削弱、处境窘迫的写照。[92]尽管追加援助一直是世卫组织运作模式的一部分，但如今外部资金往往让世卫组织自身的经常预算相形见绌。特别是世界银行，从20世纪80年代起就扮演着新的角色，为卫生项目提供巨额贷款成为其发展战略的一部分。

体现慈善资本主义的力量和影响力的一个最突出例子就是比尔及梅琳达·盖茨基金会。该基金会由比尔·盖茨在1999年用自己在微软公司的股票收益创立，如今拥有比尔·盖茨个人捐赠的可支配基金大约310亿美元，此外还有沃伦·巴菲特（Warren Buffet）经营的对冲基金伯克希尔·哈撒韦公司价值370亿美元的股票（2006年捐赠）。该基金会每年在卫生项目上的支出从2001年的15亿美元增长到2009年的77亿美元。[93]

盖茨基金会，如果要比较的话，就是这个全球化时代的洛克菲勒基金会。它与洛克菲勒基金会想法相似，认为应用科学技术手段解决全球卫生问题，把重点放在突破性研究和技术创新上。正如毕晓普和格林所说，这些新的风险资本家使用商业语言，目的是利用盈利动机实现社会公益。加入这个阵营的还有像博诺（Bono）等摇滚巨星以及像美国前总统比尔·克林顿（他成立了自己的基金会）等著名公众人物，他们谈论着最贫穷国家，尤其是非洲国家的赤贫和疾病盛行的情况。我们看到，如今对全球卫生状况的描述之多前所未见。但这有什么结果呢？有人强烈认为，世界上的疾病和健康不良问题将能找到解决方法。但这些解决方法又是什么呢？

这些私人团体所开展项目的问题是，尽管目标明确、在选择防治对象和方法时也十分明智，但它们一般都有自己重点关注的一种或几种疾病，这是它们的活动重点。这些基金会在大部分情况下也只遵循自己和其技术人员的意愿；它们把资金投到自己或其专家顾问团队选择的项目中，而不是资金和技术援助的接受方选择的项目；而且它们几乎不可避免地会让贫穷国家大量拥有当地急需的技术、护理和医疗技能的人才，离开本国基本服务体系，因为外国资助的卫生项目报酬更高。

当然，有许多私人团体的项目，尤其是那些与世卫组织合作开展的项目，取得了很好的成果——几内亚蠕虫病根除项目就属于这一行列。在盖茨基金会、克林顿基金会和全球抗击艾滋病、结核病和疟疾基金（The Global Fund to Fight AIDS, Tuberculosis and Malaria）的轮番施压下，相关制药公司大幅降低了齐多夫定（AZT）和其他一些抗艾药物的价格。甚至最反对外国援助的发展经济学家威廉·伊斯特利（William Easterly）也认为，卫生领域可能是外国援助做得最成功的领域。[94]然而，与此同时，有许多慈善项目在制订计划时，没有充分考虑项目实施地的地理和文化特点。例如在疟疾根除规划中，一些计划和当地实际总是存在偏差。此外，许多私人基金会在考虑卫生援助时，无疑容易过于依赖新技术和创新医疗手段。

安妮-埃玛努埃勒·伯恩（Anne-Emmanuelle Birn）曾尖锐地批评盖茨基金会的"探索大挑战"计划。该计划在2003年启动，向全球科学家征集突破性的创新方案，旨在帮助应对在贫困国家流行的各种疾病，例如疟疾。她指出，盖茨基金会显然没有考虑任何重点关注疾病和健康不良问题的社会经济决定因素的方案。的确是这样，如果他们在提出的方案中加入社会因素考量，那么盖茨基金会的帮助将有加倍的可能性提高受助人群的整体健康水平。[95]此外，伯恩表示，三分之二的儿童死亡病例和五分之四的所有死亡病例都能通过现有手段预防避免，包括技术性手段（如疫苗）和社会性手段（如改善清洁饮用水供应或污水处理）。她评论道："让国际社会感到沮丧的是，为何一些有效措施仍未得到使用。"[96]盖茨基金会和其他与之类似的基金会的最大挑战是，要明白当考虑疾病的决定因素和应对手段时，不能把社会、政治、经济和地方因素与生物和医学因素分割开。

另一个问题有关公共卫生过度医疗化，例如过于依赖大规模发放抗生素和抗疟药，而无法确保这些药物能到达最需要的人手里，也不能确定这些药物是否会导致微生物和昆虫产生抗药性。新药开发十分有必要，不管是针对疟疾等长期存在的疾病，还是对许多被忽视的热带病，如今这些疾病得到一些迟到的关注。但是历史早就告诉我们，过度依赖药物和化学制剂可能出现无法预测的不良后果。(例如,疟原虫已经对青蒿素这种问世不久的"神奇"抗疟药表现抗药性。)

最后,我们需要认识到,不管慈善机构的活动出发点多么好、多么慷慨无私以及技术上多么先进,不管它们有多少合作关系(例如盖茨基金会与数个世卫组织领导的疾病控制项目努力的合作),它们的活动常常有失协调;常常过于重视疾病本身,而无法以一种可持续的方式解决贫困国家的公共卫生需求[据加勒特(Garrett)表示,光从事与艾滋病防治相关工作的非政府组织就超过6万个];这些机构犹如一盘散沙,无法依靠它们形成一个有利于"全球"卫生发展的总体管理政策框架。这是世卫组织在历史上曾经承担的职责。[97]世卫组织的权限需要得到加强,而不是弱化,否则我们可能面临的风险是,私人资本和利益将决定卫生援助的大部分资金走向。

疟疾战场:又一次根除?

盖茨基金会在2007年10月宣布,其疟疾项目的目标是彻底根除这种疾病,这个消息可能是在近期开展的诸多卫生援助倡议和计划中最轰动的,或者最出人意料的。设定一个绝对根除的目标可不是随便说说的,而是一个经过深思熟虑的决定。无论盖茨基金会做了什么,这都意味着大笔资金和动力,大量人才和解决方案将被吸引到盖茨基金会的轨道。

疟疾,尤其是非洲地区的疟疾,是目前有关贫困、发展和不良健康的争论焦点。在经历了1980年前后一段时期的快速消退后,疟疾又卷土重来,迄今世界上每年存在3亿至5亿疟疾病例,其中致死病例约100万(90%发生在非洲)。除疟疾外艾滋病的肆虐显然让事情变得更糟。[98]疟疾防治项目涌入的巨额资金已经引发疑问：如何使用这些资金。在各种争论中，西方智库或研究机构的专家支持寻找技术方案应对疟疾，然而那些在一线开展工作的专家却持不同观点，他们在考虑疟疾防治时着眼可持续和长期控制——在某种程度上，这重演了1950年根除主义者和殖民地疟疾专家在坎帕拉的争论。

当盖茨基金会宣布他们认为疟疾控制的终点就是根除时，他们显然对收到大量负面回应感到吃惊。他们在声明中并没有像有些人似乎认为的那样，表示要开展类似疟疾根除规划那样全面推进、要求短期完成的全球性根除行动。他们设定的期限要长许多；但是由于根除在理论上是可以实现的，他们决定把根除定为最终目标。[99]他们认为，当年疟疾根除规划的有力干预大幅减少了疟疾病例，但后来因开展期限太短没有进一步扩大成果，如今遭到根除项目反对者的忽视或抛弃。面向未来，他们看到疟疾根除的一个新时代，通过精心筹划和充裕的资金支持，针对疟疾的科学研究将有重大突破。[100]这些因素可能在未来20年到30年促使新抗疟药问世，取代那些疟原虫已有抗药性的药物。[101]

盖茨基金会还把目光投向抗疟疾疫苗。这样一种疫苗一直是疟疾研究领域的梦想——但是一个尚未实现的梦想。疫苗常被视为是实现根除疾病的理想干预手段，但是发现一种疟疾疫苗的障碍巨大，因为疟原虫和按蚊都极其狡猾，适应能力强，繁殖速度快。然而尽管存在各种困难，研究人员还是进行了许多尝试（不过一些潜在疫苗的实际试验结果都很令人失望）。[102]即使出现有效疫苗，许多人仍然没有信心；他们继续认为，在未来10年或20年，无法单凭疫苗根除疟疾——还需要采取适应不同人类环境和病媒特点的多种战略。

盖茨基金会勇敢地宣布根除目标，当然与其以科学的角度看待疾病有很大关系，同时也反映了单一的基金会也有实力为世界设定政策目标。这是"根除是公共卫生领域的风险投资"思想的一个显著例子——也是"风险大但收益也大"思想的生动写照。[103]

然而，自天花于1980年正式宣布被根除以来，公共卫生官员和科学家们在讨论有关根除的话题时，从未把疟疾列为根除的可能候选目标。过去的失败影响太大。从那次失败中，人们重新发现这种疾病具有复杂的生物、生态、社会和经济决定因素；不再有兴趣尝试某种一刀切的技术手段，也不觉得有必要把抗疟工作与基础或初级卫生保健联系起来。最多只能努力做好预防和控制，这需要一个涵盖社会、政治和医学等多重因素的一体化战略。这些经验教训部分反映在全球遏制疟疾行动（Roll Back Malaria）上，这是世卫组织自疟疾根除项目结束以来开展的第一个大规模疟疾防治项目；遏制疟疾行动在1998年启动，目标是到2010年分别把于2000年制定的疟疾发病率和死亡率数值再降低50%和75%。此项行动的主要措施是发放经杀虫剂处理的蚊帐，一些国家的疟疾发病率稳步下降（例如埃塞俄比亚、卢旺达和赞比亚），但几乎每一个地方的诊断和治疗工作都没有及时跟上。与此前的项目一样，遏制疟疾行动的目标都是些无法全部实现的"象征性"目标。[104]

在这种情况下，大部分疟疾专家都认为，盖茨基金会的根除目标要么很难实现，要么不切实际。[105]然而让许多人感到意外的是，现任世卫组织总干事陈冯富珍（本书写于2011年，陈冯富珍已于2017年卸任——编者注）马上对这个根除疟疾的想法表示赞赏，认为这是一个可能需要"数十年"（盖茨本人就这么告诉记者）的长期而非短期的项目，但由于盖茨基金会的力量和吸引力，这个项目将很快产生巨大影响。

一些索珀式的时刻?

在经济全球化的今天,根除理念到底占据什么样的位置?由于本书是以索珀开头的,因此可能也应该以他来结尾。如今,许多影响范围曾大幅缩小的疾病又卷土重来——肺结核、雅司病、黄热病和疟疾。尤其值得警惕的是登革热发病率正在呈上升趋势,特别是通常会致命的出血性登革热(hemorrhagic dengue fever)。

这些情况造就了一些"索珀式"时刻——公共卫生专家重新考虑采用索珀的一些方法,尽管同时也承认如今的政治环境已与过去相当不同。例如,索珀曾在巴西成功根除冈比亚按蚊,有人提议,把他的幼虫灭杀法增加到当前在非洲的疟疾控制方法中去。[106]

索珀的抗病媒方法对于控制登革热特别有价值。登革热是一种由虫媒病毒引发的人类感染;与让索珀声名鹊起的黄热病一样,它主要由存活在城镇地区的埃及伊蚊传播;但两者的不同在于如今已有针对黄热病的疫苗,而针对登革热的至今还没有。[107]

我们在第四章提到,当针对埃及伊蚊的索珀式手段在20世纪70年代因黄热病疫苗问世遭到放弃时,没有人想到登革热,当时美洲地区只有零零星星的疫情。然而,如今登革热已经成为一个十分严重的公共卫生问题,在亚洲和美洲地区快速传播,引发更严重的疫情。每年世界上有5000万至1亿例登革热感染,其中约40万例是出血性登革热——四种登革热病毒变种中最致命的一种(感染这种登革热的死亡率为5%)。另外一个令人担忧的趋势是,14岁以下儿童患出血性登革热的病例越来越多。现在能为登革热病人做得最多的就是住院治疗和及时补液。[108]

由于疫苗开发正在进行当中(有数种疫苗处于试验阶段),如今只能重新采用索珀的方法——蚊虫监测和幼虫灭杀。1996年,泛美卫生组织的指导委员会通过决议，敦促成员国制订计划，把减少埃及伊蚊数量作为大事来抓。但在所有其他方面，都已回不到索珀的那个时代。当年彻底消灭蚊虫的目标不得不放弃；历史证明，每次有国家被认定已彻底消灭某种病媒，但几年后这种病媒又会重新出现。新目标是控制——建立永久性的流行病监测机制、对病毒及其变种进行实验室检测，以及确定并（用杀虫剂）处理蚊虫的繁衍场所。从自然规律来说，如今城市的人类居住密度要比20世纪40年代和50年代时高很多；发展中国家的许多城市人口现在已经达到1200万、1500万或者甚至2000万；贫民窟的规模越来越大，这些地方居住条件局促，缺少自来水，没有垃圾清运服务——为埃及伊蚊提供了完美的繁殖条件。

从政治上来说，索珀的时代已经过去了。如果没有出现严重的紧急事态（或者在极端独裁国家），军事行动式的自上而下项目很难被人接受。

索珀的方法必须做出调整，适应公共卫生领域新的政治准则，也就是尊重人权和社区参与。这里我想举巴西的例子，迄今这个国家的登革热病例为美洲地区最多（占地区病例总数的70%）。2002年，里约热内卢暴发了一次大规模疫情，导致28万人感染，其中91人死亡。2007年至2008年的疫情规模较小，但仍然产生了7.5万例感染病例。政府不得不动用军队给住宅消毒，搭建临时帐篷医院（事实上是用大型的金属盒子如集装箱改造而来），收治城市各大医院已没有能力接纳的成千上万病患。

为从这种被动、短期的应对机制，转向更加主动、长期可持续的登革热控制项目，我采访过的公共卫生官员都表示，正在寻找一种新的政治和文化模式——采纳索珀式专注某种疾病和谨慎确定并摧毁埃及伊蚊幼虫的做法，但在活动组织层面做出很大调整。[109]索珀当年采用的是一种纵向的推行方式，依靠灭虫员和巡查员队伍的工作，他对根治病媒的想法没必要获得当地民众理解或接受，只需强行推动就可以。如今活动开展的方式更倾向于自下而上，在当地社区组织，基于协同合作以及现代化的通信手段（如手机）开展。与索珀一样，这些官员依赖仔细绘制的风险区域图；他们在当地社区的眼线大部分是本地志愿者，招募过来后经过培训，这些人的工作是汇报一些容易忽视的蚊子繁衍场所（如今巴西的各个城市有成千上万名这类社区卫生工作者）。我碰到过的卫生官员认为，他们最具创新性的贡献是把控制登革热当成一个根本的社会问题来对待，而不仅仅是蚊虫问题；要解决这个问题，需要社会各界人士参与——包括市一级的当地社区和市长办公室，州一级的卫生部门，最后联邦政府充当全国控制项目的总协调员。[110]

作为"索珀式"时刻的最后一个例子，我们可能要列举美洲锥虫病控制项目（美洲锥虫病也叫恰加斯病，以巴西医生卡洛斯·恰加斯的姓氏命名。恰加斯于1909年发现了这种当时无人知晓的人类传染病的病原虫、昆虫病媒和临床症状）。这是一种十分奇特的慢性病；它是由一种叫作锥蝽（*Triatoma infestans*）的大型昆虫传播的；这种昆虫一般生活在建造拙劣的房子里，它们常常躲在墙缝处，到夜间出来在熟睡的居民身上吸血。感染初期会出现急性发烧的症状，通常发生在儿童身上，然后经过多年，一部分受感染者会进入慢性病阶段，症状包括莫名其妙的消化系统障碍以及心律失常（可能导致年轻成年人猝死）。目前拉丁美洲有数百万人感染恰加斯病，而全球化进程（这里意味着人员流动）正在把它带到北美洲和欧洲等新的大陆。它是一种遭到忽视的疾病，当前"一系列全球卫生倡议和资源调配"活动都没有注意到它的存在。[111]一些著名的医疗慈善团体也忽略了这种疾病。

索珀从未参与过巴西的恰加斯病控制项目,但如今用来应对这种疾病的方法有一些索珀的影子,就像对付登革热一样,几乎把全部重心都放在消灭昆虫病媒上,这是索珀的特有风格。[112]1991年,"南锥体共同行动"(Southern Cone Initiative,包括阿根廷、玻利维亚、巴西、智利、巴拉圭和乌拉圭)启动,这是一个规模巨大的公共卫生合作项目,着重通过杀虫剂灭杀本地区恰加斯病的主要昆虫病媒锥蝽,阻断病毒传播(其次,通过修缮农村地区的住宅,封堵这种病媒的寄生场所)。乌拉圭、智利和巴西先后在1997年、1999年和2006年宣布已成功阻断病毒传播。这是一个重要的里程碑。如今的挑战是维持病例监测,让那些过去受感染、现在处于慢性病发作阶段的病人得到治疗护理,不过如今针对恰加斯病的有效药物很少。[113]

值得注意的是,迄今为止"南锥体共同行动"的目标是地区性的,而且只致力于消灭引发美洲地区恰加斯病的数种锥蝽属病媒的其中一种。因此,该行动的运作就像登革热控制项目,与索珀时代自上而下推动的纵向项目有很大区别。它的野心要小得多,项目所用的"根除"一词的定义也更宽松,并非绝对意义上的根除。[114]从许多方面来说,我们可能会认为它是一种新模式(它显然有自身的矛盾和问题)。首先,这个项目由参与国自己实际"掌控"(规划、管理、组织和提供人员支持)。第二,与登革热控制项目一样,它十分重视社区参与(培训志愿者汇报本社区感染病例)和地方支持(通过开展卫生教育活动)。第三,研究工作成为项目的一个重要组成部分(因为有关这种疾病的流行病学知识和其他知识并不完整)。[115]项目的口号是采用"多管齐下"或"综合协调"的手段,并充分"适应当地实际情况"。这个模式有政治性特点,而不仅仅涉及生物医学方面;它鼓励参与,计划决策时更为民主,同时其技术手段也没有放弃对疾病有针对性的努力。

那些参与针对某一疾病项目的人知道，仅凭这些项目无法为民众提供世卫组织定义的那种健康；初级或者基本卫生保健体系才是健康的根本，而且必须与各种疾病防治项目携手共进，无论是麻疹疫苗接种、恰加斯病控制、登革热蚊虫清除项目，还是其他倡议。事实上，正如时任世卫组织总干事的陈冯富珍在2008年的世界卫生报告中指出的，如今建设初级卫生保健体系变得比以往任何时候都要重要。[116]比较贫穷的国家很难建立这种综合卫生服务体系，但确实也有成功的例子。例如在20世纪80年代的巴西，公共卫生领域的医生们在反对军政府统治及艾滋病危机的刺激下，设法为那些感染艾滋病病毒的人组织了特别有针对性的卫生行动（包括至关重要的为所有艾滋病病毒检测呈阳性的人提供免费治疗）；他们还设法利用人们对人权问题的关注，将这场卫生行动作为抵制军人统治的手段，并在军政府最终下台、完整的立宪政府恢复权力后，成功地让1988年修订的新宪法加入人人享有健康权利这项基本条款。[117]

除了艾滋病应对措施，另外一个提升巴西卫生服务水平的必要因素是1988年建立的统一医疗服务制度（Unified Health Service）。这是巴西建立的第一个全民公共医疗保健体系，确保每位巴西公民享受免费医疗服务。[118]这个制度仍远称不上完美；它的组织实施并非围绕初级保健医生开展，而是很大程度上依赖专科治疗，因此统一医疗服务制度的定位侧重治疗而不是预防，过于以医院服务为基础。这种制度还要与国内诸多长期以来垄断卫生部门的民营保险项目进行竞争，这些保险项目事实上把巴西的卫生服务体系分为针对富人的头等服务和针对穷人的次等服务。巴西是世界上不平等现象最严重的国家之一，在克服经济和种族不平等方面还有很长的路要走；地区之间、州之间、不同民族和社会阶层都充分感受到卫生服务机会的不平等和高质量卫生服务的不平等。[119]

尽管如此，统一医疗服务制度仍是一个非常重要的进步，它为大部分此前根本没有机会享受医疗服务的巴西公民提供了医疗服务。正如库尼茨、斯莱特和其他一些人指出，政府出台经过深思熟虑的社会和公共卫生政策，将疾病保险、保障性医疗服务和常规免疫接种作为一种权利面向全民提供，这些是克服经济增长所带来的破坏性和不平等冲击的关键因素。

我们看到，非洲地区的几内亚蠕虫病根除项目也给极端贫困国家开展公共卫生行动提供了一个新模式；与巴西等中等收入国家不同，这些极端贫困的国家缺少发展初级卫生保健服务所需的基础设施和政治意愿。其他地方可以复制几内亚蠕虫病根除模式，但无须致力于绝对意义的根除。如今贫困国家更可行的做法是开展一个重点针对疾病的可持续项目，并在此基础上慢慢扩大公共卫生发展进程，而我们认为几内亚蠕虫病根除项目就具备这种潜力。围绕某种单一疾病开展的根除项目，如果只有唯一目标，就会消耗一个国家大量财力和其他资源；如果这个目标被证明是无法实现的，那么此前获得的成果也常常难以为继，因为该项目没有与其他卫生项目或卫生保健体系建立联系。

根除项目无疑能继续在未来的公共卫生干预措施中占据一席之地，但是在我看来，根除行动应该有节制地开展，不可轻易发起。

注 释

序 言

1. F. Fenner et al., 'What is Eradication?', in *The Eradication of Infectious Diseases*, ed. W. R. Dowdle and D. R. Hopkins, New York, 1998. p.11. 文中引用了美国疾病控制中心给出的定义。
2. 例如，由于生态变化和人类定居模式的改变，却在没有对其采取任何具体措施的情况下，疟疾到19世纪末就在英国消失。参见Mary J. Dobson, *The Contours of Death and Disease in Early Modern England*, Cambridge, 1997。
3. 顺便提一下，通过有意的工作，只有一种动物疾病——牛瘟，即一种具有高度传染性的牛病，已经在世界范围内被彻底根除。联合国于2011年6月28日就此正式宣布一场基于动物疫苗接种的、历时数十年的、全球范围的行动最终获得成功。虽然本书涉及人类疾病，而非动物疾病的根除，但其历史有相似的情况。与人类疾病的根除相比，动物疾病的根除可能较为直截了当，因为道德限制较少：如果需要的话，我们可以从牲畜群里剔除病弱的牲畜，正如自18世纪以来我们实际所做的那样。许多像手足口病之类的疾病已经局部或地区性根除，但尚未全球根除。即便面对大规模疫情，剔除或别的"消灭"疾病的方法在实践中也很难实现，其中部分原因是商业利益需要保护牲畜免遭严苛的剔除（或者，就英国的手足口病来说，同样因为商业原因，人们抵制全国性的动物免疫计划）。
4. WHO, *The Global Eradication of Smallpox: Final Report of the Global Commission for the Certification of Smallpox Eradication*, Geneva, 1980。1978年，另外三例死亡与英国伯明翰实验室的天花病毒意外泄漏有关；一例由于天花，一例是由于自杀（实验室负责人），还有第三例是天花受害者的父亲，因心脏病死亡。
5. 除了死亡以外，还有17人被感染但康复了。多年以来，怀疑指向几个人，他们都在美国；2008年，联邦调查局指控微生物学家布鲁斯·艾文斯博士应对此负责，他是致力于完善炭疽疫苗的美国陆军传染病医学研究所研究员。

2008年7月29日，艾文斯在联邦官员指控前自杀了。官方调查的结论依然疑点重重。

6. Jonathan B. Tucker, *Scourge: The Once and Future Threat of Smallpox*, New York, 2001中详细描述了有关天花生物恐怖主义的讨论事件，尤其是在第二章。世界卫生组织最初销毁所有天花病毒储存的决定早已被执行，可是20世纪80年代从苏联叛逃到美国的一位相关人士揭露苏联已经违反《禁止生物武器公约》，将大量的天花病毒制成生化武器。

7. 2002年12月，乔治·W. 布什总统宣布了一项给一千万美国人注射预防天花疫苗的新计划，先是给武装部队的军人强制接种，然后是给紧急情况的"第一线反应人员"自愿接种，如消防员、警察和卫生工作人员。天花疫苗引起的并发症，包括一些死亡案例，导致了对这项计划的暂停以及日益增长的抵制。大部分卫生工作人员认为就其自身和他们在医院医治的病人来说，接种疫苗的风险要远远高于益处。到2003年12月，只有不到4万人接受接种。参见 D. A. Henderson, *Smallpox—The Death of a Disease. The Inside Story of Eradicating a Worldwide Killer*, Amherst, NY, 2009, pp. 292–297。

8. Letter to the Editor by Dr. Timothy Baker, 'Malaria Eradication in India: A Failure?', *Science*, 319 (5870) (21 March 2008), p. 1616.最近，世界卫生组织的数字因严重缺乏农村这一卫生机构检测系统以外的死亡率数据而受到质疑；参见 Neeraj Dhingra, *et al.*, 'Adult and Child Malaria Mortality in India: A Nationally Representative Mortality Survey', published online at www.thelancet.com (21 October 2010) DOI:i0. 1016/80140–6736(10)60831–8。作者根据"口头尸检"（对家庭和社区最近死亡的基于房屋的评论）估计，每年有12.5万至27.7万人死于疟疾。

9. Leslie Roberts and Martin Enserink, 'Did They Really Say... Eradication?', *Science*, 318 (5856) (7 December 2007), pp. 1544–5.

10. The Eradication of Infectious Diseases, p. 20, Table 3.1.

11. 如John Farley, *To Cast Out Disease: A History of the International Health Division of the Rockefeller Foundation (1913–1951)*, Oxford and New York, 2004。

12. 关于洛克菲勒基金会在墨西哥的活动，请参阅 Anne-Emmanuelle Birn, *Marriage of Convenience: Rockefeller International Health and Revolutionary*

Mexico, Rochester, NY, 2006。关于钩虫感染、劳工以及"新科学"历史的再构想,请参阅Steven Palmer, 'Migrant Clinics and Hookworm Science: Peripheral Origins of International Health, 1840–1920', *Bull. Hist. Med.*, 83 (4) (2009), pp. 676–709。

13. Randall M. Packard, *The Making of a Tropical Disease: A Short History of Malaria*, Baltimore, MD, 2007; Marcos Cueto, *Cold War, Deadly Fevers: Malaria Eradication in Mexico, 1955–1975*, Baltimore, MD, 2007.

14. 有两本更早的书,写于战后根除狂热时期的顶峰,分别是E. E. Harold Hinman, *World Eradication of Infectious Diseases*, Springfield, IL, 1966, 和Greer William, *The Plague Killers*, New York, 1969。两本书都不是关键著作,作者也无法预料到疟疾、天花以及后来的根除工作会出现什么情况。一本最近出版的风趣的描写趣闻逸事并对介绍战后抗击疟疾、天花和脊髓灰质炎工作很有用的书是: Cynthia A. Needham and Richard Canning, *Global Disease Eradication: The Race for the Last Child*, Washington, DC, 2003。

15. 索珀缺少一本现代传记。他的自传*Ventures in Health: The Memoirs of Fred Lowe Soper*, ed. John Duffy(Washington, DC, 1977)是一个重要参考来源,但令人好奇的是,该书并不带有个人色彩。其所发表文章选集收录在这本书中: *Building the Health Bridge: Selections from the Works of Fred L. Soper, M.D.*, ed. J. Austin Kerr (Bloomington, IN, and London, 1970)。索珀留下了日记、信件和为国家医学图书馆撰写的论文等大量档案[National Library of Medicine (NLM) in Washington];该图书馆在网上提供了这个选集中的有选择的文件,请参阅: 'The Fred L. Soper Papers', Profiles in Science, National Library of Medicine (http://profiles.nlm.nih.gov/ VV/)。索珀未发表的论文可以在NLM, Collection Number Ms C 359, The Fred Lowe Soper Papers找到,由74个手稿和物品箱组成,还包括114个卷宗文件(主要由索珀文章复印件的选集构成)。

16. 'The Reminiscences of Dr. Alan Gregg'(1958), p. 135, in The Alan Gregg Papers, NLM, Profiles of Science, at http://profiles.nlm.nih.gov/FS/.

17. Quoted in Farley, *To Cast Out Disease*, p. 16.

18. NLM, Ms C 359, Soper Papers, Box 2.Candau in a cable.

19. Quote from Marcos Cueto, *The Value of Health: A History of the Pan American*

Health Organization* (Washington, DC, 2007), p. 91.
20. See Fred L. Soper, 'Meaning of Eradication-Revolutionary Concept', in NLM, Ms C 359, Soper Papers, Box 30, Daily Files, 1964, Folder: October–December 1964 (dated 15 December 1964).
21. Editorial Introduction Fred L. Soper lecture, 'Rehabilitation of the Eradication Concept in Prevention of Communicable Diseases', *Public Health Reports*, 80 (10) (1965), pp. 855–69, Introduction on p. 854.
22. John Duffy, Editor's Note, in Soper, *Ventures in World Health*, pp. xiii–xiv.
23. NLM, Ms C 359, Soper Papers, Box 14, from a review in 1970 by Bruce–Chwatt of *Building the Health Bridge*.
24. 今天，成员国分为六个区域，每个区域都有自己的区域办事处。这些地区如下：非洲（刚果布拉柴维尔）、美洲（美国华盛顿）、东南亚（印度新德里）、欧洲（丹麦哥本哈根）、东地中海（埃及开罗）以及西太平洋（菲律宾马尼拉）。
25. NLM, Ms C 359, Soper Papers, Box 12, Soper notes on 'Conversation with Dr. John Hume', New Delhi, India (5 December 1955), p. 5 of document.
26. Ilana Löwy, 'Epidemiology, Immunology, and Yellow Fever: The Rockefeller Foundation in Brazil, 1923–1939', *J. Hist. Biology*, 30 (1997), pp. 397–417.
27. *Yellow Fever*, ed. George Strode, New York, 1951. 由于掌握了有效的疫苗接种法，该基金会认为，蚊子控制和疫苗接种足以控制黄热病。Farley在*To Cast Out Disease*, p.16中说，索珀在名誉扫地的情况下离开基金会，但他没有提供任何直接证据。
28. Malcolm Gladwell, Annals of Public Health, 'The Mosquito Killer', *New Yorker* (2 July 2001), pp. 42–51.
29. NLM, Ms C 359, Soper Papers, Box 12, Document, 'Conversation with Dr. John Hume', New Delhi, p. 5.
30. Fred L. Soper, 'Problems to be Solved if the Eradication of Tuberculosis is to be Realized', *Amer. J. Pub. Health*, 52 (5) (1962), pp. 734–48, here: p. 735.
31. Geoffrey M. Jeffery, 'Malaria Control in the Twentieth Century', *Amer.J. Tropical Med. And Hyg.*,25(3)(1976), pp.361–371,here: p.367.
32. René Dubos, *Man Adapting*, with a new introduction by the author, New

Haven,CT,1980, p.379.

第一章 根除疾病与公共卫生

1. See Stephen J. Kunitz, *The Health of Populations: General Theories and Particular Realities*, Oxford, 2007, pp. 9–26, 他在文中讨论了这两场革命。
2. 数字来源：Jeffrey Sachs, *The End of Poverty: How We Can Make it Happen in our Lifetime* (New York and London, 2005), p. 194.
3. James C. Riley, *Rising Life Expectancy: A Global History*，Cambridge and New York,2001, p.1. 死亡率和预期寿命是国与国之间进行比较的有用指标，但它们并没有反映国家内部在阶级、地理和其他社会分工方面的巨大差异。
4. See Michael Worboys, *Spreading Germs: Diseases, Theories, and Medical Practice in Britain, 1865–1900*，Cambridge, 2000, 特别是第七章, 在那里他探讨了细菌学的多重含义及其对医疗实践的缓慢渗透。在前细菌学时代旨在消除有毒蕈菌的熏蒸法, 在后细菌学时代被用于去除昆虫传病媒介。
5. Kunitz, *The Health of Populations*, p. 11.
6. Lester S. King, 'Dr. Koch's Postulates', *J. Hist. Med. Allied Sci*, 7 (4) (1952), pp. 350–361,文中指出科赫本人并没有强调这些逻辑原则，但科赫的工作如此清楚地、原初地例证了这些原则，以至于这些原则都是以他的名字命名的。科赫的假设为传染病设定了必要条件，而不是充分条件；例如，人们可以检测出白喉杆菌阳性，却没有疾病的迹象。其他因素，如以前的感染，有助于确定个人的易感性或免疫力。
7. 蚊科的蚊子包括按蚊、库蚊（传播西尼罗河发热、丝虫病和圣路易脑炎等病毒感染）和埃及伊蚊（原名*Stegomyia fasciata*，为城市黄热病和登革热的传病媒介）。20世纪的第一个十年中人们也查明了，非洲和美洲的锥虫病（昏睡病和恰加斯病）是由舌蝇和三胞胎虫分别传染给人类的。
8. 引自Kunitz, *The Health of Populations*, p.12。该书清楚地说明了与20世纪初美国的"新公共卫生"相关的认识论变化，显示了公共卫生专业的兴起与细菌学、细菌研究实验室的建立以及新的疾病控制技术的引进密切相关。
9. 类似的分析也适用于黄热病。它的直接原因是被感染的蚊子叮咬后传播的病毒感染。接种黄热病疫苗可以预防感染，严格控制蚊虫也可以。但社会和经济因素也影响着黄热病的传播，例如垃圾、废弃的橡胶轮胎、锡罐和汽水瓶等，它们在拉丁美洲等地区的城市贫民窟中随处可见；这些容器中的存水为传播城市黄热病（和登革热）的伊蚊提供了完美的繁殖场所。定期收集垃圾和提供清洁的自来水可能比灭蚊更昂贵，但也会带来更持久的社会进步，从而降低黄热病及其经水传播感染的风险。

10. 例如，1909年，巴西研究人员卡洛斯·恰加斯（Carlos Chagas）医生发现了直到当时一直未被认识的一种人类疾病，即美洲锥虫病（通常称为恰加斯病）。

11. 巴西被普遍认为是对艾滋病病毒/艾滋病做出最好反应的国家之一，而姆贝基总统领导下的南非政府在公共卫生和艾滋病活动圈子里臭名昭著，因为它拒绝接受艾滋病逆转录病毒感染理论。在祖马总统的领导下，这一立场已经开始逆转。关于巴西，请参阅Herbert Daniel and Richard G. Parker, *Sexuality, Politics, and AIDS in Brazil:In Another World*, London and Washington,DC, 1993。

12. 在政治上，麦基翁的论文最初与政治左派有关；但在20世纪80年代，它被右派拾起，被解释为验证了新自由主义解决卫生问题的市场方法的正确性。右翼对麦基翁论文的挪用也许是历史学家和社会科学家努力重申社会、政治和公共卫生重要性的一个原因。要想实现对所有人的卫生服务，这就是有意的干预。詹姆斯·科罗格罗夫（James Colgrove）在其文章'The McKeown Thesis: A Historical Controversy and its Enduring Influence', *Amer. J. Pub. Health*, 92 (5) (May 2002), pp. 725–9中表示，麦基翁反对英国国家卫生服务（NHS）过度医疗化的行为可能导致其低估了医学和公共卫生行动在降低死亡率和发病率方面的作用。

13. 数字来源于：Simon Szreter and Graham Mooney, 'Urbanization, Mortality, and the New Standard of Living Debate: New Estimates of the Expectation of Life at Birth in Nineteenth–Century Cities', *Econ. Hist. Rev.*, 51 (1) (1998), pp. 84–112, here: p.88.

14. 众所周知，营养不良可导致免疫力下降。关于麦基翁的出版著述，请参阅Thomas McKeown and R. G. Record, 'Reasons for the Decline in Mortality in England and Wales During the Nineteenth Century', *Population Studies*, 16 (2) (1962), pp. 94–122; Thomas McKeown, R. G. Record and R. D. Turner,

'An Interpretation of the Decline of Mortality in England and Wales during the Twentieth Century', *Population Studies*, 29 (3) (1975), pp. 391–422; Thomas McKeown, *The Modern Rise of Population* (New York, 1976); and his *The Role of Medicine: Dream, Mirage, or Nemesis?* (London,1976)。"乐观主义"这一术语被库尼茨用于描述麦基翁论文,见于*The Health of Populations*, pp. 22–23。另一些人则称之为"虚无主义"理论;请参阅Amy L. Fairchild and Gerry M. Oppenheimer,'Public Health Nihilism vs. Pragmatism: History, Politics, and the Control of Tuberculosis', *Amer. J. Pub. Health*, 88 (7) (1998), pp.1105–1117。

15. Colgrove,'The McKeown Thesis', gives an excellent review.
16. Szreter and Mooney,'Urbanization, Mortality, and the New Standard of Living Debate', pp. 84–112. The reference to Hobsbawm is E. J. Hobsbawm,'The British Standard of Living, 1780–1850', in *The Standard of Living Debate in the Industrial Revolution*, ed. A. J. Taylor (London, 1975), pp. 82–92.
17. 请参阅 Simon R. Szreter,'The Importance of Social Intervention in Britain's Mortality Decline *c*. 1850–1914: A Re–interpretation of the Role of Public Health', *Social History of Medicine*,1(1)(1988),pp.1–38. Along somewhat the same lines as Szreter, see Anne Hardy, *The Epidemic Streets: Infectious Disease and the Rise of Preventive Medicine,1866–1900* (Oxford, 1993). Szreter所提到的干预涉及提高水资源标准和污水清除。
18. 请参阅Colin Leys,'Health, Health Care and Capitalism, in *Morbid Symptoms: Health Under Capitalism,* ed. Leo Panitch and Colin Leys, *Socialist Register 2010* ,London, 2009, pp. 1–28。
19. Simon Szreter, *Health and Wealth: Studies in History and Policy*, Rochester, NY, 2005.
20. Kunitz,*The Health of Populations*, especially pp.45–56.这段引文引自p.76。有关麦基翁的文献现在有很多。2002年,《美国公共卫生学报》(the *American Journal of Public Health*)就麦基翁论文专门出版了一期。关于参考文献和分析,请参见:Colgrove,'The McKeown Thesis'; Simon Szreter,'Rethinking McKeown: The Relationship between Public Health and Social Change', *Amer. J. Pub. Health*, 92 (5) (May 2002), pp.722–5; and Bruce G. Link and Jo C.

Phelan,'McKeown and the Idea that Social Conditions are Fundamental Causes of Disease', *Amer. J. Pub. Health*, 92 (5) (May 2002), pp.730–2.

21. Riley, *Rising Life Expectancy*, chap.1; 关于日本在没有污水处理系统帮助的情况下对通过水传播的疾病的控制，请参阅p.76。

22. 数据源自：Cueto, *The Value of Health*, p. 93。

23. Tim Dyson,'India's Population —the Past',in *Twenty–First Century India: Population, Economy, Human Development, and the Environment*, ed. Tim Dyson, Robert Cassen and Leela Visaria (Oxford, 2005), p.26.

24. Sunil Amrith, *Decolonizing International Health: India and Southeast Asia, 1930–1965*, Basingstoke,Hampshire,2006,p.100.

25. Dyson,'India's Population',p.26.

26. Leela Visaria,'Mortality Trends and the Health Transition',in *Twenty–First Century India*, pp.32–56, here:p.33.

27. 最近的一份报告显示，感染疟疾可能会使人体血液内的艾滋病病毒增加到原先的10倍。因此，一种病的减少可能会使另一种随之减少。请参阅*The Guardian*, Friday, 8 December 2006, p.17.

28. 非洲许多地方迄今仍缺乏清洁的水资源和污水处理系统。2001年，在估算的全世界死亡的1050万5岁以下儿童中，99%生活在低收入国家，40%以上生活在撒哈拉沙漠以南的非洲地区。死亡的主要原因是营养不良和缺乏安全的饮用水及卫生设施。数据来自：Anthony C. Gatrell and Susan J. Elliott, *Geographies of Health: An Introduction*, 2nd edn, Chichester, West Sussex, 2009, p.88。

29. *Amrith*, Decolonizing International Health, p.179.

30. John Luke Gallup and Jeffrey D. Sachs,'The Economic Burden of Malaria', *Amer. J. Pub. Health*, 64 (1, 2) (2001), pp.85–96.

31. Anne–Emannuelle Birn,'Gates's Grandest Challenge: Transcending Technology as Public Health Ideology', *The Lancet*, 366 (9484) (6–12 August 2005), pp.514–19.

32. 人口统计学家塞缪尔·普雷斯顿(Samuel Preston)不同意这样的观点，他认为要理清不同因素的不同贡献是不可能的。他的结论是：1.第二次世界大战后，死亡率下降最多的是发展中国家，那里传染病仍然占主导地位；2.国际保健方案的重点应放在发展中国家，因为那里存在着降低死亡率的最大潜力；3.到20世纪60年代中期，死亡率下降的速度明显减缓，因为与生活水平更密切相关的疾病在贫穷国家占主导地位，例如腹泻。到那时，对自上而下的纵向卫生运动的支持也已经在下降。请参阅：Samuel H. Preston, 'The Changing Relation between Mortality and Level of Economic Development', *Population Studies*, 29 (2) (July 1975), pp. 231–48.

33. 战后在欧洲实施的社会福利规定继续扩大了国家对失业和疾病的日常保障的承诺，并增加了医疗服务，有时在一个普遍的系统中，如在英国，从而大大改善了人民的健康。

34. John C. Caldwell, 'Routes to Low Mortality in Poor Countries', *Population and Development Review*, 12 (2) (June 1986), pp.171–220; and 'Health Transition: The Cultural, Social and Behavioural Determinants of Health in the Third World', *Social Science and Medicine*, 36 (2) (1993), pp. 125–35.

35. Richard G. Wilkinson, *Unhealthy Societies: The Afflictions of Inequality* (London and New York, 1996)；分析的范围扩大到比较一般的社会功能失调（如酗酒、肥胖症、暴力和犯罪活动等），见Wilkinson and Kate Pickett, *The Spirit Level: Why More Equal Societies Almost Always do Better* (London and New York, 2009)。新近对威尔金森论著的评论，请参阅David Runciman, 'How Messy it All Is', *The London Review of Books*, 31 (20) (22 October 2009), pp. 3, 5–6. 甚至在卫生服务普及的发达国家，社会不平等也转变成健康的不平等。威尔金森指出了与等级制社会中的地位引起的焦虑相关的生物—心理社会机制；批评这种解释的人们则指出了新物质至上主义的因素。

36. Matthew Gandy, 'Deadly Alliances: Death, Disease,and the Global Politics of Public Health', *PLoS Med.*, 2 (I): e4 (doi:10.1371/journal.pmed.0020004).

37. Andreas Rinaldi, 'The Global Campaign to Eliminate Leprosy', *PLoS Med.*, 2 (12): e34i (doi: 10.1371/journal.pmed.0020341).

38. Ralph H. Henderson, 'Primary Health Care as a Practical Means for Measles Control', *Reviews of Infect. Diseases*, 5 (3) (May–June 1983), pp. 592–595.

第二章 一切源自帝国扩张时代

1. *Yellow Fever*, ed. George Strode, New York, 1951, p.12.
2. 洛克菲勒基金会的国际卫生部首先被称为国际卫生委员会（1913—1916），后称为国际卫生理事会（1916—1927），最后是国际卫生部（1927—1951）。为了简单起见，在本书中我将其称为IHD。
3. Fred L. Soper, *Ventures in World Health: The Memoirs of Fred Lowe Soper*, ed. John Duffy, Washington, DC, 1977, p.13.
4. As quoted in: Building the Health Bridge: Selections from the Works of Fred L. Soper, ed. J. Austin Kerr (Bloomington, IN, 1970), p. xiv.
5. Sunil Amrith, *Decolonizing International Health: India and Southeast Asia, 1930–1965*, Basingstoke, Hampshire, 2006.
6. Nancy Leys Stepan, 'Tropical Medicine and Public Health in Latin America: Essay Review', *Med. Hist.*, 42 (1) (January 1998), pp. 104–12.
7. James D. Goodyear, 'The Sugar Connection: A New Perspective on the History of Yellow Fever', *Bull. Hist. Med.*, 52 (1) (1978), pp. 5–21. 在城市流行病中，1793年费城的流行病最受历史学家的关注。参见：J. Worth Estes and Billy G. Smith, eds, *A Melancholy Scene of Devastation: The Public Response to the 1793 Philadelphia Epidemic*, Philadelphia, PA, 1997。
8. See Margaret Humphries, *Yellow Fever and the South*, Baltimore, MD, 1992, p. 41.
9. Khaled J. Bloom, *The Mississippi Valley's Great Yellow Fever Epidemic of 1878*, Baton Rouge, LA, 1993.
10. 美国陆军于1898年向古巴派出一个黑人军团，以帮助黄热病的白人受害者。当然，黑人士兵也死了，因此这个团不得不被遣送回美国。尽管缺乏有关具体遗传机制的证据，一些历史学家仍然认为黑人对黄热病有天生免疫力。黄热病与疟疾有很大的不同，因为对疟疾的遗传免疫力已被查明，但这种免疫力与人口而不是与"种族"相关。有关这个问题的讨论请参阅Nancy Leys Stepan, *The Idea of Race in Science: Great Britain, 1800–1960*, London, 1982, pp.172–181。Kenneth F. Kiple and V. H. Kiple, 'Black Yellow Fever Immunities, Innate and Acquired, as Revealed in the American

South', *Social Science History*, 1 (4) (1977), pp. 419–136, and Kiple's book, *The Caribbean Slave: A Biological History*, Cambridge, 1984, pp. 177–8. For a reply to Kiple, see Sheldon Watts, in 'Yellow Fever Immunities in West Africa and the Americas in the Age of Slavery and Beyond', *Journal of Social History*, 34 (4) (2001), pp. 955–67, and Kiple's 'Response to Sheldon Watts', *Journal of Social History*, 34 (4) (2001), pp. 969–74.

11. Humphries, *Yellow Fever and the South*, pp. 114–47. 美国海军陆战队医院服务局于1902年成为公共卫生和海军陆战队医院服务局，并于1912年成为美国公共卫生服务局。

12. Andrew Cliff, Peter Haggett and Matthew Smallman-Raynor, *Deciphering Global Epidemics: Analytical Approaches to the Disease Record of World Cities, 1888–1912*, Cambridge, 1998, p. 49.

13. Louis A. Pérez Jr, *Cuba and the United States: Ties of Singular Intimacy*, 3rd edn, Athens and London, 2003, p. 97.

14. John B. Judis, *The Folly of Empire: What George W. Bush Could Learn from Theodore Roosevelt and Woodrow Wilson* (New York, 2004), p. 11.

15. Neill Ferguson, *Colossus: The Rise and Fall of the American Empire*, New York, 2004, p. 13.

16. 例如，美国扩充了大片领土（这些领土最终成为得克萨斯州、新墨西哥州、亚利桑那州和加利福尼亚州）。这些领土是通过战争从墨西哥抢来的。请参阅Judis, *The Folly of Empire*, pp. 22–27。

17. 弗格森指出，到1939年，中美洲唯一的民主国家是哥斯达黎加，该国是这个地区美国从未干预的唯一国家。弗格森（Ferguson）,*Colossus*, p. 58。

18. 巴拿马运河区是以前的哥伦比亚领土的一部分；美国海军支持巴拿马分离主义者建立巴拿马独立国家，以换取这片领土来修建巴拿马运河。见Ferguson, *Colossus*, p.54。

19. Quoted in Lisa Appignanesi,*Simone de Beauvoir*, London, 2005, from de Beauvoir's book, p. 104.这本书基于波伏娃1947年在第二次世界大战刚刚结束后、冷战最初的骚动时期的美国之行。

20. See William Coleman, *Yellow Fever in the North: The Methods of Early Epidemiology*, Madison, WI, 1987.从1900年到1925年，西非地区进行了几

次黄热病调查；利物浦热带医学院的鲁伯特·博伊斯爵士研究了西非、英属洪都拉斯（今伯利兹）和西印度群岛的黄热病；他断定西非从未摆脱黄热病，但许多人对此持有异议。See A. F. Mahaffey, 'Progress in the Conquest of Yellow Fever During the Period 1905–1930', in *Yellow Fever: A Symposium in Commemoration of Juan Carlos Finlay*, The Jefferson Medical College of Philadelphia, 22–23 September 1955 , Philadelphia, PA, 1956, p.157.

21. Nancy Stepan, 'The Interplay between Socio–Economic Factors and Medical Science: Yellow Fever Research, Cuba, and the United States', *Social Studies of Science*, 8 (4) (1978), pp. 397–423; 此文对古巴方面的说法给予了应有的重视。从美国和军事医学视角对1898年战争的出色复述，请参阅Vincent J. Cirollo, *Bullets and Bacilli: The Spanish–American War and Military Medicine*, New Brunswick, NJ, 2004；关于强调古巴的独立对公共卫生影响的一本最近出版的书：Mariola Espinosa, *Epidemic Invasions: Yellow Fever and the Limits of Cuban Independence, 1898–1930*, Chicago, IL, 2009。

22. 还有一场军事灾难。See Louis A. Pérez Jr, *The War of 1898: The United States and Cuba in History and Historiography*, Chapel Hill, NC, and London, 1998, pp. 90–94.

23. 里德1901年7月29日写给哈瓦那首席卫生官威廉·戈加斯的信，见于NLM, Ms C 359, Fred L. Soper Papers, Box 51。

24. Cirollo, *Bullets and Bacilli*, pp. 28–33, 192位陆军医生组成的编队中只有100人可以进行战场服务，即使如此，他估计，实际需要的人数也是这个数字的两倍。

25. Cirollo, *Bullets and Bacilli*, p. 33. 营中最大的杀手是伤寒。

26. Cirollo, *Bullets and Bacilli*, p. 125. 作者判断，伤寒委员会的作用更重要，因为它使美国陆军最终（于1911年）对其部队实行强制性的抗伤寒疫苗接种。这是世界上第一支军队这样做。然而，里德委员会的黄热病防治工作则有名得多。

27. 'Report of Maj. W. C. Gorgas, Medical Corps, United States Army (July 12, 1902)', in *Yellow Fever: A Compilation of Various Publications. Results of the Work of Maj. Walter Reed, Medical Corps, United States Army, and the Yellow Fever Commission*, Washington, DC, 1911, pp. 234–8.

28. H. R. Carter, 'A Note on the Interval Between Infecting and Secondary Cases of Yellow Fever from the Records of Yellow Fever at Orwood and Taylor, Mississippi, in 1898', *New Orleans Medical and Surgical Journal*, 52 (1900), pp. 617–36.

29. François Delaporte, *The History of Yellow Fever: An Essay on the Birth of Tropical Medicine*, Cambridge, MA, 199. 该书专注于这个问题，认为1900年7月中旬利物浦热带医学院的两名医生访问哈瓦那，致使里德委员会把注意力转向了蚊子假设。然而，有关这一点的证据很少。

30. See Stepan, 'The Interplay between Socio–Economic Factors and Medical Science'.

31. 他之所以未能说服别人，有几个原因；主要问题是芬莱在蚊子叮咬黄热病受害者之后不久就给这些人接种。因此，他像里德委员会最初一样，没有充分认识到体外疫苗接种的问题。如果为芬莱辩护，人们可以补充说，他的主要目的是给人们提供疫苗接种——使没有免疫力的人得到轻微而不致命的感染，以使之获得免疫力。他认为此事是可能的，如果蚊子在感染黄热病病毒后不久就叮咬一个人的话。

32. 他们之所以失败，正是在于受感染的蚊子有机会在非免疫志愿者具有传染性之前叮咬他们。

33. Stepan, 'The Interplay Between Socio–Economic Factors and Medical Science', p. 411.

34. 直到今天，我们仍然不知道导致里德委员会成功的一系列事件，有很多猜测。可以确定的是，黄热病的蚊子病媒理论在原则上得到了卡特的支持。埃斯皮诺萨引用了1900年6月卡特寄给拉齐尔的一封信，卡特在信中表达了他对该理论的支持，拉齐尔是第一个对蚊子理论进行测试的人；然而，实际的蚊子接种是在信发出几周后进行的，并没有以一种表明拉齐尔完全掌握了卡特对外来潜伏期的理解的方式进行。

35. W. Reed, J. C. Carroll, A. Agramonte and J. Lazear, 'Yellow Fever: A Preliminary Note', *Public Health Papers and Reports*, 26 (1900), pp. 37–53.

36. 到这个时候，只有里德在原来的四名委员会成员（其中一人已经死亡）中仍然没有免疫力；因此如果让里德参加进一步的实验并为此冒死亡风险是不明智的，所以里德本人从来都不是接种的对象（尽管他经常在历史记录中被说成是如此）。第一批志愿者（不包括里德委员会成员，以及美国陆军新兵）是西班牙移民；他们获得了付款，并签署了同意书，使本国政府完全不可能对此提出索赔，这显然是历史上第一次在医学研究中采用签署同意书的方法。请参阅A. Agramonte, 'The Inside History of a Great Medical Discovery', *The Scientific Monthly*, 1 (3) (December 1915), pp. 209–37, here: p. 234。

37. W. Reed, J. C. Carroll and A. Agramonte, 'The Eteiology of Yellow Fever: An Additional Note', *J.Amer. Med. Assn*, 36 (7) (16 February 1901), pp.431–440. 更详细的资料参见 *Yellow Fever: A Symposium in Commemoration of Carlos Juan Finlay*. The Jefferson Medical College of Philadelphia, 22–23 September 1955。

38. Juan Guiteras, 'Experimental Yellow Fever at the Inoculation Station of the Sanitary Department of Havana with a View to Producing Immunization', *American Medicine*, 2 (1901), pp. 809–17.卡罗尔还试验了用带黄热病病毒的血液感染非免疫个体，产生了三例病例，但由于吉特拉斯的研究引起的死亡，卡罗尔被里德命令停止研究。里德委员会最后的一系列接种实验之所以没有造成死亡，可能是由于一个幸运的事实，即所涉及的黄热病病毒的特定菌株不会致死；在吉特拉斯的病例中，所有三名死亡的人都被同一病人所感染的蚊子叮咬。

39. 黄热病的病原体是可过滤的病毒。卡罗尔率先指出了这一点，因为它与口蹄疫的病原体具有相似之处，洛夫勒和弗罗什在1898年的实验表明其体积是如此之小，以至于可以通过精细的瓷筛。

40. *Yellow Fever*, ed. Strode, pp. 303–304. H. W. 托马斯于1907年成功地用接种方法使一只大猩猩感染，并证明其康复后对黄热病获得免疫力，但他的研究成果并没有导致进一步的调查。

41. 还有许多其他问题。虽然很多医生发誓，这种传播黄热病的蚊子只在晚上吸人血，所以人们在白天不会被叮咬，但有些人则不同意这种结论。埃及伊蚊的飞行范围、存活方式、一旦感染黄热病病毒是否在余生中始终带毒，以及受感染的雌蚊是否将感染传播给后代，这些都是悬而未决的问题。

42. 在检查其他蚊子的过程中，在里德委员会的研究结果得出后被派遣到里约热内卢调研黄热病的巴斯德代表团（1901—1905年）的成员们得出的结果呈阴性。

43. Henry Carter, *Yellow Fever: Its Epidemiology, Prevention,and Control* (Lectures Delivered at the United States Public Health Service School of Instructionby H. R. Carter, Senior Surgeon United States Public Health Service), suppl. n. 19 to the *Public Health Reports*, 11 September 1914, Washington, DC, 1914, p. 4.

44. 在里德委员会之后，由墨西哥、古巴和巴西的医师组成的各种团体立即展开了对黄热病的调查，这些调查证实了里德委员会的结论，但并没有增加多少新的内容。关于巴西人在巴西国家实验室进行的实验，请参阅Nancy Stepan, Beginnings of Brazilian Science: Leys Oswaldo Cruz, Medical Research and Policy, 1890–1920, New York, 1976, p. 144。一个法国工作队在巴西工作多年后，也证实了蚊子理论；请参阅Ilana Löwy, *Virus, Moustiques et Modernité: La Fièvre Jaune au Brésil entre Science et Politique*, Paris, 2001, pp. 68–83。

45. 芬莱在其论文'Mosquitoes Considered as Transmitters of Yellow Fever and Malaria', New York Medical Record, 27 May 1899, p. 379,和其再版著作 *Obras Completas*, Havana, Cuba, 1965, vol. Ⅱ, pp. 254–9 中也提出了这些方法。他在文中提到在医院隔离黄热病患者、给窗户设置防蚊"窗帘"，以及用化学药品杀灭蚊子幼虫等。

46. 根据叮咬情况制定的隔离措施得到实施，这些措施要比旧的隔离更有选择性；例如，如果一艘船在海上待了20多天而没有出现黄热病病例，就被认为不大可能藏有任何感染了黄热病的蚊子，因而无须扣留旅客。

47. 戈加斯的优势在于，他对黄热病具有免疫力，在他是一位年轻陆军军医时曾在患此病后康复。进行黄热病救治工作是有风险的。在各种黄热病试验与研究中，共有6名洛克菲勒基金会的黄热病研究人员死去：*Yellow Fever*, ed. Strode, pp. vii and 633.

48. W. C. Gorgas, 'Results in Havana During the Year 1901 of Disinfection for Yellow Fever, Under the Hypothesis that the Stegomyia Mosquito is the Only Means of Transmitting the Disease', *The Lancet*, 160 (4123) (6 September 1902), pp. 667–70, here: p. 670.

49. 若要阅读有关这场救治行动（许多场行动之一）的资料，请参阅：Hugh H.

Smith, 'Controlling Yellow Fever', in *Yellow Fever*, ed. Strode, pp. 546–628.

50. 戈加斯后来得出结论：鉴于无论是在其自己家里还是在医院，识别全部黄热病人并将其隔离都很困难，所以最容易的方法就是集中力量在人类生活场所附近的蚊子幼虫的滋生地将其消灭。请参阅Socrates Litsios, 'William Crawford Gorgas (1854–1920)', *Perspectives in Biology and Medicine*, 44 (3) (2001), pp. 368–78。在1908年的第一届泛美卫生会议上，戈加斯主张仅仅依靠杀灭蚊子幼虫的方法。

51. William C. Gorgas, 'A Few General Directions with Regard to Destroying Mosquitoes, Particularly the Yellow Fever Mosquito', in *Yellow Fever: A Compilation of Various Publications*, pp. 239–50.戈加斯的描述可以追溯到1904年。

52. 1901年，当位于哈瓦那郊外12英里的圣地亚哥德拉维加斯市感染病毒时，采用了同样的方法，没过6周，黄热病就消失了。

53. 在美国当局统治下的古巴，疫苗接种也被规定为强制性的。请参阅本书第六章。

54. Espinosa, *Epidemic Invasions*, p. 90.

55. Humphries, *Yellow Fever in the South*, p. 163.

56. Sir Rubert Boyce, *Yellow Fever Prophylaxis in New Orleans*, 1905, Liverpool School of Tropical Medicine Memoir 19 (Liverpool, 1906).

57. Stepan, *Beginnings of Brazilian Science*, especially pp. 85–91. 然而，实施强制性天花接种的运动失败了，1908年里约遭受了一场严重天花流行。在巴西最先应用蚊子理论的实际上是里巴斯医生（Emilio Ribas），在1901年和1903年的圣保罗州内陆地区的城市里。

58. Julie Greene, *The Canal Builders: Making America's Empire at the Panama Canal*, New York, 2009, 该书聚焦于从事美国最重要的帝国工程的工人的待遇问题。

59. The actual management of the project was in the hands of a Panama Canal Commission.

60. 阿伯纳西最近的博士论文提供了详细的历史资料，强调了相关的具体地理范围。请参阅：David Ray Abernathy, *Bound to Succeed: Territoriality and the Emergence of Disease Eradication in the Panama Canal Zone*, unpublished

PhD., University of Washington, Department of Geography, 2000. 关于运河工程所涉及的主要城市的人工特性，请参阅：Sharon Phillips Collazos, 'The Cities of Panama: Sixty Years of Development', in *Cities of Hope: People, Protests and Progress in Urbanizing Latin America*, ed. Ronn Pineo and James A. Baer，Boulder, CO, 2000, pp. 240–57.

61. 由于科隆和巴拿马城位于运河区之外，所以它们属于巴拿马地方卫生当局的责任区，但仍然由戈加斯负责病人隔离和杀灭蚊子的工作，因为许多毫无免疫力的美国和加勒比地区工人在这些地方生活和聚会。

62. Litsios,'William Crawford Gorgas', p. 373.

63. Gordon Harrison, *Mosquitoes, Malaria and Man: A History of the Hostilities Since 1880*, London, 1978, p.165.

64. William C. Gorgas, *Sanitation in Panama*, New York, 1918, pp. 182–205.

65. 医院接收的工人人数从1906年的821‰人下降到1913年的76‰。总的死亡率从1905年的15.3‰下跌到1914年的6‰。马尔科姆·沃森爵士对卫生部门的疟疾救治工作印象十分深刻。尽管如此，对于不同的卫生方法如何促成了总体结果，他还是不敢确定。例如，他评论道，他发现科隆几乎没有任何疾病甄别工作，并称数字显示，到1912年为止，巴拿马运河区总人口中只有15%居住在经过甄别的房子里。黑人工人的疟疾感染率比白人劳工高得多，肺炎感染率也是如此；请参阅：Sir Malcolm Watson, *Rural Sanitation in the Tropics*, New York, 1915, chap. 7.

66. 戈加斯的钦慕者之一就是罗纳德·罗斯爵士。他在自己有影响的著作《疟疾的预防》(*Prevention of Malaria*, New York, 1910) 中收入了戈加斯（以及戈加斯的得力助手勒普林斯）撰写的两章内容。罗斯抵达美国时在纽约港的一艘船上结识了戈加斯。当时，罗斯正途经纽约前往圣路易斯出席一次国际代表大会。

67. William C. Gorgas, 'Sanitation in the Canal Zone', *J. Amer. Med. Assn*, 49 (1) (6 July 1907), pp. 6–8.

68. Watson, *Rural Sanitation in the Tropics*, p. 2.

69. Greene, *The Canal Builders*, pp. 130–140.

70. Watson, *Rural Sanitation in the Tropics*, p. 1.

71. 援引自斯科特·L. 蒙哥马利（Scott L. Montgomery）的有趣分析：*The*

Scientific Voice, New York and London, 1996, pp. 142–3, and p. 183.
72. Ronald Ross, *Report on the Prevention of Malaria in Mauritius*, London, 1909, p. 92.
73. Geoffrey M. Jeffery, 'Malaria Control in the Twentieth Century', *Amer. J. Tropical Med. and Hyg.*, 25 (3) (1976), p. 365.
74. Nancy Leys Stepan, 'Race and Gender: The Role of Analogy in Science', in *Science, Race and Ethnicity: Readings from Isis and Osiris*, ed. John P. Jackson. Jr. , Chicago, IL, 2002, pp. 5–21.
75. Montgomery, *The Scientific Voice*, pp. 140–1.
76. David Arnold, 'Disease, Medicine and Empire', in *Imperial Medicine and Indigenous Societies*, ed. David Arnold , Manchester, 1988, p.19.
77. 请参阅本书第五章。
78. Edmund Russell, *War and Nature: Fighting Humans and Insects with Chemicals from World War I to Silent Spring*, Cambridge and New York, 2001, pp. 3–4.历史学家保罗·温德林（Paul Weindling），在其著作*Epidemics and Genocide in Eastern Europe, 1890–1945*, Oxford, 2000中更进一步提出这样一个问题：现代细菌学中是否存在一种必不可少的根除主义或灭绝主义核心；他将公共卫生的严酷方面，尤其是在战争中，与疾病根除的概念联系起来。他指出，在德国公共卫生领域，强制性的日常工作很常见，比如使用化学药品（包括毒气）清除细菌和带菌者；此外，军队和新的细菌学之间有着密切的联系。然而，最终温德林的分析表明，通过化学手段努力控制或消灭害虫，德国种族主义的兴起尤其是纳粹的犹太人大屠杀，应被理解为纳粹意识形态和权力的历史偶然性结果，而不是细菌学本身固有的产物。
79. Greer Williams, *The Plague Killers*, New York, 1969, p. 197.
80. Amy Fairchild, *et al.*, 'The Exodus of Public Health:What History Can Tell us about the Future', *Amer. J. Pub. Health*, 100 (1) (January 2010), pp. 54–63.作者认为，自从范围更广的社会与改革议程丧失以来，美国的公共卫生就一直难以自我界定，实际上它在医疗保健业的生物医学体系内已被边缘化。
81. William C. Gorgas, 'Sanitation in the Tropics with Special Reference to Malaria and Yellow Fever', *Amer. Med. Assn*, 52 (4) (3 April 1909), pp. 1075–7.
82. Ronald Ross, *Mosquito Brigades and How to Organize Them*, New York, 1902.

83. 这些事件在本书第四章得到描述。
84. Gorgas, 'Sanitation in the Tropics, with Special Reference to Malaria and Yellow Fever'.
85. Humphries, *Yellow Fever in the South*, p.160.
86. Boyce, *Yellow Fever Prophylaxis in New Orleans*, p.16.
87. 援引自F. Haskin, *The Panama Canal*, New York, 1914, 按照Abernathy在*Bound to Succeed*, p.149中的引述。
88. 最初的科学论文声称MMR疫苗接种和自闭症之间存在因果联系, 该论文首次发表在1998年的《柳叶刀》上; 后来编辑们撤回了这篇文章, 理由是后来的研究没有显示预设的联系; 在对待儿童和利益冲突方面也存在伦理问题。要重新找到这篇论文, 请参阅: *The Lancet*, 375 (9713) (6 February 2010), p. 445。论文的主要作者维克菲尔德(A. J. Wakefield)的名字也被从英国的医学登记系统中删除, 原因是他对待成为他的医疗患者的儿童采取不道德的行为。
89. 另一方面, 罗纳德·罗斯爵士屈服于实际情况, 即殖民当局对在殖民地的公共卫生方面花费除了绝对必要以外的任何费用都缺乏热情, 以及人们普遍对他应对疟蚊的措施缺乏信心, 所以他暂且只能利用单纯志愿性质的灭蚊队。请参阅: Ross, *Mosquito Brigades and How to Organize Them*.
90. Ross, *Report on the Prevention of Malaria in Mauritius*, p. 80. 这部报告提供了这一数字。
91. Ross, *Mosquito Brigades and How to Organize Them*, p. 34.
92. 例如, 请参阅对在控制疟疾方面继续使用DDT的辩护: Donald R. Roberts, Penny Masuoka and Andrew Y. Au, 'Determinants of Malaria in the Americas', in *The Contextual Determinants of Malaria*, ed., Elizabeth A. Casman and Hadi Dowlatabadi, Washington, DC, 2002, pp. 35–58.
93. Humphries, *Yellow Fever in the South*, p. 172. 另一个十分重要的因素就是, 美国没有丛林黄热病; 黄热病根除工作的丛林周期的意义直到20世纪30年代才得到充分认识。请参阅本书第三章。
94. *Yellow Fever*, ed. Strode, p. 12.
95. William C. Gorgas, 'A Few General Directions with Regard to Destroying Mosquitoes, Particularly the Yellow Fever Mosquito', in *Yellow Fever: A*

Compilation of Various Publications, pp. 239–50,from a piece dated 1904.

96. James Carroll,'Yellow Fever: A Popular Lecture', in *Yellow Fever: A Compilation of Various Publications*, p. 215, from a lecture delivered in 1905.

97. Carter, *Yellow Fever: Its Epidemiology, Prevention,and Control*, p. 10.戈加斯的首席卫生督察和得力助手约瑟夫·勒·普林斯（Joseph Le Prince）所著的一本书的标题清楚地说明了从控制到根除的转变: *Mosquito Control in Panama: The Eradication of Malaria and Yellow Fever in Cuba and Panama*, New York and London, 1916.

98. Carroll in'Yellow Fever: A Popular Lecture', in *Yellow Fever: A Compilation of Various Publications*, p. 215.

99. 引语和数字来自：Ross, *Report on the Prevention of Malaria in Mauritius*, pp. 89–90.

100. Soper, *Ventures in World Health*, p. 10.

第三章　洛克菲勒时代的悖论

1. I refer here to the title of E. Richard Brown's book, *Rockefeller Medicine Men: Medicine and Capitalism in America*, Berkeley, LA, and London, 1979.

2. John Farley, *To Cast Out Disease: A History of the International Health Division of the Rockefeller Foundation (1913–1951)*, Oxford and New York, 2004, p. 16, names Soper as one of the field officers to merit this title.

3. 请参阅本书第二章的注释2。

4. Fred Lowe Soper, *Ventures in World Health: The Memoirs of Fred L. Soper*, ed. John Duffy (Washington, DC, 1977), p. 92.

5. Soper, *Ventures in World Health*, p. 93.

6. *Ibid.*, p. 153.

7. 仅里约热内卢总共就有738起登记病例和478人死亡（其中许多人是外国人或移民）。数据来自：Fred L. Soper, Proposal for the Continental Eradication of Aedes aegypti. (1942), in *Building the Health Bridge: Selections from the Works of Fred L. Soper*, M.D., ed. J. Austin Kerr, Bloomington, IN, 1970, p. 44. Also see：Fred L. Soper,'The Rehabilitation of the Eradication Concept in the

Prevention of Communicable Diseases', *Public Health Reports*, 80 (10) (October 1965), pp. 855–869.
8. Greer Williams, *The Plague Killers* (New York, 1969), p. 264.
9. 洛克菲勒基金会拥有标准石油公司股份72000股，按照1990年的美元币值计算为7亿多美元；请参阅：Farley, *To Cast Out Disease*, p. 3.
10. Farley, *To Cast Out Disease*, p. 5.
11. Anne-Marie Moulin, 'The Pasteur Institutes between the Two World Wars: The Transformation of the International Sanitary Order', in *International Health Organizations and Movements, 1918–1939*, ed. Paul Weindling, Cambridge, 1995, p. 253.
12. Paul Weindling, 'Philanthropy and World Health: The Rockefeller Foundation and the League of Nations Health Organization', *Minerva*, 35 (1997), pp. 269–81.
13. Darwin H. Stapleton, 'Lessons of History? Anti-Malaria Strategies of the International Health Board and the Rockefeller Foundation from the 1920s to the Era of DDT', *Public Health Reports*, 119 (March–April 2004), pp. 206–15, here: p. 208.
14. 洛克菲勒基金会的技术官员始终保存工作记录的一个结果，就是沉淀下了一份出色的档案，该档案现保存在Rockefeller Archive Center in Sleepy Hollow, New York。如果要了解有关该档案的信息和寻找网上搜索工具，请参考www.rockarch.org。
15. *Yellow Fever*, ed. George Strode, New York, 1951, pp. 631–33.
16. Farley, *To Cast Out Disease*.有关洛克菲勒基金的历史文献现在已经非常丰富。第一拨研究往往是半官方的，一般不加批判；第二拨是高度批判性的，倾向于削弱洛克菲勒基金会作为美帝国主义和资本主义工具的功能；第三拨研究（当前的）则更加微妙。第一拨研究的例子，参见Raymond B. Fosdick, *The Story of the Rockefeller Foundation* (New York, 1952), and Robert Shaplen, *Toward the Well-Being of Mankind* (New York, 1964)。关于反帝国主义批判，参见Brown, *The Rockefeller Medicine Men*, and Saúl Franco Agudela, 'The Rockefeller Foundation's Antimalarial Program in Latin America: Donating or Dominating?', *International Journal of Health Services*, 13 (1) (1983),

pp. 51–67。第三拨研究的案例请参阅Steven Palmer, 'Central American Encounters with Rockefeller Public Health, 1914–1921', in *Close Encounters with Empire: Writing the Cultural History of US–Latin American Relations*, ed. Gilbert A. Joseph, Catherine C. LeGrand and Ricardo D. Salvatore, Durham, NC, 1998, pp. 311–32, and his *Launching Global Health: The Caribbean Odyssey of the Rockefeller Foundation*, Ann Arbor, MI (2010); and *Missionaries of Science: The Rockefeller Foundation in Latin America*, ed. Marcos Cueto, Bloomington, IN, 1994。关于近期的洛克菲勒基金会研究资料，参见 Nancy Leys Stepan, 'The National and the International in Public Health: Carlos Chagas and the Rockefeller Foundation in Brazil, 1916–1930s', *Hispanic American Historical Review*, 91 (3) (2011), pp. 469–502。

17. Palmer, *Launching Global Health*.
18. Weindling, 'Philanthropy and World Health'.美国当时不是国联成员。
19. Peter J. Hotez, *Forgotten People, Forgotten Diseases: The Neglected Tropical Diseases and Their Impact on Global Health and Development* (Washington, DC, 2008), p. 14.
20. See Steven Palmer, 'Migrant Clinics and Hookworm Science: Peripheral Origins of International Health, 1840–1920', *Bull. Hist. Med.*, 83(4) (2009), pp. 676–709.
21. Quoted in Farley, *To Cast Out Disease*, p. 4.
22. Farley, *To Cast Out Disease*, chaps 2, 4 and 5, and Palmer, *Launching Global Health*.土荆芥油的副作用在某些情况下可能更危险，参见Steven Palmer, 'Toward Responsibility in International Health: Deaths Following Treatment in Rockefeller Hookworm Campaigns', *Med. Hist.*, 54 (2) (2010), pp. 149–70。
23. 有关新近的更全面的论述，参见Palmer, *Launching Global Health*。
24. Quoted in Palmer, *Launching Global Health*, p. 67; see H. H. Howard, *The Eradication of Ankylostomiasis*, Washington, DC, 1915.
25. Quoted in Soper, *Ventures in World Health*, p. 37.
26. See Palmer, *Launching Global Health*, pp. 67–76, for a description.
27. Soper, *Ventures in World Health*, p. 9.
28. 'The Reminiscences of Dr Alan Gregg' (1958), pp. 112 and 116, The Alan

Gregg Papers, at Profiles in Science, the National Library of Medicine Profiles in Science: http://profiles.nlm.nih.gov/fs/b/b/n/v.

29. Christian Brannstrom,'Polluted Soil, Polluted Souls: The Rockefeller Hookworm Eradication Campaign in São Paulo, Brazil, 1917–1926', *J. Hist. Geog.*, 25 (1997), pp. 25–45; and Ilana Löwy, '"Intervenir et représenter": Campagnes sanitaires et élaboration des cartographies de l'ankylostomiase', *History and Philosophy of the Life Sciences*, 25 (2003), pp. 337–62.
30. Soper, *Ventures in World Health*, pp. 53–54.
31. 从1924年到1928年，在巴拉圭的646416人口中，有424128人获得了钩虫病治疗。许多人经历了两次治疗，因而使获得治疗人数进一步增加（包括获得巴拉圭政府治疗的更多的人）。数字来源于：Soper, *Ventures in World Health*, pp. 66–67.
32. Lewis W. Hackett,'Presidential Address', *Amer. J. Tropical Med. and Hyg.*, 9 (2) (March 1960), pp. 105–15.
33. Farley, *To Cast Out Disease*, p. 37. 这些评估包括统计参加公共卫生讲座的人数。
34. "二战"结束后几十年中美国的钩虫病病例减少，是多种因素混合的结果，包括公共卫生教育和治疗、经济增长，以及比较贫穷的南方各州的人们大量迁徙到富裕的北方城市集中的各州。
35. 'The Reminiscences of Dr. Alan Gregg', *NLM Profiles in Science*, p. 118.
36. 按照索珀的记录，洛克菲勒基金会在巴西的行动是有所保留的，例如对建设公共厕所的计划，因为基金会不想卷入对公众不遵守规定的制裁。但他认为，与执行卫生条例相比，基金会在用危险药物治疗病人方面承担了更大的风险，这些药物有时会导致"严重中毒"。索珀始终坚持成功的公共卫生干预必须得到法律的支持。
37. Soper, *Ventures in World Health*, p. 67.
38. Farley, *To Cast out Disease*, p. 44. In fact, the IHD became involved in TB work, in Canada, Jamaica and Mexico.
39. Farley, *To Cast out Disease*, p. 55.
40. Soper, *Ventures in World Health*, p. 67.
41. The reasons for the absence of yellow fever in places like India, where the Aedes

aegypti mosquitoes are common, are not entirely settled to this day. It is possible that dengue fever, transmitted by the same mosquito, gives immunity to people against the yellow fever virus. The possibility of introducing yellow fever to completely non-immune Asian populations remained a concern of Soper's until the end of his life.

42. Rose wrote a memo, 'Yellow Fever: Feasibility of its Eradication', on 27 October 1914. See Williams, *The Plague Killers*, p. 210.
43. Gorgas was elected chairman of the Medical Section of the Congress, which then proposed the eradication of yellow fever in the Americas. The proposal urged 'the American Republics in which yellow fever prevails or is suspected of prevailing enact such laws for its eradication as will best accomplish that result'; to which was added that 'Inasmuch as yellow fever exists in some of the European colonies in America, they be invited to adopt measures for its elimination'. Pan American Resolution: Second Pan American Scientific Congress, the Final Act and Interpretive Commentary Thereon. Prepared by James Brown Scott, Reporter General of the Congress (Washington, DC, 1916), p. 38, Article 40.
44. Fosdick, *The Story of the Rockefeller Foundation*, p. 59.
45. Farley, *To Cast Out Disease*, p. 88.
46. Heather Bell, *The Frontiers of Medicine in the Anglo–Egyptian Sudan, 1889–1940* (New York, 1999), p. 165.
47. Farley, *To Cast Out Disease*, pp. 90 and 92.
48. Marcos Cueto's term in 'Sanitation from Above: Yellow Fever and Foreign Intervention in Peru, 1919–1922', *Hispanic American Historical Review*, 72 (1) (1992), pp. 1–22.
49. Marcos Cueto, *The Return of the Epidemics: Health and Society in Peru During the Twentieth Century* (Aldershot, 2001), chap. 2, here: p. 39.
50. Figures from *Yellow Fever*, ed. Strode, pp. 556–65. For a detailed account, see Anne–Emmanuelle Birn, *Marriage of Convenience: Rockefeller International Health and Revolutionary Mexico* (Rochester, NY, 2006), pp. 47–60.
51. 参见Nancy Leys Stepan, *Beginnings of Brazilian Science: The Oswaldo Cruz Institute, Medical Research and Policy, 1890–1920*, New York, 1981, pp. 84–91,

114对该运动的描述。关于巴西医生发现的农村疾病，参见 Nisia Trindade Lima, 'Public Health and Social Ideas in Modern Brazil', *Amer. J. Pub. Health,* 97 (7) (July 2007), pp. 1168–77。

52. Soper, *Ventures in World Health*, pp. 27 and 33.然而，对阿拉戈阿斯州的访问削弱了他们的乐观情绪；他们开始怀疑其他州是否能像伯南布哥一样高效。

53. 野口在1900年抵达美国，看上去是应宾夕法尼亚大学的西蒙·弗莱克斯纳博士的邀请，他此前曾在弗莱克斯纳访问日本时遇到弗莱克斯纳。三年后，野口和弗莱克斯纳一起去了纽约的洛克菲勒基金会研究中心。

54. 关于野口的不平凡的一生，参见Gustav Eckstein, *Noguchi,* New York, 1930, Isabel R. Plesset, *Noguchi and His Patrons*, London, 1980.

55. 野口的关于此项研究发表的第一篇文章参见Hideyo Noguchi, 'Contribution to the Etiology of Yellow Fever', *J. Amer. Med. Assn,* 72 (3) (1919), pp. 187–8. 当时，螺旋体在新闻中大量出现，与其他几种疾病有关联，包括梅毒（野口之前研究过的疾病），不同螺旋体种类之间存在的差异导致了类似黄疸的疾病，对此存在相当大的不确定性。这在一定程度上解释了为什么野口瞄准了螺旋体，但只是部分的。牛钩端螺旋体病是一种相当罕见的人畜共患传染病。

56. 参见*Journal of Experimental Medicine*, edited by Dr. Simon Flexner, a chief mentor of Noguchi's at the Rockefeller Institute。

57. 根据Farley, *To Cast Out Disease*, p. 93, 1918年10月，在秘鲁，野口为一个非免疫营的325名家庭成员和另外102名个人接种了疫苗，使总数达到427人，野口声称其中只有5人感染了黄热病，而与此形成对照的是，他说在全秘鲁人口中有386个自然病例，其中217人死亡。到1925年底，厄瓜多尔、巴西、墨西哥、秘鲁等地约有2万人接种了野口的疫苗。

58. 这是有关野口工作中问题的不完整清单。例如，野口将从感染黄热病6天后的患者身上提取的血液接种到假定患有黄热病的动物身上，而里德委员会清楚地表明，从患者身上提取的人血只会在感染后的头1—2天具有传染性。

59. Paul Franklin Clark, 'Hideyo Noguchi, 1876–1928', *Bull. Hist. Med.*, 33 (1) (January–February 1959), pp. 1–20.

60. Juan Guiteras, 'Observations on Yellow Fever, in a Recent Visit to Africa', *The Archives of Diagnosis*, 14 (1) (1921), pp. 1–14; and Aristides Agramonte, 'Some Observations Upon Yellow Fever Prophylaxis', *Proceedings of the International Conference on Health Problems of Tropical America*, Kingston, Jamaica, 1923, pp. 201–27.

61. Max Theiler and A. C. Sellards, 'The Relationship of L. icterohaemorrhagiae and L. icteroides as Determined by the Pfeiffer Phenomenon in Guinea Pigs', *Amer. J. Trop. Med.*, 6 (6) (1926), pp. 383–402. 泰勒出生于南非，在英国接受教育，1922年加入哈佛大学热带医学系。1930年至1964年，他在纽约市洛克菲勒医学研究所工作，在那里他和其他几位科学家开发了17D疫苗。

62. Max Theiler and Hugh H. Smith, 'The Use of Yellow Fever Virus Modified by In Vitro Cultivation for Human Immunization', *J. Exptl. Med.*, 65 (1937), pp. 787–808.

63. 野口感染的原因尚不清楚（有人认为是故意感染），但他不整洁的实验方法的确留下了感染的隐患，比如在解剖尸体和类似材料时病毒通过皮肤擦伤进入人体。野口死后第8天，他的助手威廉·杨（William A. Young）博士也死于黄热病。拉各斯黄热病委员会的阿德里安·斯托克博士在前一年也死于黄热病。这些死亡显示了黄热病病毒的危险性。

64. NLM, Ms 359, Soper Papers, Box 51, Folder Yellow Fever and Noguchi. Typed document: 'Noguchi Leptospira Fiasco', dated 3 February 1967. 退休后，索珀仔细研究了野口的工作和他错过的深入了解黄热病的机会。

65. 直到1929年，洛克菲勒研究所所长西蒙·弗莱克斯纳还在为野口的工作辩护，并提出了一种可能性，即野口的钩端螺旋体可能是另一种类似黄热病的临床疾病的病因。Flexner, 'Hideyo Noguchi: A Biographical Sketch', *Science*, 69 (1800) (28 June 1929), pp. 635–660.

66. Roberto Franco, et al., 'Fiebre amarilla y fiebre espitoquetal; endemias e epidemias en Muzo, de 1907 à 1910', *Academia Nacional de Medicina, Sesiones Cientificas del Centenario, Bogotá*, 1 (1911), pp. 169–228.

67. Sir Rubert Boyce, *Yellow Fever and its Prevention. A Manual for Medical Students and Practitioners*, New York, 1911. 博伊斯说，黄热病是一种温和的地方性疾病，在西非往往没有被发现，童年感染后幸存下来的非洲人获

得了免疫力，而这往往被误认为种族免疫力。

68. 参见 Fred L. Soper, 'Rehabilitation of the Eradication Concept in Prevention of Communicable Disease', *Public Health Reports*, 80 (10) (1965), pp. 855–69。

69. Soper's *Ventures in World Health*, pp. 29–30. See also Soper's interview with Hackett, RAC, RG 3.1, series 908, Box 7H, Folder 86.102, pp. 1–18.

70. Soper, *Ventures in World Health*, p. 30.

71. 例如血吸虫类。今天大约有13种蚊子，也许还有一些蜱虫与此有关。

72. Fred L. Soper, *et al.*, 'Yellow Fever Without Aedes aegypti: Study of a Rural Epidemic in the Valle de Chanaan, Espiritu Santo, Brazil, 1932', *Amer. J. Hyg.*, 18 (1933), pp. 555–87. "丛林黄热病"一词最初是用来描述巴西的丛林病例，当时人们还不了解这种疾病的流行病学。非城市病媒蚊子传播的黄热病更准确地被描述为"森林黄热病"，但"丛林黄热病"一直是最常用和最受欢迎的术语。

73. *Yellow Fever*, ed. Strode, pp. 173–194. 该试验涉及将黄热病病毒与人血清一起接种于小鼠；如果这只老鼠活了下来，那么可以证明人类血清保护了这只老鼠免于黄热病，并证明提供血清的人类个体已经获得了免疫力，因此他以前曾感染过这种疾病。这种测试最初是用猴子作为实验动物的，但它们价格昂贵，白鼠实验则更便宜、更实用。

74. Fred L. Soper, 'The Geographical Distribution of Immunity to Yellow Fever in Man in South America', *Amer. J. Tropical Med. and Hyg.*, 17 (4) (1937), pp. 457–511; and W. A. Sawyer and Loring Whitman, 'The Yellow Fever Immunity Surveys in North, East and South Africa', *Transactions of the Royal Society of Tropical Medicine and Hygiene*, 29 (4) (25 January 1936), pp. 397–412.

75. Bell, *Frontiers of Medicine in the Anglo–Egyptian Sudan*, pp. 184–6, here: p. 186.

76. Farley, *To Cast Out Disease*, p. 100.

77. 除了灵长类动物外，一些有袋目动物也牵扯其中。

78. 有关黄热病被发现的过程，哥伦比亚医生们未被提及的贡献及索珀为自己证明的努力，请参看：Emilio Quevedo V., *et al.*, 'Knowledge and Power: The Asymmetry of Interests of the Colombian and Rockefeller Doctors in the Construction of the Concept of "Jungle Yellow Fever", 1907–1938', *Canadian*

Bulletin of Medical History, 25 (1) (2008), pp. 71–109.

79. Farley, *To Cast Out Disease*, p. 102.
80. 1929年以前，根据洛克菲勒基金会的协议，基金会只可以在巴西联邦的五个州工作，这些州都在东北部。1930年，联邦权力集中，范围扩大到除圣保罗以外的所有州，从而推翻了在黄热病控制领域的州权原则。1931年，巴西里约热内卢加入了黄热病服务合作组织；1932年，巴西东南部强大的圣保罗州加入了黄热病服务合作组织。参见Soper, *Ventures in World Health*, pp. 97, 106。
81. Soper, *Ventures in World Health*, p. 117.
82. *Ibid.*, p. 11.
83. NLM, Soper Papers, Box 22, Biographical Information, Document 'Administration is the Essence of Eradication'. Typed notes for Harvard Lecture, 13 May 1965: http://profiles.nlm.nih.gov/ps/access/WBBDR.pdf.
84. Details in this section from Robert M. Levine, *Father of the Poor? Vargas and His Era* (Cambridge, 1998).
85. Levine, *Father of the Poor?*, p. 3.
86. 瓦加斯于1945年卸任总统，于1950年以民选总统身份回国，1954年自杀身亡，当时他正要被另一场政变赶下台。
87. 索珀与瓦加斯的关系，参见Soper, *Ventures in World Health*, pp. 112–5。
88. Soper, in *Building a Health Bridge*, p. 333, from the article, 'Eradication versus Control in Communicable Disease Prevention', first given as a lecture in 1959, and published in 1960.
89. F. Fenner, A. J. Hall and W. R. Dowdle, 'What is Eradication?', in *The Eradication of Infectious Diseases*, ed. Dowdle and D. R. Hopkins (New York, 1998), p. 7.
90. Soper, 'Rehabiliation of the Eradication Concept in Prevention of Communicable Disease'.
91. Williams, *The Plague Killers*, p. 279.
92. Socrates Litsios, 'Rene J. Dubos and Fred L. Soper: Their Contrasting Views on Vector and Disease Eradication', *Perspectives in Biology and Medicine*, 41 (1) (Autumn 1997), pp. 138–149, here: p. 147.

93. Soper, in 'Rehabilitation of the Eradication Concept in the Prevention of Communicable Disease', reprinted in *Building the Health Bridge*, pp. 337–54, here: p. 343.
94. 最终，整个消灭伊蚊行动系统方法被整理成了一本实用手册，先是用葡萄牙语，然后用英语出版。Soper, et al., *The Organization of Permanent Nation-Wide Anti-Aedes aegypti Measures in Brazil*, New York, 1943.
95. Soper, 'Rehabilitation of the Eradication Concept in the Prevention of Communicable Diseases', pp.860–1. 严格的中央控制和对效率的坚持使得索珀能够减少黄热病服务合作组织的规模；当他接管该组织的时候，这里大约有3000名员工（比1929年里约热内卢大流行时期的10000人有所下降）。索珀能够在不降低效率的情况下，将这一数字进一步减少到1200。
96. Ilana Löwy, 'What/Who Should be Controlled? Opposition to Yellow Fever Campaigns in Brazil, 1900–1939', in *Western Medicine as Contested Knowledge*, ed. Andrew Cunningham and Bridie Andrews, Manchester, 1997, pp. 124–46.
97. 关于肝组织刺取术，参见Soper, *Ventures in World Health*, pp. 157–67; and E. R. Rickard, 'The Organization of the Viscerotome Service of the Brazilian Cooperative Yellow Fever Service', *Amer. J. Trop. Med.*, 17 (2) (1937), pp. 163–190.
98. Dr. Waldemar S. Antunes, 'Field Control in Yellow Fever', in *Proceedings of the Fourth International Congresses on Tropical Medicine and Malaria*, Washington, DC, 1948, pp. 498–505, here: p. 499. 作者是当时巴西黄热病服务组织的领导人。
99. 关于被杀的工作人员，参见Soper in the interview with Hackett, in 1950, RAC, RG3.1, series 908, Box 17H, Folder 86.102；里克特在接受哈克特采访时表示，他认为在全国开展这样的活动是不可能的，但索珀坚持这样做。有关对这一项目的坚持，参见Löwy, 'What/Who Should be Controlled?'。
100. Soper, 'Rehabitation of the Eradication Concept in Prevention of Communicable Diseases', p. 859.
101. Soper singled out for praise this term in a book review of Emilio Pampana, A Textbook of Malaria Eradication in the *Amer. J. Trop. Med. and Hyg.*, 12 (1963),

pp. 936–9.
102. Soper, *Ventures in World Health*, p. 124.
103. 该法令是联邦政府于1932年5月通过的第23434号，授权黄热病服务机构采取其工作所需的任何卫生措施。其他南美国家将这一法律作为授权类似服务的样板。
104. Soper, 'Rehabilitation of the Eradication Concept in Prevention of Communicable Disease', in *Building the Health Bridge*, p. 343.
105. See Fred L. Soper, Dr. Bruce Wilson, Servulo Lima and Waldemar Sá Atunes, *The Organization of Permanent Nationwide Anti–Aedes Aegypti Measures in Brazil*, New York, 1943. 这本书是根据1929年至1940年期间洛克菲勒基金会和巴西政府合作开展的黄热病防治工作编写的。
106. Soper, 'Present–Day Methods for the Study and Control of Yellow Fever', *Amer. J. Tropical Med. and Hyg.*, 17 (5) (1937), p. 675.
107. Soper, 'Rehabilitation of the Eradication Concept in the Prevention of Communicable Diseases'.
108. NLM, Ms C 359, Profiles in Science, Soper Papers, 'Administration is the Essence of Eradication'.
109. NLM, Ms C 359, Soper Papers, Box 30.
110. *Ibid.*, Box 1, Personal and Biographical, 8 May 1974. Typescript. This was first published in *Amer. J. Pub. Health*, 52 (1962), p. 743 and republished in *Building the Health Bridge*, p. 524.
111. NLM, Ms C 359, Soper Papers, Box 8, 1964.
112. Malcolm Gladwell, 'The Mosquito Killer', *New Yorker* (2 July 2001), p. 49, quoting Litsios.
113. John Duffy, Editor's note, in Soper, *Ventures in World Health*, pp. xiii–xiv.
114. Stapleton, 'Lessons of History'. 有关如何控制疟疾的这些辩论在本书第四章中得到了更为详细的讨论。
115. 地中海果蝇于1929年春季进入佛罗里达，它对农作物的损害是毁灭性的，因此人们付出了巨大的努力来根除它。约有5000人被雇来破坏寄主植物和产品，以消除繁殖地。地中海果蝇在1956年卷土重来，并再次被根除。
116. Fred L. Soper and D. Bruce Wilson, 'Eradication: Species Eradication:

A Practical Goal of Species Reduction in the Control of Mosquito-borne Disease', *J. Nat. Malaria Soc.*, 1 (1) (1942), pp. 5–24.

117. 在索珀的时代，人们不知道冈比亚按蚊实际上是由具有不同疟疾传播效率的几个变种或种别组成的"物种复合体"。科学家无法从博物馆样本中确定，索珀研究的冈比亚按蚊是哪一种变体。

118. Soper, *Ventures in World Health*, pp. 201–33; and Fred L. Soper and D. Bruce Wilson, *Anopheles Gambiae in Brazil 1930–1940*, New York, 1943.

119. Soper, *Ventures in World Health*, p. 229.

120. R. M. Packard and Paulo Gadelha, 'A Land Filled with Mosquitoes: Fred L. Soper, the Rockefeller Foundation, and the *Anopheles gambiae* Invasion of Brazil', *Medical Anthropology*, 17 (3) (1997), pp. 215–38.

121. Fred L. Soper and D. Bruce Wilson, 'Anopheles gambiae in Brazil, 1930 to 1940', excerpt in Soper, *Building the Health Bridge*, section 'Will Brazilian AntiGambiae Measures Succeed in Africa?', pp. 289–91.

122. Soper and Wilson, *Anopheles Gambiae in Brazil*, pp. 233–4.

123. Sir Malcolm Watson, *African Highways: The Battle for Health in Central Africa*, London, 1953, p. 23.

124. Quoted by Paul F. Russell in the Forward to *Ventures in World Health*, p. vii. 现在也有一些人对索珀的成就表示赞赏，参见 Gerry Killeen, 'Following in Soper's Footsteps: Northeast Brazil 63 years after eradication of Anopheles gambiae', *The Lancet Infectious Diseases*, 3 (10) (October 2003), pp. 663–6, and Killeen, et al., 'Eradication of Anopheles gambiae from Brazil: Lessons for Malaria Control in Africa?', *The Lancet Infectious Diseases*, 2 (10) (October 2002), pp. 618–27, 作者建议将杀幼虫剂（这在今天的疟疾控制中几乎没有使用）作为手段之一重新引入疟疾防控工作（然而，他们并不是在谈论消灭物种本身）。

125. Fred L. Soper and H. H. Smith, 'Vaccination with Virus 17D in the Control of Jungle Yellow Fever in Brazil', and Soper, 'Complications of Yellow Fever Vaccination', reprinted in *Building the Health Bridge*, pp. 231–244. 美国在第二次世界大战开始的那一年也出现了类似的结果，当时仍在使用人类血清，尽管来自巴西的证据显示它有负面影响。军队的疫苗接种必须停止，

直到研制出了不使用人类血清的疫苗。有关巴西参与黄热病疫苗的检测、改进和大规模使用的详细情况，参见Jaime Larry Benchimol, ed., Febre Amarela. *A Doença e a Vacina, Uma História Inacabada*, Rio de Janeiro, 2001, especially chaps 3 and 4。

126. Soper, *Building the Health Bridge*, pp. 43–44.
127. 'The RF never did accept the program of Aedes aegypti eradication from Brazil', wrote Soper in *Ventures in World Health*, p. 130, italics Soper's emphasis.
128. Soper and Wilson, *Anopheles Gambiae in Brazil*, p.217.
129. Soper, *Ventures in World Health*, p. 133.
130. NLM, Ms C 359, Soper Papers, Box 12, 25 January 1951.
131. Soper's terms in his interview with Hackett, 1950, RAC, RG3.1, Series 908, Box 7H, Folder 86.102, p. 18 of typescript of interview.
132. Farley, *To Cast Out Disease*, p. 90.

第四章　战后的根除狂热

1. Socrates Litsios, 'Criticism of WHO's Revised Malaria Eradication Strategy', *Parassitologia*, 42(1–2) (2000), pp. 167–72, here: p. 167.
2. Paul R. Russell, Foreword to Soper, *Ventures in World Health: The Memoirs of Fred Lowe Soper*, Washington, DC, 1977, p. vii.
3. NLM, Ms C 359, Fred L. Soper Papers, Box 30, Document: Eradication, 11 January 1965, typescriptfrom original notes dated 1959: 'Cannot afford to play it too safe. Must have courage of their convictions.Capacity for fanaticism.'
4. Jonathan B. Tucker, *Scourge: The Once and Future Threat of Smallpox* (New York, 2001), p. 44.
5. Soper, *Ventures in World Health*, pp. 257–8.
6. 在索珀看来，他与他在美国陆军斑疹伤寒委员会中的上司的关系令人非常不满意，因而他拒绝接受授予委员会所有成员的、表彰其战时服务的奖章。委员会的军事成员认为索珀不守规矩；（用法利的话说就是）一个"不可思议的个人"，他将索珀描述为"不仅仅是一个臭名昭著的人……而且……平淡无奇"；Farley, *To Cast Out Disease*, p. 130.

7. 事实上索珀预测到，在喀土穆周围的英埃苏丹，可能会展开一场根除冈比亚按蚊的运动。他在写给洛克菲勒基金会的一份报告中提到了这件事。他说，冈比亚按蚊的滋生已经成为尼罗河沿岸及其灌溉系统中的一个严重问题。请参阅Soper, *Building the Health Bridge*, p. 285。

8. See Nancy Elizabeth Gallagher, *Egypt's Other Wars: Epidemics and the Politics of Public Health*, Syracuse, NY, 1990, quotation on p. 30. 该书十分详细地描述了战争年代英埃之间在政治与医疗领域的关系，尤其论及疟疾与洛克菲勒基金会的参与。

9. Soper, *Ventures in World Health*, p. 236.

10. M. A. Farid, 'Round Table: The Malaria Programme—From Euphoria to Anarchy', *World Health Forum*, 1 (1, 2) (1980), pp. 8–33. 法里德当时是从事疟疾控制的埃及专家。他后来加盟世界卫生组织。18万人死亡这个数字可能估计过高；后来的一项估计是10万。

11. 原来的葡萄牙文手册共四卷。1943年2月2日，索珀在开罗将英文版交给Shousha。参见 NLM, Ms C 359, Soper Papers, Box 53, Folder: Malaria–Brazil 1966–1975. The book, published by the RF, was Fred L. Soper and D. Bruce Wilson, *Anopheles Gambiae in Brazil*, 1930 to 1940 (NewYork, 1943)。

12. 当克尔到达埃及时，他发现埃及人已经为这场运动设立了行政框架，将该地区划分为641个连续编号的区域。在运动的高峰期，有超过4000人参与，其中2/3是从事巴黎绿喷洒工作的工人。Kerr's report (which was never published) can be found in the Soper papers at NLM, Ms C 359, Box 53:Malaria Folder: Egypt, 1943–1969.

13. Farid, 'The Malaria Programme—From Euphoria to Anarchy', p. 10.

14. 参见 Sir Aly Tewfik Shousha, 'Species–Eradication: The Eradication of Anophelesgambiae from Upper Egypt, 1942–1945', *Bull.WHO*, 1 (2) (1948), pp. 309–52。

15. 克尔的结论是，减少冈比亚按蚊的数量足以阻断传播；没有必要完全消灭这个物种。

16. Mark Harrison, *Medicine and Victory: British Military Medicine in the Second World War*, Oxford and NewYork, 2004, pp. 133–43.

17. Soper, 'My Lousy Adventure', in *Ventures in World Health*, pp. 279–80. 1943年在西西里，DDT也被用来治疗斑疹伤寒；同时参见 Frank M. Snowden,*The Conquest of Malaria: Italy, 1900–1962*, New Haven, CT, and London, 2006, p. 199。

18. *Ventures in World Health*, p. 289.

19. Soper, 'The Use of DDT against Malaria Evaluated on a Cost–Benefit Basis', NLM, Ms C 359, *Soper Papers*, Box 52, 3 December 1970; also cited in Snowden, *The Conquest of Malaria*, p. 199.

20. 拉塞尔首先被派往太平洋战区，在那里他在道格拉斯·麦克阿瑟将军手下工作，努力控制美军中的疟疾。DDT首先在意大利坎帕尼亚的沃尔图尔诺堡被第一次试验，随后在台伯河三角洲和彭田沼泽进行了进一步的试验。

21. Snowden, *Conquest of Malaria*, chap. 7, 病例和死亡数字见 p. 196。该地区的主要病媒羽斑按蚊首选咸水而不是淡水作为繁殖地；意大利采用的排水系统和农业改良行为，减少了半咸水，并成功地阻止了疟疾的传播。

22. Snowden, *Conquest of Malaria*, chap. 8, gives a full account.

23. Wilbur G. Downs, 'A New Look at Yellow Feverand Malaria', *Amer. J. Tropical Med. and Hyg.*, 30(3) (1981), p. 517. 国际卫生部与医学与公共卫生部门合并（后更名为医学教育与公共卫生部门），所以洛克菲勒基金实际上并没有立即退出公共卫生领域。

24. 此前，国际联盟的卫生组织负责人路德维希·拉齐曼曾提议建立联合国健康服务部门。

25. *The Universal Declaration of Human Rights*, UN General Assembly Resolution 217A, 10 December,1948.

26. 本章对世卫组织的分析是基于对日内瓦世卫组织档案（2009年5月）以及脚注中出现的书籍和文章的磋商。但作为战后主要的国际卫生组织，世卫组织迫切需要一部新的、全面的和学术性的历史。由Theodore M. Brown, Marcos Cueto和Elizabeth Fee撰写的一篇文章非常有用：'The World Health Organization and the Transition from "International" to "Global" Public Health', *Amer. J. Pub. Health*, 96 (1), (2006), pp. 62–72.

27. 在他的时代，奇泽姆是最著名的加拿大人之一；现在他几乎被人遗忘了。关于他在世卫组织的事业和作用的最新研究，以及联合国和世卫组织第一年谈判的详细历史，请参考：John Farley, Brock Chisholm, *The World Health Organization and the Cold War*, Vancouver, BC, and Toronto, ON, 2008。

28. 泛美卫生组织在其历史进程中经历了许多名称的变化：它的前身是国际卫生局，1925年更名为泛美卫生局（PASB）；1947年，该机构更名为泛美健康组织（PASO），其执行机构为PASB；最后，在1958年，PASO的名字被改为泛美卫生组织（PAHO）。

29. 直到1936年才获得所有会员国的最终批准。Myron E. Wegman, 'A Salute to the Pan American Health Organization', *Public Health Then and Now*, 67 (12) (December 1977), pp. 1198–204.

30. Marcos Cueto, *The Value of Health: A History of the Pan American Health Organization*, Washington, DC, 2007是一本非常有价值的泛美卫生组织新史；它对过去几年给予了相当大的关注。

31. Farley, *Brock Chisholm*, p. 152.

32. Public Health Service, Dept. Of Health, Education and Welfare for the Institute of Inter–American Affairs, *10 Years of Cooperative Health Programs in Latin America: An Evaluation*, Washington, DC, 1953; and Paola Mejia, *Intolerable Burdens: Malaria and Yellow Fever Control in Colombia in the Twentieth Century*. Ph.D. Dissertation, Columbia University (2009), chap.3.

33. Cueto, *The Value of Health*, pp. 87–88.

34. 与此同时，在其母组织泛美联盟中也发生了类似的拉丁美洲化。重新命名为美洲国家组织(OAS)，招募拉美人是美国冷战战略的一部分，以保持拉丁美洲作为其后院。美洲国家组织1956年预算的66%由美国支付(230万美元)。参见 Marcos Cueto, *Cold War, Deadly Fevers: Malaria Eradication in Mexico*, 1955–1975, Baltimore, MD, 2007, p. 23。

35. 由于战术上的原因，索珀的名字被加入了一个潜在的总指挥官的名单中，但是索珀也许意识到他不可能赢，很担心他不会和坎道竞争。

36. Quotes from NLM, Ms C 359, Soper Papers, Box11, Folder: Diary September–December 1947, entry: 2 September 1947. 法利在*Brock Chisholm*一书中，对泛美卫生组织在成为世卫组织一部分的同时努力保持其作为一个组织的完整持非常负面的看法；他认为这是在否定奇泽姆的世界观，即世界是统一的，而不是被不同的投票集团所分裂，而这些投票集团很快就在世界卫生组织事务中产生了影响。还有人担心泛美卫生组织会将加勒比地区欧洲国家的殖民地排除在成员国之外（尽管最终它们都加入了）。

37. "从根本上说，作为泛美卫生组织的主任，"索珀写道，"我很高兴地发现世卫组织无法立即对该局进行援助。"因为如果世卫组织在1947年获得了充足的资金，泛美卫生组织就会从属于世卫组织。Soper, *Ventures in World Health*, p. 320.

38. Cueto, *Cold War, Deadly Fevers*, p. 20. 1956年，美国为联合国及其10个专门机构捐款达2300万美元，占其捐款总额的31%。

39. Fiona Godlee, 'The World Health Organization: The Regions —Too Much Power, Too Little Effect', *Brit. Med. J.*, 309, 10 December 1994, pp. 1566–70, here: p. 1566.

40. NLM, Ms C 359, Soper Papers, Box 12, Typed Diaries, 2 May 1950 –3 December 1957, Folder 1, May–June 1950, 20 May 1950.

41. Cueto, *The Value of Health*, p. 98.

42. Data from Cueto, *Cold War, Deadly Fevers*, pp. 34 and 41 for the WHO budget, and p. 34 (the US contribution to WHO represented 55 per cent of WHO's entire budget); and Cueto, *The Value of Health*, p. 96 (staff size).

43. Farid, 'The Malaria Programme —From Euphoria to Anarchy', pp. 11–12.

44. Fred L. Soper, 'Address by the Director of PASB', PAHO Official Document No. 18 [1956], Washington, DC, 1957, pp. 25–26. 泛美卫生组织的正式文件代表了许多不同类型会议的记录：泛美卫生组织泛美卫生局指导委员会、卫生组织区域委员会和泛美卫生会议，泛美卫生组织主任每年和每四年定期提出报告。为了简单起见，在整本书中，我将所有正式文件都引用为泛美卫生组织的正式文件，它们的编号和会议日期（以及出版地点和日期）。这样就可以清楚地识别有关文件。

45. *The Boletín de la Oficina Sanitaria Panamericana*, today called the Revista Panamericana de la Salud Pública.

46. NLM, Ms C 359, Soper Papers, Box 12.

47. Fred L. Soper, 'Problems to be Solved if the Eradication of Tuberculosis is to be Realized', *Amer. J. Pub. Health*, 52 (5) (1962), pp. 734–45. 'Although the final eradication of TB is many years off, the results of allour efforts for eradication

are cumulative from hereon', Soper wrote in his files. NLM, Ms C 359, Soper Papers, Box 30, Folder Daily Files, October–December 1964, document called Tuberculosis Eradication, 15 December 1964.
48. John Lewis Gaddis, *The Cold War: A New History*, New York, 2005.
49. Robert Service, *Comrades: A World History of Communism*, Oxford, 2007, p. 239.
50. Socrates Litsios, 'Malaria Control, the Cold War,and the Postwar Reorganization of International Assistance', *Medical Anthropology*, 17 (3) (1997),pp. 255–78; Sunil Amrith, *Decolonizing International Health: India and Southeast Asia, 1930–1965*, Basingstoke, 2006, p. 85.
51. Javed Siddiqi, *World Health and World Politics: The World Health Organization and the UN System*, Columbus, OH, 1995.
52. Cueto, *Cold War, Deadly Fevers*, especially chap. 2.
53. R. M. Packard, 'Malaria Dreams: Postwar Visions of Health and Development in the Third World',*Medical Anthropology*, 17 (3) (1997), pp. 279–96,and Packard and Peter J. Brown, 'Rethinking Health, Development, and Malaria: Historicizing a Cultural Model in International Health', *Medical Anthropology*, 17 (3) (1997), pp. 181–94. 美国特别关注发展反共战略。杜鲁门总统1947年四点计划的目标之一是遏制共产主义的扩张。1961年，也就是卡斯特罗领导的古巴革命两年后，肯尼迪总统宣布成立"进步联盟"，旨在向拉丁美洲国家提供援助，但也将它们与美国联系在一起。
54. Williams, *The Plague Killers*, pp. 321–2.
55. 索珀当然是这样理解这种联系的。在1957年作为泛美卫生组织主任的年度报告中，他提到了艾森豪威尔的国情咨文，美国总统在国情咨文中提到了在世界范围内根除疟疾的力量，并邀请苏联加入美国的"这项伟大的人类工作"。索珀说："好像是作为回应，苏联的政府向1958年的世界卫生大会提交了一份根除天花的提案。" PAHO, Official Documents no. 25 [1957] (Washington, DC, 1958), p. 18.
56. James A. Gillespie, 'Europe, America, and the Space of International Health', in *Shifting Boundaries of Public Health: Europe in the Twentieth Century*,ed. Susan G. Solomon, Lion Murard, and Patrick Zylberman (Rochester, NY, 2008), pp. 114–37.

57. Amrith, *Decolonizing International Health*, p. 97.
58. NLM, Ms C 359, Soper Papers, Box 12, Diary entry, 16 June 1950.
59. 索珀对麦卡锡主义的浪潮和让国际组织成员通过忠诚测试的提议持批评态度，但事实上，他自己也参加（并通过了）忠诚测试：NLM Ms C359, Soper Papers, Box 30, Folder Daily Files,October–December 1964。
60. Cueto, *Cold War, Deadly Fevers*, p. 36, Cueto将索珀关于国家必须消灭疾病的观点与冷战时期"忠诚"的言辞联系起来；但是，正如我在第三章中所展示的，这种义务的概念源自所谓的"索珀定律"，该定律认为，一旦一个国家根除了疾病，相邻的国家就有必要和合乎逻辑的义务去根除疾病，否则根除就会失败。
61. NLM, Ms C 359, Soper Papers, Box 12, Folder:January–December 1954, Notes from 27 May 1954.
62. 'Annual Report', PAHO Official Documents no. 25,p. 18.
63. Amrith, *Decolonizing International Health*, chaps 5 and 6; Niels Brimnes, 'BCG Vaccination and WHO's Global Strategy for Tuberculosis Control, 1948–1983', *Social Science and Medicine,* 67 (5)(2008), pp. 863–873; and Christian W. McMillen and Niels Brimnes, 'Medical Modernization and Medical Nationalism: Resistance to Mass Tuberculosis Vaccination in Postcolonial India, 1948–1955', *Comparative Studies in Society and History*,52 (1) (2010), pp. 180–209.
64. 'Quadrennial Report of the Director', PAHO Official Document no. 25, pp. 31–7.
65. Fred L. Soper, Yaws: Its Eradication in the Americas(May 1956): http://profiles.nlm.nih.gov/VV/B/B/D/H.
66. 事实上，该行动最终使用的青霉素剂量比其他地方用于治疗雅司病的剂量要低。
67. NLM, Ms C 359, Soper Papers, Ms C 359, Box 5.Letter from John C. Cutler, written 27 November 1973, on the occasion of Soper's 80th birthday celebrations.
68. NLM, Ms C 359, Soper Papers, Box 12, Folder 1,May–June 1950.
69. Cueto, *Value of Health*, p. 109.
70. Editorial, 'Campaña de Erradicación del Pian en Haiti', *Boletin de la Oficina*

Sanit. Panamericana,33 (2) (August 1952), pp. 160–1.
71. Donald R. Hopkins,'Yaws in the Americas, 1950–1975', *The Journal of Infectious Diseases,* 136 (4)(October 1977), pp. 548–55.
72. 'New Era in Yaws Control', *The Lancet,* 262 (6778)(25 July 1953), p. 175.
73. 不同的资料来源提供了不同的数字。世卫组织最近发布的'WHO revives efforts to eliminate forgotten disease'（2007年1月25日）显示，1952年至1964年全面实施的全球雅司病控制规划成功地治疗了50个国家的3亿人。不同来源的数据千差万别，表明许多贫困国家的报告和监测机制不足。
74. Stephen L. Walker and Roderick J. Hay,'Yaws —A Review of the Last 50 Years', *Intern. J. Dermatology,* 39 (4) (2000), pp. 258–60.
75. Donald A. Henderson,'Eradication: Lessons from the Past', *Morbidity and Mortality Weekly Report*,48 (suppl.) (31 December 1999), pp. 16–22.
76. C. J. Hackett and T. Guthe,'Some Important Aspects of Yaws Eradication', *Bull. WHO,* 15 (6) (1956), pp. 869–96, 该文认识到社会和经济因素对根除至关重要，但似乎认为原则上，清洁、干净的水、适当的通风和改善家庭卫生可以通过"人民自己的简单努力"获得 (p. 870)。
77. R. Duncan Catterall and John C. Hume,'Summary and Recommendations', in *International Symposiumon Yaws and other Endemic Trepenomatoses,* held at PAHO, Washington, 16–18 April 1984, and published in *Reviews of Infect. Diseases,* 7 (suppl. 2)(May–June 1985), pp. 343–51.
78. Andrea Rinaldi,'Yaws: A Second (and Maybe Last?) Chance for Eradication', *PLOS Neglected Tropical Diseases,* 2 (8) (August 2008), p. e275. Online journal at: www.plosntds.org.
79. 泛美卫生组织于1942年在巴西里约热内卢召开的会议要求各国政府致力于根除脊髓灰质炎，而当时大多数国家都无力执行这一决定。
80. 索珀告诉巴西人，他们的提议比他的更有价值。NLM, Ms C 359, Soper Papers, Box 11, Folder Diary, May–Sep 1947, meeting 22 April 1947.
81. Fred L. Soper,'Editorial: Continental Eradication of Aedes Aegypti',in Soper, *Building the Health Bridge: Selections from the Works of Fred L. Soper, M.D.,* ed. J. Austin Kerr, Bloomington, IN, and London, 1970, pp. 45–6.
82. Fred L. Soper and D. Bruce Wilson,'Species Eradication: A Practical Goal of

Species Reduction in the Control of Mosquito–borne Disease', *J. Nat. Malaria Soc.*, 1 (1) (1942), pp. 5–24, quote from pp.19–20.
83. Fred L. Soper, D. Bruce Wilson, S. Lima and W. Sá Atunes, *The Organization of Permanent Nation–Wide Anti–Aedes Aegypti Measures in Brazil* (New York,1943).
84. Fred L. Soper, 'International Health in the Americas' (3 May 1948), typescript: http://profiles.nlm.nih.gov/VV/B/B/D/F.
85. Soper, *Ventures in World Health*, p. 340.
86. Quoted in *Smallpox and its Eradication*, ed. F. Fenner, et al. (Geneva, 1988), pp. 593–4.
87. According to Soper, in the early years of the campaign,motor vehicles were also supplied by the Argentine government.
88. NLM, Ms C 359, Soper Papers, Box 12, Folder Diary, September–October 1950, from a meeting in Soper's Washington office on DDT.
89. 1946年7月24日，时任洛克菲勒档案中心主任的达尔文·斯特普尔顿给当时担任HD主任的斯特罗德(Strode)写了一封信(未发表)，信中说，研究人员报告的鸟类和兔子的死亡没有被证实是DDT造成的。Letter RAC, RF 1.2, ser 700, box 12, folder104, two–page letter. Personal communication by Stapleton.
90. NLM, Ms C 359, Soper Papers, Box 11, Folder Diary, March–May 1948, entry dated 2 March 1948.
91. NLM, Ms C 359, Soper Papers, Box 12, Folder Diary, January–March 1951, diary notes on conversation in Buenos Aires.
92. NLM, Ms C 359, Soper Papers, Box 12, Folder Diary, January–December 1957, note made during a visit to Buenos Aires, 21 February 1957.
93. *Smallpox and its Eradication*, ed. Fenner, et al., pp.1104–7.
94. Fred L. Soper, 'The Unfinished Business With Yellow Fever', In *Yellow Fever: A Symposium in Commemoration of Carlos Juan Finlay*, Jefferson Medical College, Philadelphia, Pennsylvania, 22–25 September 1955, pp. 79–88, maps pp. 80 and 81. 这些地图似乎显示了黄热病病例的总体增加，但这是因为免疫调查发现了许多在20世纪30年代以前未被发现和不为人知的丛林黄热病病例。See: http://profiles.nlm.gov/ps/access/VVBBDG.pdf.

95. 此外，在若干国家建立的内脏器官服务能检测因发烧死亡的黄热病病例，结果显示，在非洲大陆的大量农村仍然广泛分布着被忽视的黄热病病例；除非在所有国家建立并积极维持这种监测系统，否则被忽视的农村黄热病病例，只会沿着铁路线进入仍然存在城市病媒的城市。

96. NLM, Ms C 359, Soper Papers, Box 34, Folder:Yellow Fever—Americas. Letter from Soper to the Minister of Health in Brazil, 24 August 1967.

97. 这些国家包括：阿根廷、伯利兹、百慕大、玻利维亚、智利、厄瓜多尔、巴拿马运河区、巴拉圭、秘鲁和乌拉圭。

98. Perez Yekutiel, 'Lessons from the Big Eradication Campaigns', *World Health Forum*, 2 (4) (1981), pp.465–90. The report, prepared for PAHO, was *The Prevention of Diseases Transmitted by Aedes aegypti in the Americas —A Cost-Benefit Study*, Cambridge,1972.

99. Soper, 'The Unfinished Business With Yellow Fever', p. 87.

100. 从1937年到1949年，巴西有570万人接种了黄热病疫苗。*Yellow Fever*, ed. George Strode, New York, 1951, p. 614指出，到20世纪40年代早期，洛克菲勒基金会的17D黄热病疫苗正在取代法国的"达喀尔"黄热病疫苗，成为人们选择的疫苗，因为法国的疫苗是基于与17D疫苗不同的病毒株，结果证明其安全性低于17D。

101. NLM, Ms C 359, Soper Papers, Box 38, Folder 'Yellow Fever', document 'Aedes a eradication'.

102. Rachel Carson, *Silent Spring*, Boston, MA, 1962.

103. Soper served as a consultant to the Office of International Health in the US Surgeon–General's Office, starting in 1962.

104. NLM, Ms C 359, Soper Papers, Box 38, Yellow Fever, Folder: Yellow Fever USA. Extract from Fred L. Soper's Diary Notes.

105. Soper note in NLM, Ms C 359, Soper Papers, Box 19, Folder on Pesticides.

106. Soper, *Ventures in World Health*, pp. 344–57.

107. PAHO, Official Document no. 27 [1958] (Washington,DC, 1959), p. 107.

108. NLM, Ms C 359, Soper Papers, Box 30, Daily Files, 11 January 1965, in an essay on eradication.

109. PAHO, Official Document no. 41 [1961] (Washington,DC, 1962), p. 143.

110. *Ibid.*, p. 144.
111. PAHO, Official Document no. 86 [1967] (Washington,DC, 1968), p. xxi.
112. PAHO, Official Document no. 89 [1969] (Washington,DC, 1970), pp. 31–2.
113. PAHO, Official Document no. 100 [1969] (Washington,DC, 1970), p. 58.
114. PAHO, Official. Document no. 86 [1967] (Washington,DC, 1968), p. xxi.
115. PAHO, Official Doument no. 108 [1970] (Washington,DC, 1971), p. 238 for French delegate's question.
116. PAHO, Official Document no. 100 [1969] (Washington,DC, 1970), pp. 57–8.
117. *Ibid.*, pp. 115.
118. Wilbur G. Downs, 'The Story of Yellow Fever Since Walter Reed', *Bull. NY Acad. Med.*, 44 (6) (June 1968), pp. 721–7, here: p. 727.
119. Wilbur G. Downs, 'A New Look at Yellow Fever and Malaria', *Amer. J. Trop. Med. and Hyg.*, 30 (3) (1981), pp. 516–22.

第五章 消灭疟疾任重道远？

1. NLM, Ms C 359, Fred Lowe Soper Papers, Box 11: Soper Diaries 1946–1950, Meeting, 4 July 1947.
2. Paul F. Russell *et. Al.*, *Practical Malariology*, 2nd edn, Oxford and London, 1963, p. 22.
3. Socrates Litsios，'Malaria Control, the Cold War,and the Postwar Reorganization of International Assistance', *Medical Anthropology*, 17 (3) (1997) ,pp. 255–78.
4. 讲述疟疾的作品很多。出版时间较早的著作中比较有价值的参见：Lewis W. Hackett, *Malaria in Europe: An Ecological Study*, London, 1937；Leonard C. Bruce–Chwatt and Julian de Zulueta,*The Rise and Fall of Malaria in Europe:An Historico–Epidemiological Study*, London, 1980。在众多出版时间较近的著作中，我发现特别有价值的有以下几部作品：Socrates Litsios, *The Tomorrow of Malaria*, Wellington, 1996；*Parassitologia*：vol. 36(1994), vol. 40 (1998) and vol. 42 (2000)；Randall Packard, *The Making of a Tropical Disease: A Short History of Malaria*, Baltimore, MD, 2007；Sandra M. Sufian, *Healing the Land and the Nation:Malaria and the Zionist Project in Palestine, 1920–1947*, Chicago,

IL, and London, 2007；Margaret Humphries, *Malaria: Poverty, Race, and Public Health in the United States* (Baltimore, MD, and London, 2001)；Saúl Franco Agudelo, *El Paludismoen América Latina*, Guadalajara, Mexico, 1990；Sunil Amrith, *Decolonizing International Health:India and Southeast Asia, 1930–1965*, Basingstoke,2006；有位医学昆虫学家描述人类控制多种病媒传播疾病的努力的作品也非常有用：James R. Busvine, *Disease Transmission by Insects: Its Discovery and 90 Years of Effort to Prevent It*, Berlin and New York, 1993。近年来一些历史学家发表了一些十分卓越的国别疾病防治研究：Marcos Cueto,*Cold War, Deadly Fevers: Malaria Eradication in Mexico, 1955–1975*, Baltimore, MD, 2007；Frank Snowden, *The Conquest of Malaria: Italy, 1900–1962*, NewHaven, CT, and London, 2006；Paola Mejia在哥伦比亚大学写的博士论文*Intolerable Burdens: Malaria and Yellow Fever Control in Colombia in the Twentieth Century*(2009)。

5. 索珀否认自己是一位疟疾学家，也没以这个身份在世卫组织的疟疾专家委员会供职（不过他确实以泛美卫生组织执行主任的身份参加过该委员会的几次会议）。NLM, Ms C 359,Soper Papers, Box 53, his remarks to this effect on his trip to Africa in 1959 as a consultant.

6. Fred L. Soper，'The Epidemiology of a Disappearing Disease: Malaria', *Amer. J. Tropical Med. and Hyg.*,9 (1960), pp. 357–366，在这篇文章中，他认为可以把根除黄热病的方法应用到根除疟疾上。

7. Quoted in *Smallpox and its Eradication*, ed. F. Fenner, *et al.*, Geneva, 1988, p. 381.

8. 病毒是极其细微的基因物质，通过侵入并摧毁宿主细胞达到增殖目的。原虫是体型较大的单细胞微生物，可通过显微镜看到，经常寄生在人类和非人类宿主（如昆虫）身上生存繁殖。

9. 有关寄生虫的具体生物学特性，参见Packard,*The Making of a Tropical Disease*，pp. 19–24。

10. Nancy Leys Stepan, '"The Only Serious Terror in these Regions": Malaria Control in the Brazilian Amazon', in *Disease in the History of Modern Latin America: From Malaria to AIDS*, ed. Diego Armus, Durham, NC, and London, 2003, pp. 25–50 for a discussion.

11. Packard, *The Making of a Tropical Disease.*
12. 数据来自E. J. Pampana and P. F. Russell, *Malaria: A World Problem*, Geneva, 1955, p. 6。
13. J. A. Sinton, writing in 1936, as quoted in Pampana and Russell, *Malaria: World Problem*, p. 7.
14. Pampana and Russell, *Malaria: A World Problem*, pp. 10–11.
15. Ibid., p.8.
16. Snowden, *The Conquest of Malaria*, chap. 6.
17. 田纳西河流域管理局使用的方法具体见*Malaria and Its Control in the Tennessee Valley*, 2nd edn, Chattanooga, 1942。
18. Malcolm Watson, *Prevention of Malaria in the Federated Malay States*, Liverpool, 1911.
19. W. Takken, 'Species Sanitation', and J. P. Verhave, 'Swellengrebel and Species Sanitation, the Design of an Idea', *Environmental Measures for Malaria Control in Indonesia: An Historical Review on Species Sanitation*, W. Takken ed., Wageningen, 1991, pp. 5–8 and 63–80. 另请参见D. J. Bradley, 'Watson, Swellengrebel and Species Sanitation: Environmental and Ecological Aspects', *Parassitologia*, 36 (1–2) (1994), pp. 137–47。
20. 巴西人卡洛斯·恰加斯博士在1908年首次如此描述疟疾。
21. G. A. Park Ross, 'Insecticide as a Major Measure in Control of Malaria, being an Account of the Methods and Organization put in force in Nataland Zululand during the past Six Years', *Bull. Health Org. League of Nations*, 5 (1936), pp. 114–33.
22. Fred L. Soper, *Ventures in World Health. The Memoirs of Fred Lowe Soper*, John Duffy ed., Washington, DC, 1977, p. 145.
23. 索珀说，除虫菊酯的效果让他后来很容易就认可DDT的价值。在疟疾根除项目中，人们把DDT喷洒在室内，灭杀成年蚊虫。
24. 奎宁提取自原产于南美洲安第斯山脉西部的金鸡纳树的树皮；这种树皮早在17世纪就有退热作用的记载。"耶稣会的树皮"指的是耶稣会对来自新世界的金鸡纳树树皮供应的半垄断现象。耶稣会士从美洲印第安人那里得知金鸡纳树树皮对高烧的疗效。

25. Snowden, *The Conquest of Malaria*, p. 75.
26. Stepan, 'The Only Serious Terror in These Regions', pp. 38–39.
27. Hackett, *Malaria in Europe*的第一章用了这句话。
28. J. Farley, 'Mosquitoes or Malaria? Rockefeller Campaigns in the American South and Sardinia', *Parassitologia*, 36 (1–2) (1994), pp. 165–73.
29. William F. Bynum, 'An Experiment that Failed: Malaria Control at Mian Mir', *Parassitologia*, 36(1–2) (1994), pp. 107–20. 罗斯坚信，他的反对者们企图破坏这场试验，尤其是印度卫生服务总局的S. P. 詹姆斯，在米扬米尔试验后成为抗蚊措施的怀疑者。
30. As quoted in Bynum, 'An Experiment that Failed', p. 119.
31. Quoted in Hackett, *Malaria in Europe*, pp. 21–22. See also Hughes Evans, 'European Malaria Policy in the 1920s and 1930s: The Epidemiology of Minutiae', *Isis*, 80 (1989), pp. 40–59. The report was written by S. P. James, with the collaboration of Swellengrebel.报告的结论让许多美国疟疾专家十分生气，因美国人的抵制，报告中有关美国的部分只能以油印的形式发行。
32. Letter from Strode to F. F. Russell, 25 January 1926, in RG 5, series 1.2, Box 254, Folder 3237, Rockefeller archive Center (RRC).
33. Hackett, *Malaria in Europe*, pp. 264 and 265.
34. Quoted in Litsios, *The Tomorrow of Malaria*, p. 62.
35. Humphries, *Malaria: Poverty, Race and Public Health in the United States*, pp. 140–54.
36. Marshall A. Barber, *A Malariologist in Many Lands*, Lawrence, KS, 1946, chap. 1.
37. B. Fantini, 'Anopheles Without Malaria: An Ecological and Epidemiological Puzzle', *Parassitologia*, 36 (1–2) (1994), pp. 83–106.
38. Hackett, *Malaria in Europe*, p. 266.
39. See Helen Tilley, 'Ecologies of Complexity: Tropical Environments,African Trypanomiasis, and the Science of Disease Control in British Colonial Africa, 1900–1940', *Landscapes of Exposure: Knowledge and Illness in Modern Environments*, ed. Gregg Mitman, Michelle Murphy and Christopher Sellers, special issue of *Osiris*, 19 (2004), pp. 21–38.

40. 据Evans, 'European Malaria Policy, in the 1920s and 1930s'称, 哈克特"一直是位根除主义者, 因此他认为, 每一种能叮人的蚊子都应该被消灭"(p. 57)。

41. See the extremely interesting analysis by Eric D. Carter, 'Development Narratives and the Uses of Ecology: Malaria Control in Northwest trgentina, 1890–1940', *J. Hist. Geog.*, 33 (2007), pp. 619–50.

42. Litsios, *The Tomorrow of Malaria*, p. 141.

43. Humphries, *Malaria: Poverty, Race and Public Health in the United States*, p. 147.事实上, 到20世纪40年代, 疟疾病例已经非常稀少, 项目成功与否主要用灭蚊情况衡量, 而不是疟疾病人数量的下降。

44. 数据来自Fred L. Soper, 'Report and Recommendations on Malaria: A Summary. International Cooperative Administration Expert Panel on Malaria', *Amer. J. Tropical Med. and Hyg.*, 10 (4) (1961), p. 454。

45. Humphries, *Malaria: Poverty, Race and Public Health in the United States*, pp. 451–502.

46. P. J. Brown, 'Malaria, Miseria, and Underpopulation in Sardinia: The "Malaria Blocks Development" Cultural Model', *Medical Anthropology*, 17 (3)(1997), pp. 239–254.

47. Quoted by Litsios, *The Tomorrow of Malaria*, p. 144.

48. Darwin H. Stapleton, 'Lessons of History? Anti–Malaria Strategies of the International Health Board and the Rockefeller Foundation from the1920s to the Era of DDT', *Public Health Reports*, 119 (2) (March–April 2004), pp. 206–15.

49. 认知社群（epistemic community）这个概念由彼得·哈斯（Peter Haas）提出, 参见其文章 'Introduction: Epistemic Communities and International Policy Coordination', *International Organization*, 46 (1) (Winter 1992),pp. 1–35. J. 杰克森（J. Jackson）在文章中把这个概念与疟疾根除规划联系起来, 参见'Cognition and the Global Malaria Eradication Programme', *Parassitologia*, 40(1–2) (1998), pp. 193–216。乔治·麦克唐纳（George MacDonald）提出了基本传染数（Basic Reproduction Number, 简称BRN）的概念。这是一种衡量传染病的传染力的手段, 指在一个没有免疫力的人群中, 一个感染到某种传染病的人, 会把疾病传染给其他多少个人的平均

数。疟疾的BRN为100，而（被认为是最具传染性的疾病之一的）麻疹的BRN为12至14。在同一天，多个蚊子可能叮咬同一个受感染者，增加携带的寄生虫数量，增强传染力，从而推高疟疾的传染率。蚊虫病媒通常可以飞行很长距离，存活时间也相当长。麦克唐纳编制BRN使用的理想条件无法在现实环境找到，但对疾病传染力的量化评估是流行病学十分重要的补充。参见Andrew Spielman and Michael D'Antonio, *Mosquito: A Natural History of our Most Persistent and Deadly Foe*, New York, 2001, pp. 96–97。

50. *Proceedings of the Fourth International Congresses on Tropical Medicine and Malaria*, Washington, DC,1948, vol. I.哈克特在演讲中幽默地提到索珀，pp. 10–15。

51. 联合国善后救济总署成立于1943年，向陷入战乱的国家民众提供援助救济；该机构大部分资金由美国负担，持续存在到1949年，主要在地中海国家（意大利，特别是希腊）开展工作。

52. 克尔曾在埃及开展抗击冈比亚按蚊项目。索珀注意到奥斯汀·克尔的怀疑，参见NLM, Ms C 359, Soper Papers, Box 11, Folder: June–July 1948, entry in his diary, 23 July 1948。

53. John A. Logan, *The Sardinian Project. An Experiment in the Eradication of an Indigenous Malarious Vector*, Written in collaboration with others, Baltimore, MD, 1953。洛根接替克尔担任该项目主管。

54. 关于撒丁岛试验，参见：John Farley, 'Mosquitoes or Malaria? Rockefeller Campaigns in the American South and Sardinia', *Parassitologia*, 36(1–2) (1994), pp. 165–73；P. J. Brown, 'Failure–as–Success: Multiple Meanings of Eradication in the Rockefeller Foundation Sardinia Project, 1946–1951', *Parassitologia*, 40 (1–2) (1998), pp. 117–30；Snowden, *The Conquest of Malaria*, pp. 205–8.

55. RAC, RF 1.2, ser 700, box 12, folder 104. 2–page letter from Soper to Strode, dated 24 July 1946(?).

56. 索珀没能复制在巴西和埃及取得的成功，这可能是他的回忆录除了在巴西和埃及的两次消灭冈比亚按蚊的经历外，几乎没有提到疟疾的原因。

57. 参见他在1959年提及根除按蚊的演讲'Rehabilitation of the Eradication Concept in Prevention of Communicable Disease', *Public Health Reports*, 80 (10)(October 1965), pp. 855–69。该文章在1959年10月27日发表。

58. Snowden，*The Conquest of Malaria*, p. 207.
59. From Soper 'International Health in the Americas, 1954–1957: Director's Review'，in *Building the Health Bridge*, ed. Kerr, pp. 435–62.
60. NLM, Ms C 359, Soper Papers, Box 11, Diary Entries 1946–1950, entry for 2 July 1948.
61. Wilbur G. Downs, 'A New Look at Yellow Fever and Malaria'，*Amer. J. Tropical Med. and Hyg.*, 30(3) (1981), pp. 516–22.
62. 这种转变可在1945年至1955年间出版的众多疟疾著作中找到蛛丝马迹。
63. Paul F. Russell，*Man's Mastery of Malaria*, London, New York and Toronto, 1955; 我重点参考的著作。
64. Pampana and Russell，*Malaria: A World Problem*, p. 17.
65. Russell，*Man's Mastery of Malaria*, pp. 160–1.
66. *Ibid.,* p. 162.
67. Pampana and Russell，*Malaria: A World Problem*, p. 32.
68. Paul F. Russell *et.al.*，*Practical Malariology*, 2nd edn, London, 1963, pp. 549–50.
69. Russell *et.al.*, *Practical Malariology*, p. 562.
70. 专家委员会参照国际联盟卫生委员会下属同名委员会的组织架构建立，其工作是向世卫组织的疟疾政策提供建议。它是在委内瑞拉疟疾专家加巴尔登的提议下建立。该委员会从1947年到1986年提供了多个报告，其成员有任期限制，但核心成员保持数年不变，其中包括加巴尔登（经常担任主席）、拉塞尔、麦克唐纳和潘巴纳。担任泛美卫生组织执行主任后，索珀以当然成员的身份参加了1948年的专家委员会第二次会议，他向会议提交了一篇关于蚊虫清除的论文。
71. 'Malaria Control: Survey and Recommendations'，*Bull. WHO*, 1 (2) 1948, pp. 213–52; and *WHO Technical Report Series no. 8*, 1950, quote p. 7.
72. 利齐奥斯描述了此次争论，参见*The Tomorrow of Malaria*, pp. 106–22; 以及 Mary Dobson, M. Malowany and R. W. Snow, 'Malaria Control in East Africa: the Kampala Conference and the Pare–Taveta Scheme: A Meeting of Common and High Ground'，*Parassitologia*, 42 (1–2)(2000), pp. 149–66。
73. *Proceedings of the Fourth International Congresses on Tropical Medicine and*

Malaria, p. 928.
74. 'Malaria Conference in Equatorial Africa. Kampala,Uganda, 27 November –9 December 1950, *WHO Technical Report Series no. 38*, Geneva, 1951, pp.22 ff.
75. 莱昂纳德·布鲁斯-查特（Leonard Bruce-Chwatt）出生在波兰，后入英国籍，战争期间曾在西非工作；在尼日利亚工作数年后的1958年，他成为世卫组织遏制疟疾司（Division of Malaria）疫情事务负责人，退休后曾担任伦敦卫生和热带医学学院（London School of Hygiene and Tropical Medicine）罗斯研究所（Ross Institute）所长。在世卫组织任职期间，他深入研究了疟疾根除问题。
76. P. C. C. Garnham, 'Professor L. J. Bruce-Chwatt's 80th Birthday', *Amer. J. Tropical Med. and Hyg.*, 92(2) (1989), p. 68.布鲁斯-查特接着在尼日利亚的疟疾高发区测试新型杀虫剂控制疟疾的效果。经过四年工作，该地区的主要病媒几乎消失了，携带疟原虫的儿童比例下降了30%，实际疟疾病例数量也出现减少。然而在年龄较大的群体中变化不大。1953年在伊斯坦布尔举行的第五届国际热带医学与疟疾大会报告了这些结果。
77. Leonard J. Bruce-Chwatt, 'Lessons Learned from Applied Field Research Activities in Africa during the Malaria Eradication Era', *Bull. WHO*, 62 (suppl.) (1984), pp. 19–29.试点项目中最重要的在疟疾高发的肯尼亚，是由B. D. 威尔逊领导的Pare–Taveta疟疾防治项目；Dobson, Malowany and Snow, 'Malaria Control in East Africa'。
78. 'Expert Committee on Malaria Eighth Report', *WHO Technical Report Series no. 205*, Geneva, 1961.
79. Listios, *The Tomorrow of Malaria*, quote from p.122.
80. 后来在20世纪70年代，在尼日利亚北部加基镇（Garki）附近的几个疟疾高发村又开展了一次控制试验，结果显示喷洒杀虫剂无法有效减少当地冈比亚按蚊的数量，但是日常的预防性使用抗疟药物极大减少了恶性疟病例。在目标村庄，原虫血症下降到低于1%，这个事实在当时人们眼里，重要性不如阻断疟疾传播遭遇的挫折，因为后者表明，即使使用当时最好的手段，根除疟疾也是不可能的。参见L. Molineux, G. Gramiccia, *The Garki Project: Research on the Epidemiology and Control of Malaria in the Sudan Savanna of West Africa*, Geneva, 1980。

81. 战争期间英国和美国陆军曾在动物身上试验了DDT；尽管试验表明，DDT能够破坏动物的神经系统，甚至导致死亡，但是出于战时需要，这种杀虫剂得到快速应用。有关方面曾决定限制DDT民用，直到对其安全性进行合理评估。但是到战争结束时，DDT因其在人们眼里非常优秀而被快速投入公共卫生还有农业等民用领域。

82. G. Davidson, 'Studies on Insecticide Resistance in Anopheline Mosquitoes', *Bull. WHO*, 18 (4) (1958), pp. 579–621.

83. George MacDonald, 'Eradication of Malaria', *Public Health Reports*, 80 (10) (1965), pp. 870–9.

84. 要了解美国规范DDT使用的历史，参见Thomas R. Dunlap, *DDT: Scientists, Citizens, and Public Policy*, Princeton, NJ, 1981。

85. 当时在锡兰（现斯里兰卡）的试验结果尤其令人瞩目，据W. A. Karunaratne, 'The Influence of Malaria Control on Vital Statistics in Ceylon', *J. Trop. Med. and Hyg.*, 62 (4) (April 1959), pp. 79–85。

86. 'Expert Committee on Malaria Sixth Report', *WHO Technical Report Series no. 123*, Geneva, 1957. 该计划在随后的第七次、第八次、第九次、第十次会议中得到补充和调整（*Technical Report Series Nos. 162, 205, 243, 272*）。

87. 该计划在Russell, *Practical Malariology* [1963], pp. 551–2中有清晰阐述。疟疾根除项目使用的术语表出现在Arnoldo Gabaldón, P. C. C. Garnham, George MacDonald and E. J. Pampana eds., *Terminology of Malaria and Malaria Eradication*, New York, 1963。

88. Sunil S. Amrith, *Decolonizing International Health: India and Southeast Asia, 1930–1965*, Basingstoke and New York, 2006, p. 102中引用了杰弗里的估计。

89. Amrith, *Decolonizing International Health*, p. 99.

90. 智利显然是第一个消灭疟疾的拉美国家，其温带气候让根除工作更容易。1944年以前，智利结合使用药物治疗和灭幼虫措施（排水、填埋池塘、掩盖下水道以及养殖食用蚊子幼虫的鱼等）；1944年底引进了DDT，每三个月进行一次住宅喷洒作业，有些用于灭杀幼虫。飞机、火车和汽车每个月喷洒一次。到1945年4月，疟疾病例和按蚊都消失了。参见Dr. Neghme, *Proceedings of the Fourth International Congresses of Tropical Medicine and Malaria*, pp. 929–30. 他认为智利的成功是10年努力的结果，意思是不能把功劳都归于DDT。

91. 加巴尔登曾在世卫组织的临时委员会任职,并主持了第一次和第二次疟疾专家委员会会议,而且还参加了此后的数次会议。

92. Socrates Litsios,'Arnoldo Gabaldón's Independent Path for Malaria Control and Public Health in the Tropics: A Lost "Paradigm" for WHO', *Parassitologia*,40 (1–2) (1998), pp. 231-8. 利齐奥斯还对委内瑞拉项目进行了几个方面的概括,参见*The Tomorrow of Malaria* (1996), pp. 94–101。

93. 这部分使用的原始资料,除了加巴尔登自己的著作,还包括Ana Teresa Gutierrez, *Tiempos de Guerray Paz: Arnaldo Gabaldón y la Investigación sobre Malaria en Venezuela* (1936–1990), Caracas, 1998; Tulio López Ramírez, *Historia de la Escuela de Malariologia y Saneamiento Ambiental de Venezuela*, Caracas, 1987; Arturo Luis Berti, *Arnoldo Gabaldón: Testimonios Sobre Una Vida al Servicio de la Gente*, Caracas, 1997。

94. H. Micheal Tarver and Julia C. Frederick, *The History of Venezuela*, New York, 2001, especially chap. 7.

95. Arnoldo Gabaldón, 'The Nation–Wide Campaign Against Malaria in Venezuela', *Trans. Roy. Soc.Trop. Med. and Hyg.*, 43 (2) (September 1949), pp.113–64.

96. Gutierrez, *Tiempos de Guerra y Paz*, pp. 1–18, 详细叙述了洛克菲勒基金会在20世纪20年代和30年代在委内瑞拉开展的各项活动。

97. 在总共19个存在疟疾疫情的美洲国家中,IIAA参加了其中17个国家的疟疾控制努力。参见Soper, 'Report and Recommendations on Malaria: A Survey. International Cooperation Administration Expert Panel on Malaria', *Amer. J. Tropical Med. and Hyg.*, 10 (4)(1961), pp. 451–502。委内瑞拉亚马孙地区使用的主要手段是分发抗疟药物阿的平(atebrin),但整体效果相当不理想。参见Stepan, 'The Only Serious Terror in These Regions', p. 44。

98. Arnoldo Gabaldón, *Una Política Sanitaria*, Caracas,Venezuela, 1965, vol. Ⅰ, pp. 437–50 on 'sanidadmínima y elemental' (minimal and basic sanitation), 用另一种方式提到"整体卫生"法。

99. 据古铁雷斯称,在20世纪30年代末,加巴尔登读到恰加斯的一篇论文,讲述疟疾的居所特性,以及他通过硫熏住宅成功消灭蚊虫的经历;他还读到南非和印度使用除虫菊酯的经验,并开始使用通过煤油稀释的除虫菊酯:

Gutierrez, *Tiempos de Guerra y Paz*, p. 61。

100. Gutierrez, *Tiempos de Guerra y Paz*, p. 35.
101. Arnoldo Gabaldón and Arturo Luis Berti, 'The First Large Area in the Tropical Zone to Report Malaria Eradication: North–Central Venezuela', *Amer. J. Trop. Med. and Hyg.*, 3 (5) (September1954), pp. 793–807.
102. Arnoldo Gabaldón, 'Nation–Wide Campaign Against Malaria in Venezuela'.
103. 这些是：1.在该国西北部设立一个区，由一片海边平原组成［包括拉美地区最大的湖马拉开波湖（Lake Maracaibo）］，群山环绕；这是三个区中最小的一个，但居住着绝大部分人口（77%）；它最不适合按蚊繁衍，原油储量很高。2.内陆腹地广袤的高山草原，也称南美大草原，占国土面积的36%，但只生活着全国20%的人口；该地区河流、湖泊纵横交错，按蚊有许多机会繁衍生息，养牛业十分发达。3.圭亚那南部奥里诺科（Orinoco）地区，面积占国土的46%，人口只占全国的3%。该地区众多河流酸度太高，不适合大部分蚊虫病媒的繁衍，因此多数地方不存在疟疾。
104. Gabaldón, 'The Nation–Wide Campaign Against Malaria in Venezuela', pp. 156–7.
105. Arnoldo Gabaldón, 'Progress of the Malaria Campaign in Venezuela', in the special issue, *Nation–Wide Malaria Eradication Projects in the Americas of the J. Nat. Malaria Soc.*, 10 (2) (1951), pp. 124–41.
106. Gabaldón, 'The Nation–wide Campaign Against Malaria in Venezuela', p. 146.
107. Berti, *Arnoldo Gabaldón*, p. 69.
108. 在他1949年发表的数篇文章中，加巴尔登谈到疟疾控制。例如参见其'Malaria Incidence in the West Indies and South America', in *Malariology: A Comprehensive Survey of all Aspects of this Group of Diseases from a Global Standpoint*, ed. Mark F. Boyd, Philadelphia, PA, and London,1949, vol. I, pp. 764–787; 以及Gabaldón, 'The Malaria Problem in the Neotropical Region', in *Proc. Fourth Inter. Congresses of Trop. Med. And Malaria*, pp. 913–927。
109. Gabaldón, 'The Nation–Wide Campaign Against Malaria in Venezuela', p. 159.
110. Gabaldón and Berti, 'The First Large Area in the Tropical Zone'.
111. Farid, 'The Malaria Programme—From Euphoria to Anarchy', pp. 11–12.

112. Litsios,'Arnoldo Gabaldón's Independent Path', p. 231.
113. 'Expert Committee on Malaria Thirteenth Report',*WHO Technical Report Series* no. 357 (1967), p. 12. 采用的标准是国家疟疾协会（National Malaria Society）的标准，参见'Criteria of Malaria Eradication', *J. Nat. Malaria Soc.*, 10 (2) (1951), pp. 195–196。为获得认证，一个地区或国家必须连续三年不出现一例本土疟疾病例。也参见Gabaldón, 'Malaria Eradication in Venezuela: Doctrine, Practice, and Achievements after Twenty Years', *Amer. J. Trop. Med. and Hyg.*,32 (2) (1983), pp. 203–11。
114. Amrith, *Decolonizing International Health*, pp. 165–171，审视了这段时期印度开展的疟疾根除项目。
115. PAHO, *Official. Document*, no. 18 [1956], Washington, DC, 1957, p. 67.
116. Gilberto Hochman, 'From Autonomy to Partial Alignment: National Malaria Programs in the Time of Global Eradication, Brazil, 1941–1961', *Canadian Bulletin of Medical History*, 15 (1) (2008), pp. 161–92.
117. Packard，*The Making of a Tropical Disease*, p. 184.
118. Cueto，*Cold War, Deadly Fevers*.
119. PAHO, *Official Document*, no. 69 [1965] ,Washington, DC, 1966, p. 31.
120. Soper, 'Eradication versus Control in Communicable Disease Prevention', in *Building the Health Bridge*, p. 336.
121. 详情参见Marcus Hall, 'Today Sardinia, Tomorrow the World: Malaria, the Rockefeller Foundation, and Mosquito Eradication': www.rockarch.org/publications/resrep/hall.pdf (accessed 10 February 2011)。豪尔指出，自从撒丁岛试验后，岛上人口接受了体检，以了解DDT是否对他们遗留长期影响，但最终结果显示，没有证据表明大规模使用DDT会给人类造成健康问题。他写道："由此DDT的反对者把更多重点放在DDT对生态系统的破坏方面，而不是它对人类健康的危害方面。"
122. Rachel Carson，*Silent Spring*, Boston, MA, 1962, p. 22. Quoted in Dunlap，*DDT: Scientists, Citizens,and Public Policy*, p. 3.
123. NLM, Ms C 359, Soper Papers, Box 19, hand written document, December 1970. Thirteen pages of notes, abbreviated, document called 'DDT Cost Benefit'.

124. NLM, Ms C 359, Soper Papers, Box 19, letter from Dr. Joseph W. Still, 14 December 1970, reply by Soper, 30 December 1970.
125. Proceedings of the 22nd World Health Assembly, *Official Records*, no. 176, Geneva, 1969.
126. J. A. Nájera, 'The Control of Tropical Diseases and Socio economic Development (with special reference to malaria and its control)', *Parassitologia*, 36 (1–2)(1994), pp. 17–34.
127. Arnoldo Gabaldón, 'Global Eradication of Malaria:Changes of Strategy and Outlook', *Amer. J. Tropical Med. and Hyg.*, 18 (5) (1969), pp. 641–56, see pp.655 and 641.
128. *Ibid.*, p. 655.
129. Arnoldo Gabaldón, 'Duration of Attack Measures in a Malaria–Eradication Campaign', *Amer. J. Trop. Med. and Hyg.*, 17 (1) (1968), pp. 1–12.
130. Gabaldón, 'Malaria Eradication in Venezuela: Doctrine, Practice, and Achievements after Twenty Years', *Amer. J. Trop. Med. and Hyg.*, 32 (2) 1983,pp. 203–11.
131. 在1958年启动了一个国家农村住房项目。该项目给房主提供贷款，用于房屋改建，尤其是为预防恰加斯病，把棕榈树屋顶换成锌板屋顶，给土墙和地面抹上水泥。到1966年，时任卫生部长分出一部分疟疾控制预算和人员，成立国家恰加斯病控制项目处，推动杀虫剂喷洒作业。
132. Gabaldón, 'Malaria Eradication in Venezuela: Doctrine, Practice, and Achievements After Twenty Years', p. 208.
133. Paul F. Russell, quoting Bruce–Chwatt, in *Bull. NY Acad. Med.*, 45 (10) (1969), pp. 1013–5, here: p. 1015.
134. Litsios, 'Criticism of WHO's Revised Malaria Eradication Strategy', *Parassitologia*, 42 (1–2) (2000), pp. 167–72, 他暗示索珀的回忆录（*Ventures in Public Health*）中没有相关评论，是因为索珀没有直接负责疟疾根除规划项目（相比之下他直接负责了巴西和埃及的项目）；利齐奥斯还暗示，如果美洲地区实现根除疟疾，索珀可能会多写一点疟疾的事情。事实上，索珀提交和发表过多篇有关疟疾根除的一般性论文。
135. Fred L. Soper, 'The Epidemiology of a Disappearing Disease: Malaria', *Amer.*

J. Trop. Med. and Hyg., 9(4) (1960), pp. 357–66.
136. Amrith, *Decolonizing International Health*, pp. 171–5.
137. Amrith, p. 168. See also V. P. Sharma, 'Re–emergence of Malaria in India', *Indian J. Med. Research*, 103(January 1996), pp. 26–45.
138. Arnoldo Gabaldón, 'Assignment Report on Malaria Eradication in Ceylon'. 16 February–20 March 1966. Unpublished document: WHO/SEA/Mal/59–12.7.66 (restricted).
139. 在一些历史学家和流行病学家看来，斯里兰卡有点类似疟疾根除项目和DDT效果的试验场。作为一个岛国，斯里兰卡在理论上（但不是事实上）不受周边国家的病媒侵袭；如委内瑞拉，使用DDT后疟疾疫情缓解事实上是"二战"前各种疟疾控制努力的后续效应。参见：P. J. Brown, 'Socio economic and Demographic Effects of Malaria Eradication:A Comparison of Sri Lanka and Sardinia', *Social Science and Medicine*, 22 (8) (1986), pp. 847–59.
140. Farley, *To Cast Out Disease*, pp. 284–5.
141. Claire Wallenstein, 'Malaria Epidemics Seize Venezuela', *Brit. Med. J.*, 320 (7249) (10 June 2000), p. 1562.
142. 评论文章：'Epitaph for Global Malaria Eradication?', *The Lancet*, 306 (7923) (July 1975), pp. 15–16，1974年的死亡率和发病率数据引自此文。
143. Downs, 'A New Look at Yellow Fever and Malaria', p. 516.

第六章　根除天花的最后一击

1. 要讲述天花根除，必须从阅读以下几部作品开始：第一，天花根除的目标实现后，世卫组织做了大量细致的资料编纂工作：*Smallpox and its Eradication*, ed. F. Fenner, D. A. Henderson, Isao Arita, Z. Ježek and I. D. Ladnyi, Geneva, 1988；第二，两部天花根除工作参与者的作品，Donald R. Hopkins, *The Greatest Killer: Smallpox in History*, Chicago, IL, 2002，这是一本讲述这种疾病的历史而不是其根除工作的作品；还有Donald A. Henderson, *Smallpox—The Death of a Disease. The Inside Story of a Worldwide Killer*, Amherst, NY, 2009，这是一位在1967年至1977年领导世卫组织加强天花根除项目走向成功的人的亲身讲述。

2. *Smallpox and its Eradication*, chap. 30, pp. 1321–33.
3. 小天花的确切起源并不清楚；据Hopkins, *The Greatest Killer*, pp. 227, 230, 首次有"明确描述"的小天花疫情发生在1863年的牙买加。
4. *Smallpox and its Eradication*, p. 622.
5. Donald A. Henderson, 'Eradication: Lessons from the Past', *Morbidity and Mortality Weekly Report*, suppl. 48 (1) (31 December 1999), pp. 16–22.
6. Hopkins, *The Greatest Killer*, p. 42.
7. 中国和印度都被称为是这种技术的发源地。
8. 人痘接种可能要对接种人进行隔离；这种技术也常常与各种天花神祇和宗教仪式联系起来。
9. Edward Jenner, *An Inquiry into the Causes and Effects of the Variolae Vaccinae, a Disease Discovered in Some Western Counties of England*, London, 1798. 詹纳其他已出版的作品还有：*Further Observations on the Variolae Vaccinae, or Cow Pox*, London, 1799; *A Continuation of Facts and Observations Relative to the Variolae Vaccinae, or Cow Pox*, London, 1800。詹纳并非第一个使用牛痘来预防天花的人；早在18世纪70年代就有人知道这种方法。一个名叫本杰明·杰斯蒂（Benjamin Jesty）的人就给自己的妻子和两个孩子接种了牛痘；后来他的两个儿子又接受了人痘接种（接触天花病毒），并且没有患上天花。杰斯蒂与詹纳的不同之处是杰斯蒂没有公开发表他的试验结果，推广这个方法，也没有像詹纳那样接着对这种方法进行试验。他也没有接受过任何大的奖赏（詹纳从议会获得3万英镑）或者得享大名。因此天花疫苗就这样与詹纳的名字联系起来。参见Cary P. Gross and Kent A. Sepkowitz, 'The Myth of the Medical Breakthrough: Smallpox, Vaccination, and Jenner Reconsidered', *Intern. J. Infect. Diseases*, 3 (1) (July–September 1998), pp. 54–60。
10. Andrea Rusnock, 'Catching Cowpox: The Early Spread of Smallpox Vaccination, 1798–1810', *Bull. Hist. Med.*, 83 (1) (2009), pp. 17–36.
11. Rusnock, 'Catching Cowpox'.
12. Quoted in Hopkins, *The Greatest Killer*, p. 310.
13. 参见Anne Hardy, 'Smallpox in London: Factors in the Decline of the Disease in the Nineteenth Century', *Med. Hist.*, 27 (2) (1983), pp. 111–38.
14. 詹纳对自己的疫苗源头并不清楚。詹纳认为，他的牛痘最初源自一种马患的疾病。现在普遍接受的观点是疫苗使用了许多不同种类的病毒。有一种假设认为，痘病毒（variola virus，天花本身的病原体），牛痘（variola vaccinae，詹纳的疫苗），以及痘苗病毒（vaccinia virus，今天疫苗的基础），都有一个共同的源头。

15. 到1888年，德国50%的疫苗基于经甘油处理的牛痘；到1897年，这个数字上升到99.95%。英国用了更长时间从手——手接触感染保持疫苗活性法转变到甘油处理保存法。

16. 即使在疫苗已经被普遍接受的今天，那种信任也会丢失，人们会选择不再接种确保群体免疫的疫苗。其中一个最近的案例就是，英国曾有一篇文章暗示MMR（麻疹、腮腺炎和风疹）疫苗与自闭症有关，于是MMR疫苗接种率就马上出现下降。有关反疫苗接种主义，更多信息参见Stuart Blume, 'Anti-Vaccination Movements and Their Interpretations', *Social Science and Medicine*, 62 (3) (February 2006), pp. 628–42; Robert M. Wolfe and Lisa K. Sharp, 'Anti-Vaccinationists Past and Present', *Brit. Med. J.*, 325 (24 August 2002), pp. 430–2。

17. Peter Baldwin, *Contagion and the State in Europe 1830–1930*, Cambridge, 1999, 讲述了欧洲在有关天花、霍乱和梅毒等公共卫生政策上的大分化。

18. Nadja Durbach, *Bodily Matters: The Anti-Vaccination Movement in England, 1853–1907*, Durham and London, 2005; Stanley Williamson, *The Vaccination Controversy: The Rise, Reign and Fall of Compulsory Vaccination for Smallpox*, Liverpool, 2007. 今天，历史学家对抵制疫苗接种的行为要比以前理解宽容许多。以前历史学家在作品中常常视反疫苗接种主义为一种反对现代科学的不理性行径。

19. Naomi Williams, 'The Implementation of Compulsory Vaccination Health Legislation: Infant Smallpox Vaccination in England and Wales, 1840–1890', *J. Hist. Geog.*, 20 (4) (1994), pp. 396–412; E. P. Hennock, 'Vaccination Policy Against Smallpox, 1853–1914: A Comparison of England with Prussia and Imperial Germany', *Social History of Medicine*, 11 (1) (1998), pp. 49–71.

20. Stuart F. Frazer, 'Leicester and Smallpox: The Leicester Method', *Med. Hist.*, 24 (3) (1980), pp.315–32.然而，在莱斯特，大部分治疗和护理天花病人的医生和护士确实接种过疫苗。

21. 在1896年至1905年间，英国的天花死亡率比德国高许多。亨诺克（Hennock）说，这个事实让德国政府有底气反对本国的反疫苗接种运动，并坚持不放弃强制疫苗接种政策。参见Hennock, 'Vaccination Policy Against Smallpox'。

22. James Colgrove, *States of Immunity: The Politics of Vaccination in Twentieth-Century America*, Berkeley, CA, 2006. 许多其他国家和地区也有类似抵制疫苗接种事件的记载，例如1904年发生在里约热内卢的"疫苗接种风波"曾让城市陷入瘫痪，接着在1908年就暴发了一次重大疫情。参见Teresa A. Meade, 'Civilizing Rio de Janeiro: The Public Health Campaign and the Riot of 1904', *J. Soc. Hist.*, 20 (2) (1986), pp. 301–22。

23. José Rigau–Pérez, 'Strategies that Led to the Eradication of Smallpox in Puerto Rico, 1882–1921', *Bull. Hist. Med.*, 59 (1) (1985), pp. 75–88; 关于古巴，参见P. Villoldo, 'Smallpox and Vaccination in Cuba' (1911), reprinted in *Public Health Reports*, 121(suppl. 1) (2006), pp. 46–9, Stephen Morse对文章进行了点评。

24. *Smallpox and its Eradication*, p. 259.

25. *Ibid.*, pp. 390–1; Kent A. Sepkowitz, 'The 1947 Smallpox Vaccination Campaign in New York City, Revisited', *Emerging Infectious Diseases*, 10 (5) (2004), pp. 960–1, 文章称每日汇报的接种人数记录与常常提到的500万至600万人的总接种数字不吻合。不过无论怎样，那肯定是一个很大的数字，而且是在匆忙无序的状况下完成的。

26. The fatality rate today would be about one death per million smallpox vaccinations.

27. *PAHO Official Document no. 69* [1965], Washington,DC, 1966, pp. 102–3.

28. Scott Barrett, 'The Smallpox Eradication Game', *Public Choice*, 130 (1–2) (January 2007), pp. 179–207.

29. Henderson, 'Eradication: Lessons from the Past', p. 16.

30. Tucker, *Scourge*, p. 44.与会代表首先把该倡议退回总干事进行进一步研究和考虑，两年后的1955年又投票否决。

31. Tucker, *Scourge*, pp.45–46.

32. Quote from *Smallpox and its Eradication*, p.366.

33. D. A. Henderson, 'Smallpox Eradication —A Cold War Victory', *World*

Health Forum, 19 (2) (1998),pp. 113–9.

34. Tucker，Scourge, p. 47. 作者在本书的主要关注点是未来的威胁，也就是天花作为一种潜在的生化恐怖武器的威胁。
35. 'WHO Expert Committee on Smallpox'，WHO Technical Report Series, no. 283, Geneva, 1964.
36. Henderson，'Eradication: Lessons from the Past'.
37. Fred L. Soper，'Smallpox —World Changes and Implications for Eradication', Amer. J. Pub. Health,56 (10) (October 1966), pp. 1652–6, here: p.1653.
38. Sanjoy Battacharya，Expunging Variola: The Control and Eradication of Smallpox in India 1947–1977, New Delhi, 2006, pp. 7–11.
39. Henderson近期的作品，Smallpox —The Death of a Disease, chap. 4, 语气尤其严厉；同样的抱怨也出现在作品Smallpox and its Eradication, chap. 12。
40. Hennock，'Vaccination Policy Against Smallpox,1853–1914', p. 69.
41. Smallpox and its Eradication, p. 484.
42. Ibid., pp. 390–1.
43. Fred L. Soper，'Smallpox—World Changes', p.1654. 在试验中，儿童的一只手臂接种冻干疫苗，另一只手臂接种经甘油处理的疫苗，结果发现第一种疫苗的有效率达94%，第二种只有35%。进行这些试验的是亚伯拉罕·霍维茨（Abraham Horwitz）博士，10年后他接替索珀担任泛美卫生组织的负责人。
44. Soper, 'Smallpox —World Changes'.
45. PAHO Official Document, no. 36, Meeting of the Directing Council, Havana, Cuba, 14–26 August 1960, pp. 133–4. 1955年，尽管有泛美卫生组织提供疫苗和设备，一个在岛上重新预防接种的项目没能开展，原因是政府的资金没有到位；1960年，也就是1959年古巴革命后的一年，在哈瓦那召开的一次会议上，这个国家计划开展一个大规模疫苗接种项目。
46. 'Expert Committee on Smallpox First Report', WHO Technical Report Series, no. 283, Geneva, 1964.
47. Smallpox and its Eradication, p. 484.
48. PAHO Official Document, no. 36 [1960] ,Washington,DC, 1961, pp. 129–30.
49. 为确保准确识别并上报每一例病例，印度后来采用给接种员发放图片识别卡，帮助他们区分天花和其他皮疹症状。

50. Bichat de Rodrigues, 'Smallpox Eradication in the Americas', *PAHO Bull.*, 9 (1) (1975), p. 59.
51. *Smallpox and its Eradication*, p. 623.
52. *PAHO Official Documents*, no. 25[1975], data from Annual Report of the Director, p. 16.
53. Paul Greenough, 'Intimidation, Coercion and Resistance in the Final Stages of the South Asian Smallpox Eradication Campaign, 1973–1975', *Social Science and Medicine*, 41 (5) (September 1995), pp.633–45.
54. *Smallpox and its Eradication*, p. 473.
55. *PAHO Official Document*, no. 27 [1958], p. 473.
56. Fiona Godlee, 'WHO in Retreat: Is it Losing its Influence?', *Brit. Med. J.*, 309 (3 December 1994),pp. 1491–5.
57. 'Quadrennial Report of the Director', *PAHO Official Document*, no. 43, Washington, DC, 1962, pp. 3–17. The entire Charter has been reprinted in: http://avalon.law.yale.edu/20th_century/intam16. asp (accessed 21 February 2011).
58. Leonard J. Bruce–Chwatt, 'Lessons Learned from Applied Field Research Activities in Africa During the Malaria Eradication Era', *Bull. WHO*, 62 (suppl.) (1984), pp. 19–29.
59. NLM, Ms C 359, Soper Papers, Box 42, Folder,Mass Campaigns and General Public Health. 32–page typed document, pp. 5 and 23.
60. 少数几篇分析杜博斯和索珀的不同之处的文章之一，Socrates Litsios, 'René J. Dubos and Fred L. Soper: Their Contrasting Views on Vector and Disease Eradication', *Perspectives in Biology and Medicine*, 41 (1) (Autumn 1997), pp.138–49。利齐奥斯指出，这两人之间没有直接交流。
61. Warwick Anderson, 'Natural Histories of Infectious Diseases: Ecological Vision in Twentieth–Century Biomedical Science', in *Landscapes of Exposure: Knowledge and Illness in Modern Environments*, ed., Gregg Mitman *et al.*, special issue of *Osiris*, 19(2004), pp. 39–61。该文基于几位流行病学家从生态学方面对杜博斯的评价。
62. 例如，写过*Animal Ecology*, London, 1926一书的现代动物生态学的创始人之一Charles Elton，在另一部著作*The Ecology of Invasions by Animals and Plants*, London, 1958的第一章，提到索珀根除侵入巴西的冈比亚按蚊的成就；他认为，其他一些根除故事（如佛罗里达州根除地中海果蝇），从人类的角度来看结果也令人满意。曾在杜博斯的实验室工作的生态学家弗兰克·芬纳，尽管对根除黄热病和疟疾心存怀疑，同样认为天花病毒可以被根除。芬纳后来担任世卫组织负责全球天花根除认证工作的委员会主席。关于芬纳，参见Anderson, 'Natural Histories of Infectious Disease', pp. 39–61。

63. Richard Preston, *The Demon in the Freezer*, New York, 2003, p. 73.
64. NLM, Ms C 359, Soper Papers, Box 5, Letter, 4 December 1973, 戴维斯寄给索珀祝贺他八十大寿的信。
65. Quoted by Marcus Hall, 'Today Sardinia, Tomorrow the World: Malaria, the RF, and Mosquito Eradication': www.rockarch.org/publications/resrep/hall.pdf (accessed 19 April 2011).
66. *PAHO Official Document* no. 86 [1967], Washington, DC, 1968, p. xxi.
67. Horwitz, 'Status of Smallpox Eradication in the Americas', *PAHO Official Document* no. 36, [1960], Washington, DC, 1961, pp. 129–30.
68. *PAHO Official Document* no. 63 [1964], Washington, DC, 1965, p. 12.
69. *PAHO Official Document* no. 36 [1960], Washington, DC, 1961, p. 135.
70. *PAHO Official Document* no. 63 [1964], Washington, DC, 1966, pp. 12–13.
71. *PAHO Official Document* no. 69 [1965], Washington, DC, 1966, p. 31.
72. *Ibid.*, p. 96.
73. *PAHO Official Document* no. 77 [1966], Washington, DC, 1967, p. 248.
74. *PAHO Official Document* no. 63 [1964], Washington, DC, 1965, p. 101.
75. *Smallpox and its Eradication*, p. 417.
76. *Ibid.*, p. 395.
77. Donald R. Hopkins, 'Smallpox: Ten Years Gone', *Amer. J. Pub. Health*, 78 (12) (1988), pp. 1589–95.
78. Jack Hopkins, *The Eradication of Smallpox: Organizational Learning and Innovation in International Health* (Boulder, CO, 1989), pp. 73–74.
79. Barrett, 'The Smallpox Eradication Game', p. 186.

80. Horace G. Ogden, *The CDC and the Smallpox Crusade* (Washington, DC, 1987), pp. 23–24.
81. NLM, Ms C 359, Soper Papers, Box 19, 索珀1965年6月24日写给约翰逊总统的信。
82. Ogden, The Center for Disease Control and the Smallpox Crusade, p. 16.
83. NLM, Ms C 359, Soper Papers, Box 19, 写给约翰逊总统的信。
84. *Smallpox and its Eradication*, p. 413.
85. Ogden, *The CDC and the Smallpox Crusade*, p. 39.
86. *Smallpox and its Eradication*, p. 479.
87. *Ibid.*, pp. 479–480. 数个实验室参加了这项工作；他们发现天花病毒在人体外无法存活较长时间。
88. 在法属西非，法国殖民官方给非洲人定期接种天花疫苗，在西非各国获得独立后的头几年仍继续供应疫苗。法属西非的疫苗接种率比英属西非高很多。
89. 中国直到1972年才成为世卫组织的成员，也就是从那一年开始，西方国家才了解到，中国已在1960年以前依靠自身力量，通过全国性运动消灭了天花以及其他多种疾病。
90. Sanjoy Battacharya, *Expunging Variola*, chap. 4，详细叙述了印度根除天花的最后阶段的情况。
91. Hopkins, *The Eradication of Smallpox*, p. 3.
92. Sanjoy Battacharya, *Expunging Variola*, p. 153。并请参见Henry M. Gelfand, 'A Critical Examination of the Indian Smallpox Eradication Campaign', *Amer. J. Pub. Health*, 56 (10) (1966), pp. 1634–51。
93. Sanjoy Battacharya, *Expunging Variola*, pp. 8–9.
94. *Ibid.*, p. 210.
95. Paul Greenough, 'Intimidation, Coercion and Resistance'.
96. John F. Wickett, 'The Final Inch: The Eradication of Smallpox and Beyond', *Social Scientist*, 30 (5–6)(May–June 2002), pp. 62–78. 索尔仁尼琴的原句是"最后一英寸的规则（the rule of the final inch）"。
97. 在巴基斯坦的流行病学研究对这个新战略也有重要贡献。
98. 参见：William H. Foege, J. Donald Millar and J. Michael Lane, 'Selected

Epidemiologic Control in Smallpox Eradication', *Amer. J. Epid.*, 94 (4) (1971),pp. 311–5. 这种方法最初被称为"扩大根除（Eradication Escalation）"，简称E2。也参见William H. Foege，J. D. Millar and D. A. Henderson 'Smallpox Eradication in West and Central Africa', *Bull. WHO*, 52 (2) (1975), pp. 209–22。

99. Ogden，*The CDC and the Smallpox Crusade*, p. 47.
100. Henderson，*Smallpox —The Death of a Disease*, p. 110.
101. 如参见Gilberto Hochman截然不同的描述，他把天花根除工作置于巴西的政治历史中研究：'Priority,Invisibility, and Eradication: The History of Smallpox and the Brazilian Public Health Agenda', *Med. Hist.*, 53 (2) (2009), pp. 229–252。
102. Eurico Suzart de Carvalho Filho，'Smallpox Eradication in Brazil, 1967–1969', *Bull. WHO*, 43(1970), pp. 797–808.
103. Henderson, *Smallpox—The Death of a Disease*, p.111.
104. *Smallpox and its Eradication*, p. 522.
105. *Smallpox and its Eradication*, Box on p. 625.
106. Tucker, *Scourge*，pp. 126–30。此外，该受害者的父亲死于心脏病。
107. Tucker, *Scourge*用了数章篇幅谈论苏联的武器化计划对于如何处置天花病毒的争论的影响。
108. Henderson，*Smallpox —The Death of a Disease*, chap.10, 'Smallpox as a Biological Weapon'，对这些发展做了非常有价值的记录。

第七章　充满争议的当代根除工作

1. 1973年在华盛顿举办。索珀在1977年2月9日去世；最后一例自然发生的天花病例在1977年10月31日发现于索马里，但直到两年后的1979年才确定天花已被根除。
2. Walter R. Dowdle and Stephen L. Cochi, 'Global Eradication of Poliovirus: History and Rationale',in *Molecular Biology of Picornaviruses*, ed. B. L. Semler and E. Wimmer, Washington, DC, 2002, pp. 473–8, here: p. 473.
3. From the 'Recommendations of the International Task Force for Disease

Eradication': http://wonder.cdc.gov/wonder/prevguid/m0025967/m0025967. asp (accessed 11 February 2011) and from A. Hinman, 'Eradication of Vaccine—Preventable Diseases', *Annual Rev. Pub. Health*, 20 (May 1999), pp. 211–229, here: p. 211.

4. I. Arita, Miyuki Nakane and Frank Fenner, 'Is Polio Eradication Realistic?', *Science*, 312 (5775) (12 May 2006), pp. 852–54. See also: Leslie L. Roberts, 'Polio Eradication: Is it Time to Give Up?', *Science*, 312(5775) (12 May 2006), pp. 832–35.

5. Donald A. Henderson, 'Eradication: Lessons from the Past', *Morbidity and Mortality Weekly Reports* (*MMWR*), suppl. 48 (1) (31 December 1999), pp.16–22.

6. Ivan Illich, *Medical Nemesis: The Expropriation of Health*, New York, 1976; John H. Bryant, *Health and the Developing World*, Ithaca, New York, 1969, 此书是洛克菲勒基金会资助的一个研究的成果。

7. Socrates Litsios, 'The Long and Difficult Road to Alma–Ata: A Personal Reflection', *Intern. J. of Health Services*, 32 (4) (2002), pp. 709–32; Marcos Cueto, 'The Origins of Primary Health Care and Selective Primary Health Care', *Amer. J. Pub. Health*, 94 (11) (November 2004), pp. 1864–74, and his 'The Promise of Primary Health Care', *Bull. WHO*, 83 (5) (May 2005), pp. 322–3.

8. Cueto, 'The Origins of Primary Health Care and Selective Primary Health Care'.

9. 'Expert Committee on Malaria Tenth Report', *WHO Technical Report Series*, no. 272, Geneva, 1964.

10. The Declaration of Alma–Ata: http://who.int/hpr/NPH/docs/declaration_almaata.pdf (accessed 19 April 2011).

11. Laurie Garrett, *Betrayal of Trust: The Collapse of Public Health*, New York, 2000.

12. J. Walsh and J. K. Warren, 'Selective Primary Health Care, an Interim Strategy for Disease Control in Developing Countries', *NE J. Med.*, 301 (18) (1979), pp. 967–74; and Cueto, 'The Origins of Primary Health Care and Selective Primary Health Care'.

13. 后来，GOBI又增加了生育间隔（或生育计划）、妇女教育和食品增补等目标，于是项目的缩写就变成GOBI–FFF。

14. 西方尤其是美国资本机构和制药公司反对GOBI的多个目标，使得初级卫生保健计划遭到进一步破坏。例如，母乳喂养的目标阻挡了奶粉企业的巨大商业利益，世卫组织和其他组织发现自己在面对这些企业时无能为力。
15. 世卫组织后来为最初的六种疫苗建立了一个标准化接种规范；其他疫苗后来也纳入这个规范名单，例如乙肝疫苗以及黄热病流行国家的黄热病疫苗。1999年，全球疫苗免疫联盟（Global Alliance for Vaccines and Immunology，GAVI）开始致力于改进和扩大这个疫苗接种倡议。GAVI由联合国机构（世卫组织、联合国儿基会）、世界银行、多个私人慈善组织（如洛克菲勒基金会、比尔及梅琳达·盖茨基金会以及其他非政府组织）联合组建。
16. R. Kim–Farley, et al., 'Global Immunization', *Annual Rev. Pub. Health*, 13 (1992), p. 223.
17. Donald A. Henderson, 'The Miracle of Vaccination', *Notes and Records of the Roy. Soc.* London, 51 (2) (July 1997), pp. 235–45, here: p. 240.
18. Peter F. Wright, 'Global Immunization —A Medical Perspective', *Social Sci. Med.*, 41 (5) (1995), pp. 609–16; See also：Alfred S. Evans, 'The Eradication of Communicable Diseases: Myth or Reality?', *Amer. J. Epid.*, 122 (2) (August 1985), pp. 199–207.
19. Henderson, 'Eradication: Lessons from the Past'.
20. Ibid.
21. Donald A. Henderson, 'Smallpox Eradication', *Public Health Reports*, 95 (5) (September –October 1980), pp. 422–426.
22. Donald R. Hopkins, 'After Smallpox Eradication: Yaws?', *Amer. J. Trop. Med. and Hyg.*, 25 (6) (1976), pp. 860–5。他认为，天花根除工作中发展的新监测—控制法完全可用于20世纪50年代和60年代的雅司病根除活动，像以前一样使用青霉素。这些活动让雅司病发病率下降到非常低的水平，但还没到根除的地步。
23. 'Guinea Worm Disease', Letter from Donald R. Hopkins and William H. Foege in *Science*, 212(4494) (1 May 1981), p. 495.
24. 会议文件结集出版，名为'The International Conference on Eradication of Infectious Diseases: Can Infectious Diseases be Eradicated?'，收录于：*Reviews*

of Infect. Diseases, 4 (5) 1982。

25. 国际疾病根除特别工作组（ITFDE）会议情况介绍和最后决议文件结集出版，名为'Recommendations of the International Task Force for Disease Eradication', *Morbidity and Mortality Weekly Report*, 42 (RR16)(31 December 1993), pp. 1–25, and at: www.cdc.gov/preview/mmwrhtml/00025967/htm。关于达勒姆研讨会，参见：The Eradication of Infectious Diseases, ed. W. R. Dowdle and D. R. Hopkins (Chichester, West Sussex, 1998)。该研讨会的召开时间是1997年3月16日至22日。

26. 较早的讨论参见世卫组织的研究报告'Integration of Mass Campaigns Against Specific Diseases into General Health Services', WHO Technical Report Series no. 294,Geneva, 1965。还有一次讨论参见E. H. Hinman, *World Eradication of Infectious Diseases*, Springfield, IL, 1966, pp. 194–8。Hinman写作此书期间正值根除理念受狂热追捧阶段，他把标准分为技术标准、经济标准、政治标准和专业标准，反映了冷战期间的政治背景。

27. Perez Yekutiel是较早进行反思的人，参见'Lessons from the Big Eradication Campaigns', *World Health Forum*, 2 (4) (1981), pp. 465–90。

28. 'The International Conference on the Eradication of Infectious Diseases', p. 913.

29. 'Introduction', *The Eradication of Infectious Diseases*, ed. Dowdle and Hopkins, p. 1.

30. David H. Molyneux, Donald R. Hopkins and Nevio Zagara, 'Disease Eradication, Elimination and Control: The Need for Accurate and Consistent Usage', *Trends in Parasitology*, 20 (8) (1 August 2004), pp. 347–51.

31. 作者分别在2009年4月15日和6月11日两次电话采访唐纳德·R. 霍普金斯博士。

32. 这指的是其基本传染数，一种衡量某种疾病传染力的手段。

33. Box 1, 'Criteria for Targeting a Disease for Eradication', in David H. Molyneux, Donald A. Hopkins and Nevio Zagaria, 'Disease Eradication, Elimination and Control: The Need for Accurate and Consistent Usage', p. 349.

34. Hinman, *World Eradication of Infectious Diseases*, p.194.

35. 消灭埃及伊蚊的首个成本—效益分析一直推迟到1972年才进行；参见：

PAHO, *The Prevention of Diseases Transmitted by Aedes aegypti.A Cost–Benefit Study*, Cambridge, MA, 1972.
36. Peter J. Hotez, *Forgotten People, Forgotten Diseases:The Neglected Tropical Diseases and their Impact on Global Health and Development*, Washington, DC, 2008.
37. 'Global Disease Elimination and Eradication as Public Health Strategies', *Bull. WHO*, 76 (suppl.2) (1998), 整期刊物。
38. Dowdle and Cochi, 'Global Eradication of Poliovirus', p. 473.
39. 本书这部分引用的一些资料来源包括：Walter E. Dowdle and Stephen L. Cochi, 'Global Eradication of Poliovirus:History and Rationale', pp. 473–8; Ciro A. de Quadros, et al., 'Polio Eradication from the Western Hemisphere', *Annual Rev. Pub. Health*, 13 (1992), pp. 239–52; Ciro A. de Quadros and Donald A. Henderson, 'Disease Eradication and Control in the Americas', *Biologicals*, 21 (4) (1993), pp. 335–43; Ciro de Quadros, 'Global Eradication of Poliomyelitis and Measles: Another Quiet Revolution', *Annals of Internal Medicine*, 127 (2) (15 July 1997), pp. 156–8; and William Muraskin, *The Politics of International Health: The Children's Vaccine Initiative and the Struggle to Develop Vaccines for the Third World*, New York, 1998, 特别是第一章。我还想对萨拉·西弗斯（Sara Sievers）表示感谢，她在盖茨基金会的政策宣导部门工作，我就脊髓灰质炎根除项目情况（特别是尼日利亚的情况）采访过她。采访时间是2009年3月3日，地点在纽约市。
40. 约100万美国儿童在1952年接受索尔克的灭活疫苗的双盲试验；萨宾口服疫苗于20世纪60年代初在苏联进行了试验，最终取代了灭活疫苗。然而，最近灭活疫苗又重新得到青睐，用于日常脊髓灰质炎免疫接种，大部分是在工业国家。索尔克和萨宾之间的竞争很激烈。参见：Arthur Allen, *Vaccine: The Controversial Story of Medicine's Greatest Life Saver*, New York, 2007, chap. 5.
41. 德·夸德罗斯（De Quadros）是一位流行病学家，他曾在埃塞俄比亚负责天花根除项目的实地作业。
42. André Luiz Vieira de Campos, Dilene Raimundodo Nascimento and Eduardo Maranhão, 'A Históriada poliomielite no Brasil e seu controle por imunização',

História, Ciência, Saúde–Manguinhos, 10 (suppl. 2) (2003), pp. 573–600. 世卫组织在1994年认证巴西已根除天花。

43. Ciro A. de Quadros, *et al.*, 'Polio Eradication from the Western Hemisphere', *Annual Rev. Pub. Health*,13 (1992), pp. 239–52. 1984年，一次脊髓灰质炎控制国际研讨会在位于华盛顿的美国国家卫生研究院（NIH）福格蒂国际中心（Fogarty International Center）召开，会后总结认为，国际卫生界应该把目标放在控制而非根除上。Frederick C. Robbins, 'Summary and Recommendations', *Reviews of Infect. Diseases*, 6 (suppl. 2) May–June 1984, p. S600.

44. Walter R. Dowdle and Stephen L. Cochi, 'Global Eradication of Poliovirus: History and Rationale', p. 473.

45. Leslie Roberts, 'Polio Eradication: The Final Assault?', *Science,* 303 (5666) (March 2004), pp. 1960–8, here: p. 1962.

46. 国际扶轮社一开始承诺募集1.2亿美元资金，后来实际募集的资金是最初承诺数字的两倍。国际扶轮社此前参与过各项国际免疫接种活动，萨宾说服该机构利用其资源、数量庞大的成员、组织能力、宣传能力和资金筹集能力，投身脊髓灰质炎根除项目。参见：Jonathan Majiyagbe, 'The Volunteers' Contribution to Polio Eradication', *Bull. WHO*, 82(I) (January 2004), p. 2. 后来该项目获得广泛的资金及其他支持，来源包括美国疾病控制与预防中心（CDC）、联合国儿基会（UNICEF）、世界银行、一些国家政府（如丹麦、加拿大、英国、德国、芬兰、意大利、日本、比利时和美国等），以及私人基金会，其中包括后期参与的盖茨基金会。

47. 当时亨德森心存怀疑，认为已有的脊髓灰质炎疫苗，可能不足以完成在印度等人口众多的贫穷国家和地区根除脊髓灰质炎的任务。后来证明他的怀疑是正确的。

48. Stephen L. Cochi, 'Polio Today: Are We on the Verge of Global Eradication?', *J. Amer. Med. Assn*, 300 (7) (2008), pp. 839–41.

49. Albert B. Sabin, 'Vaccination Against Polio in Economically Underdeveloped Countries', *Bull.WHO*, 58 (1) (1980), pp. 141–57; and 'Strategies for Elimination of Poliomyelitis in Different Parts of the World with the Use of Oral Poliovirus Vaccine', *Reviews of Infect. Diseases*, 6 (suppl. 2) 1984,pp. S391–

S396.
50. WHO, *Global Polio Eradication Initiative Strategic Plan 2004–2008*, Geneva, 2003, p. 7.
51. Atul Gawande, *Better: A Surgeon's Notes on Performance*, New York, 2007, p. 37.
52. Cochi, 'Polio Today', pp. 839–41.
53. 数据来自：www.polioeradication.org/datamonitoringpoliothisweek/aspx (accessed 19 May 2010).
54. Ciro de Quadros and Donald A. Henderson, 'Disease Eradication and Control in the Americas', and C. de Guerra Macedo and B. Melgaard, 'The Legacies of Polio Eradication', *Bull. WHO*, 78 (3) (March 2000), pp. 283–4.
55. *The Impact of the Expanded Program on Immunization and the Polio Eradication Initiative on Health Systems in the Americas. Final Report of the Taylor Commission*, Washington, DC, 1995.
56. Carl Taylor, Felicity Cutts, Mary E. Taylor, 'Ethical Dilemmas in Current Planning for Polio Eradication', *Amer. J. Pub. Health*, 87 (6) (June 1997), pp. 922–5.
57. Andrew L. Creese, 'Priorities in Health Care: A Discussion', *Reviews of Infect. Diseases*, 6 (suppl. 2), International Symposium on Poliomyelitis Control (May–June 1984), pp. S589–S590, here: p. S589.
58. Roland Sutter and Stephen L. Cochi在一篇社论中积极评价脊髓灰质炎根除项目的贡献：'Comment: Ethical Dilemmas in Worldwide Polio Eradication Programs', *Amer. J. Pub. Health*, 87 (6) (June 1997), pp. 913–6.
59. Gawande, *Better*, p. 31.
60. 在讲述几内亚蠕虫病（GWD）的这部分内容，我引用了霍普金斯和他在卡特中心（TCC）的同事的多个报告，还有以下文章和评论：D. R. Hopkins and E. Ruiz–Tiben, 'Strategies for Dracunculiasis Eradication', *Bull. WHO*, 69 (5) (1991), pp. 533–540; Hopkins, *et al.,* 'Dracunculiasis Eradication: Beginning of the End', *Amer. J. Trop. Med. and Hyg.*, 49 (3) (1993), pp.281–9; Hopkins, *et al.,* 'Dracunculiasis Eradication: March 1994 Update', *Amer. J. Trop. Med. and Hyg.*, 52 (1) 1995, pp. 14–20; Hopkins, *et al.,* 'Dracunculiasis Eradication: Almost a Reality', *Amer. J. Trop. Med. and Hyg.*, 57 (3) (1997), pp. 252–9; D.R. Hopkins,

'Perspectives from the Dracunculiasis Eradication Programme', *Bull. WHO*, 76 (suppl. 2)(1998), pp. 38–41; Hopkins, *et al.*, 'Dracunculiasis Eradication: Delayed, Not Denied', *Amer. J. Trop. Med. and Hyg.*, 62 (2) (2000), pp. 163–8; Hopkins, *et al.*, 'Dracunculiasis Eradication: And Now, Sudan', *Amer. J. Trop. Med. and Hyg.*, 67 (4) (2002), pp.415–422; Hopkins, *et al.*, 'Dracunculiasis Eradication:The Final Inch', *Amer. J. Trop. Med. and Hyg.*, 73 (4) (2005), pp. 669–75; Hopkins, *et al.*, 'Dracunculiasis: Neglected No More', *Amer. J. Trop. Med. and Hyg.*, 79 (4) (2008), pp. 474–479。Sandy Cairncross, Ralph Muller and Nevio Zagaria对几内亚蠕虫病的根除工作做了十分有用的整体评价，参见：'Dracunculiasis (Guinea Worm Disease) and the Eradication Initiative', *Clinical Microbiology Reviews*, 15 (2) (April 2002), pp. 223–246.

61. 被忽视的热带病（NTD）在20世纪90年代才开始得到世卫组织关注。Hotez在其著作*Forgotten People, Forgotten Diseases*中列举了13种NTD。

62. Hopkins and Foege, 'Guinea Worm Disease'。第一个提出消灭几内亚蠕虫的人是印度医学家M. I. D. Sharma，参见：'Lessons Learned from the Intensified Campaign Against Smallpox in India and Their Possible Applicability to Other Health Programmes, with Particular Reference to Eradication of Dracunculiasis', *J. Communicable Diseases*, 12 (2) (1980), pp. 59–64.

63. 霍普金斯在日内瓦世卫组织总部参加一次流行病学会议时，与一位法国医生进行了讨论，后者建议他阅读刊登在*International Drinking Water and Sanitation Decade*上的一篇文章，里面提到减少各种水源性疾病的潜在可能。霍普金斯立刻想到，清洁水能够减少许多疾病，也可能根除几内亚蠕虫病。我在2009年4月15日电话采访霍普金斯。

64. 霍普金斯在1987年担任卡特中心（The Carter Center，TCC）卫生项目高级顾问，领导该中心的几内亚蠕虫病和河盲症（onchocerciasis）根除项目。此前他还曾担任美国疾病控制与预防中心（CDC）副主任（1984—1987）和代理主任（1985）。威廉·H. 福奇在1977年至1983年担任CDC主任，后来从1986年至1992年担任卡特中心执行主任。CDC和TCC的总部都位于佐治亚州的亚特兰大，两者的机构联系和学术联系很密切。

65. Resolution WHA 44.5, 13 May 1991.

66. Michele Barry, 'Editorial: Slaying Little Dragons: Lessons from the

Dracunculiasis Eradication Program', *Amer. J. Trop. Med. and Hyg.*, 75 (1) (2006), pp. 1–2.

67. www.who.int/neglected_diseases/integrated_media/index.html (accessed 19 April 2011).

68. Sandy Cairncross, Ralph Muller and Nevio Zagaria, 'Dracunculiasis (Guinea Worm Disease) and the Eradication Initiative'. 科特迪瓦的农村地区在1973年至1985年新增了1.25万口水井。几内亚蠕虫病病例从1966年的超过6.7万例大幅下降到1985年的1889例。但1991年的一次全国调查发现约12690例病例；调查还发现大量水井的手动泵已经失灵。

69. 有些国家会给志愿者支付劳务费。

70. D. R. Hopkins and E. Ruiz–Tiben, 'Strategies for Dracunculiasis Eradication'. 他们认为，在水源地使用杀虫剂灭杀剑水蚤应该有节制，例如只用于疫情严重的村庄控制疫情。

71. 在苏丹的例子中，卡特总统竭力斡旋，促成冲突各方在1995年达成为期6个月的停火，以便推动几内亚蠕虫病根除工作，卫生工作人员才得以进入这个国家一些因战火与外界隔绝的人群。

72. Donald R. Hopkins, Frank O. Richards Jr., Ernesto Ruiz–Tiben, Paul Emerson and P. Craig Withers Jr., 'Dracunculiasis, Onchocerciasis, Schistosomiasis, and Trachoma' *Ann. NY Acad. Sci.*, 1136 (2008), pp.45–52. 还有其他此类"搭便车"发展的服务；例如加纳有一些试点项目，在麻疹疫苗接种期间向每个有5岁以下儿童的家庭发放经杀虫剂处理的蚊帐。在埃塞俄比亚，卡特中心参与了一个结合几内亚蠕虫病和颗粒性结膜炎的根除项目。后者包括大规模发放治疗显性病例的抗生素，开展卫生教育促进民众重视面部清洁和环境卫生。

73. 以下部分基于我对卡特中心的核心专家团队的系列采访，首先是分别在2009年4月15日和6月11日对霍普金斯总共两小时的电话采访；然后是对下面几位专家每人约两小时的当面采访：1.Frank O. Richards. Jr.，2009年5月11日，在亚特兰大卡特中心；2.P. Craig Withers. Jr.，2009年5月12日，在卡特中心；3.Ernesto Ruiz–Tiben，2009年5月12日，在卡特中心。

74. Hopkins in *Bull. WHO*, 76 (suppl. 2) (1998), pp.38–41, here: p. 41.

75. Soper, 'Problems to be Solved if the Eradication of Tuberculos is to be Realized',

in *Building the Health Bridge*, pp. 513–27, here: p. 516. 该文首次发表于：*Amer. J. Pub. Health*, 52 (1962), pp. 734–48.
76. Hopkins quoted in the *Financial Times*, Weekend Edition (23–24 August 2008), Life and Arts Section, p. 2.
77. Nicholas D. Kristoff,'Winning the Worm War', *New York Times* (29 April 2010), p. A31.
78. 在印度长期存在脊髓灰质炎疫情的一些地区（位于北部印地语区最贫穷的北方邦和比哈尔邦），单价脊髓灰质炎疫苗被用于预防 I 型脊髓灰质炎，而不是多价疫苗。
79. Gawande, *Better*, p. 46.
80. A.Tayeh and S. Cairncross,'Dracunculiasis Eradication by 2009: Will Endemic Countries Meet the Target?',*Trop. Med. and Internat. Health*, 12 (12) (2007), pp. 1403–8.
81. Muraskin, *The Politics of International Health*, p. 12.
82. Henderson,'Eradication: Lessons from the Past'.
83. Leslie Roberts,'Polio Eradication: Is it Time to Give Up?'.
84. Arita, *et al.*,'Is Polio Eradication Realistic?'.
85. Donald G. McNeil Jr,'Can Polio be Eradicated? A Skeptic Now Thinks So', *New York Times* (15 February 2011), p. D4.
86. Theodore M. Brown, Marcos Cueto and Elizabeth Fee,'Public Health Then and Now: The World Health Organization and the Transition from "International" to "Global" Public Health', *Amer. J. Pub. Health*, 96 (1) (January 2006), pp. 62–72.
87. Laurie Garrett,'The Challenge of Global Health', *Foreign Affairs*, 86 (1) (2007), pp. 14–38, here: p. 14.
88. Jeffrey D. Sachs, *The End of Poverty: Economic Possibilities for Our Time*, New York, 2005; and John Luke Gallup and Jeffrey D. Sachs,'The Economic Burden of Malaria', *Amer. J. Trop. Med. Hyg.*, 64(1–2) (2001), pp. 85–96. See Garrett, *Betrayal of Trust*, p. 4. Sachs提出非洲千禧村庄的想法，试图展示如果同时在农业、卫生和教育等多方面投入大量资源，就可以让人们摆脱贫困。迄今组建了14到15个这类村庄群（每个村庄群由几个小村庄组成）。

89. Amir Attaran, 'An Immeasurable Crisis? A Criticism of the Millenium Development Goals and Why They Cannot be Measured', *PLoS Med.*, 2 (10) (2005), p. e318, doi:10.1371/journal. pmed. 0020318. 实现这些目标所需的资金也没有到位。

90. 这里无法列出所有参与国际或全球卫生项目的组织。其中最重要的组织之一是全球抗击艾滋病、结核病和疟疾基金（The Global Fund to Fight AIDS, Tuberculosis and Malaria, 简称 "全球基金"），它依托世卫组织，但资金来自一些国家政府和慈善组织；它是一个基金，不是运营机构。在2001年至2007年，该基金共募集47亿美元（但到了2010年，全球基金的一些承诺就已经无法落实）。然后还有全球疫苗免疫联盟、布什总统疟疾倡议、卡特中心的诸多项目、一些国家政府的对外援助计划以及大量非政府组织。

91. Matthew Bishop and Michael Green, *Philanthro–Capitalism: How the Rich Can Save the World*, New York, 2008, especially chap. 4, 'Billanthropy'.

92. 数据来自：Brown, Cueto and Fee, 'Public Health Then and Now', pp. 66–7.

93. 第一个盖茨基金会成立于1994年，名叫威廉·G.盖茨基金会，以比尔·盖茨的父亲名字命名。1999年，该基金会改名为比尔及梅琳达·盖茨基金会。除了卫生项目，盖茨基金会还参与提升美国教育系统、图书馆以及其他多项资助项目。2008年，比尔·盖茨离开微软公司，专职基金会的工作。数据来自：www.gatesfoundation.org (accessed 19 May 19 2010).

94. William Easterly, *The White Man's Burden: Why the West's Efforts to Aid the Rest Have done so Much Ill and So Little Good*, New York, 2007, pp. 241–2. 他把卫生工作者定义为 "调查员"，调查员是在当地社区活动、处理具体问题的人，与 "策划者" 不同，后者负责制订通过技术手段消除贫困和其他世界问题的宏大计划。

95. Anne–Emmanuelle Birn, 'Gates's Grandest Challenge Transcending Technology as Public Health Ideology', *The Lancet*, 366 (9484) (6–12 August 2005), pp. 514–9.

96. 作为拥有最庞大资源的基金会，盖茨基金会受到过许多指责，如批评它偏向把大量研究资金投入美国的接收机构，发放资助程序缺乏透明，以及忽视儿童健康、孕妇保健和营养项目。在诸多文章中，参见：'Editorial: What Has the Gates Foundation Done for Global Health?', *The Lancet*,

373 (9695) (9 May 2009). p. 1577; David McCoy, Gayatri Kembhavi, Jinesh Patel and Akish Luintel, 'The Bill and Melinda Gates Foundation's Grant-Making Programme for Global Health', *The Lancet*, 373 (9695) (9 May 2009), pp. 1645–1653; 'Health Policy: Misfinancing Global Health: A Case for Transparency in Disbursements and Decision-Making', *The Lancet*, 372 (9644) (27 September 2008), pp. 1185–91; and 'Editorial: Governance Questions at the Gates Foundation', *The Lancet*, 369 (9557) (20–26 January 2007), p. 163。

97. Meri Koivusalo, 'The Shaping of Global Health Policy', in *Morbid Symptoms: Health Under Capitalism*, ed. Leo Panitch and Colin Leys, *Socialist Register 2010* (London, 2009), pp. 279–94.

98. 据Packard, *The Making of a Tropical Disease*, p. 200中称，近期的一个研究显示，"Ⅰ型艾滋病病毒在41个非洲国家提高了疟疾发病率，幅度在0.2%至28%。感染艾滋病对疟疾死亡率的影响在0.65%至114%"，取决于疟疾传播的性质（稳定还是不稳定）。

99. 电话采访全球卫生计划传染病防治事务主管蕾佳娜·拉比诺维奇(Regina Rabinovich)，2009年4月10日。

100. 这些评论基于对全球卫生计划传染病防治事务主管蕾佳娜·拉比诺维奇和在同一部门的高级项目官戴维·布兰德林—贝内特（David Brandling-Bennett）的电话采访，比尔及梅琳达·盖茨基金会，2009年4月10日。

101. 以青蒿素为基础的复合疗法（Artemisinin-based combination therapies，ACT）被认为是当下效果最佳的抗疟药。世卫组织不鼓励使用青蒿素单方疗法，以避免耐药性问题。青蒿素提取自一种名叫黄花蒿的植物，目前正在研究基于青蒿素的复方药物，但耐药性问题已经开始显现。

102. "RTS,S"型疫苗已经经历了三次试验，但只有部分免疫作用。

103. 这些话是Bruce Aylward说的，针对的是脊髓灰质炎根除项目（Aylward是盖茨基金会脊髓灰质炎项目的负责人），引自：'So Near, and Yet so Far', *The Economist* (24 January 2009), p. 66。

104. Packard, *The Making of a Tropical Disease*, 对全球遏制疟疾行动（RBM）迄今的利弊进行了很有意思的分析；参见该书第八章。

105. Leslie Roberts and Martin Enserink, 'Malaria: Did They Really Say...Eradication?', *Science*, 318 (5856) (7 December 2007), pp. 1544–5. 最近的

一个发现让人对根除理念进一步持保留态度：人们在猩猩体内发现恶性疟原虫（Plasmodium falciparum），这是最为危险的疟原虫。这显示疟原虫可能有动物宿主，意味着疟疾在理论上无法被根除。参见：Sonia Shah, 'Learning to Live With Malaria', NewYork Times (8 October 2010): www.nytimes.com/2010/10/09/opinion/09iht–edshah.html (accessed 20 April 2011).

106. Gerry F. Killeen, Ulrike Fillinger, Ibrahim Kiche, Louis C. Gouagana and Bart G. J. Knols, 'Eradication of Anopheles gambiae from Brazil: Lessons for Malaria Control in Africa?', The Lancet Infectious Diseases, 2 (10) (2002), pp. 618–27.

107. 不幸的是，17D黄热病疫苗并不像人们曾经认为的那么安全，在某些情况下会引发致命的嗜内脏型多器官功能衰竭和死亡。但尽管如此，黄热病疫苗还是得到了广泛使用，以保护有感染黄热病风险的人群。

108. João Bosco Siqueira, et al., 'Dengue and Dengue Hemorrhagic Fever, Brazil, 1981–2002', Emerging Infectious Diseases, 11 (1) (January 2005), pp. 48–53.

109. 这些在巴西的采访发生在2009年6月和7月，采访对象包括市一级（里约市）、州一级和联邦政府官员：1.采访里约热内卢市卫生和民防秘书汉斯·费尔南多·罗查·多曼（Hans Fernando Rocha Dohman）博士，以及他的助理贝蒂娜·杜罗夫尼（Betina Durovni），地点在里约热内卢市政府，2009年6月30日；2.采访里约热内卢州公共卫生秘书处的一个团队：流行病事务主管维克托·奥古斯托·罗诺·本巴拉（Victor Augusto Louro Benbara）博士；环保事务协调员马里奥·塞吉奥·利贝罗（Mario Sergio Ribeiro）；卫生预防战略信息中心协调员莫妮卡·马查多（Monica Machado）；卫生事务技术助理安娜·葆拉·阿罗约·里贝罗（Ana Paula Araújo Liberal），2009年7月2日星期四；3.卫生部卫生防护司总协调人和全国登革热控制项目总协调人吉奥瓦尼尼·科埃略（Giovannini Coelho）博士，地点在巴西卫生部，2009年7月9日。

110. Duane J. Gubler, in 'Aedes aegypti and Aedes aegypti–borne Disease Control in the 1990s: Top Down or Bottom Up', Amer. J. Trop. Med. and Hyg., 40 (6) (1989), pp. 571–8. 他让人注意到索珀的方法，也注意到20世纪80年代在波多黎各的一个依靠灭杀幼虫的登革热控制项目，就像索珀曾经做过的一样（但不是依靠大范围喷洒超低剂量的杀虫剂，因为这样根本没用）。现在尝试的一种新手段是释放经过基因改造的蚊子。

111. Hotez, *Forgotten People, Forgotten Diseases*, p. 3.

112. 索珀在巴西时知道恰加斯病，但多年来人们对恰加斯病的影响范围知之甚少，妨碍了相关控制措施的设计（锥蝽不容易被DDT杀死，因此需要使用其他杀虫剂）。直到20世纪60年代，人们才开始认真评估和研究恰加斯病。有关恰加斯病的奇特历史，参见：Nancy Leys Stepan, *Picturing Tropical Nature*, London, 2001, chap. 6, and Simone Petraglia Kropf, *Doença de Chagas, Doença do Brasil: Ciência, Saúde e Naçäo,1909–1962*, Rio de Janeiro, 2009。

113. 恰加斯病本身远未被根除；但其他机制，如检查捐献的血液是否潜在锥虫的机制，如今已在所有存在恰加斯病的国家建立（包括美国一些存在风险的地区，如加利福尼亚，该州生活着大量拉美裔人口，其中一些人可能携带锥虫），帮助降低了新感染病例的可能性。

114. 在1999年，世卫组织、联合国粮农组织、非盟以及国际原子能机构联合发起一个相当类似的行动——锥虫病和采采蝇根除行动，抗击非洲锥虫病（非洲昏睡病）。这实际上不是一次根除行动，而是致力于控制这种近年来在动物和人群当中传播呈上升趋势的疾病。该行动使用了"根除"一词，这是这个词的意义具备"弹性"的又一例证，目前世卫组织和相关组织也是这么用这个词的。参见：Jean Maurice, 'Continent–wide Attack Launched on African Trypanosomiasis', *Bull. WHO*, 79 (11) (2001), p. 1087.

115. 一些安第斯共同体国家和中美洲国家正在开展类似阻断恰加斯病传播的行动。

116. Dr. Margaret Chan, 'Director–General's Message', *Primary Health Care (Now More than Ever) The World Health Report* 2008, on the 30th anniversary of Alma–Ata.

117. Alan Berkman, J. Garcia, M. Muñoz–Laboy, Vera Paiva and Richard Parker, 'A Critical Analysis of the Brazilian Response to HIV/AIDS: Lessons Learned for Controlling and Mitigating the Epidemic in Developing Countries', *Amer. J. Pub. Health*, 95 (7) (July 2005), pp. 1162–72.

118. Paulo Eduardo M. Elias and Amelia Cohn, 'Health Reform in Brazil: Lessons to Consider', *Amer. J. Pub. Health*, 93 (1) (2003), pp. 44–48. 统一医疗服务制度基于四个主要原则：全民共享，统筹医疗，社会控制（这里指通过民

间团体控制）以及公共资金。在全国范围内，大约80%的巴西人依赖统一医疗服务制度解决就医需求；其他大约20%的富人依靠各种形式的个人医疗保险。统一医疗服务制度的一个创新做法是除了联邦层面的一个国家卫生委员会，还在全国各地设立5000多个卫生理事会；这些理事会通过选举产生，成员包括普通公民和医生，他们的工作就是监督并评估统一医疗服务制度的运行情况。桑杰·巴素（Sanjay Basu）提出一个类似论调，认为印度的抗击HIV/AIDS动员行动在更大的范围对公共卫生行动做出了贡献，参见：'Building a Comprehensive Public Health Movement: Learning from HIV/AIDS Mobilization', *Socialist Register* (2010), pp. 295–314.

119. 要了解统一医疗服务制度受到的批评，参见：Celia Almeida, Claudia Travassos, Silvia Porto and Maria Eliana Labra, 'Health Sector Reform in Brazil: A Case Study of Inequity', *International Journal of Health Services*, 30 (1) (2000), pp. 129–162.

参考文献

Allen, Arthur, *Vaccine: The Controversial Story of Medicine's Greatest Life Saver* (New York, 2007)

Amrith, Sunil, *Decolonizing International Health: India and Southeast Asia, 1930–1965* (Basingstoke, Hampshire, 2006)

Anderson, Warwick, 'Natural Histories of Infectious Diseases: Ecological Vision in Twentieth-Century Biomedical Science', in *Landscapes of Exposure: Knowledge and Illness in Modern Environments*, eds Gregg Mitman, et al., special issue of *Osiris*, 19 (2004), pp. 39–61

Arita, I., Miyuki Nakane and Frank Fenner, 'Is Polio Eradication Realistic?', *Science*, 312 (5775) (12 May 2006), pp. 852–54

Aylward, Bruce, et al., 'When is a Disease Eradicable?: 100 Years of Lessons Learned', *Amer. J. Public Health*, 90 (10) (October 2000), pp. 1515–20

Baldwin, Peter, *Contagion and the State in Europe, 1830–1930* (Cambridge, 1999)

Barber, Marshall A., *A Malariologist in Many Lands* (Lawrence, KS, 1946)

Barrett, Scott, 'The Smallpox Eradication Game', *Public Choice*, 130 (1–2) (January 2007), pp. 179–207

Bhattacharya, Sanjoy, *Expunging Variola: The Control and Eradication of Smallpox in India, 1947–1977* (New Delhi, 2006)

Birn, Anne-Emannuelle, 'Gates's Grandest Challenge: Transcending Technology as Public Health Ideology', *The Lancet*, 366 (9484) (6–12 August 2005), pp. 514–19

——, *Marriage of Convenience: Rockefeller International Health and Revolutionary Mexico* (Rochester, NY, 2006)

Bishop, Matthew, and Michael Green, *Philanthro-Capitalism: How the Rich Can Save the World* (New York, 2008)

Blume, Stuart, 'Anti-Vaccination Movements and their Interpretations', *Social Science and Medicine*, 62 (3) (February 2006), pp. 628–42

Brown, P. J., 'Failure-as-Success: Multiple Meanings of Eradication in the Rockefeller Foundation Sardinia Project, 1946–1951', *Parassitologia*, 40 (1–2) (1998), pp. 117–30

Brown, Theodore M., Marcos Cueto and Elizabeth Fee, 'The World Health Organization and the Transition from "International" to "Global" Public Health', *American Journal of Public Health*, 96 (1) (January 2006), pp. 62–72

Bruce-Chwatt, Leonard C., and Julian de Zulueta, *The Rise and Fall of Malaria in Europe: An Historico-Epidemiological Study* (London, 1980)

Busvine, James R., *Disease Transmission By Insects: Its Discovery and 90 Years of Effort to Prevent It* (Berlin and New York, 1993)

Bynum, William F., 'An Experiment that Failed: Malaria Control at Mian Mir', *Parassitologia*, 36 (1–2) (1994), pp. 107–20

Cairncross, Sandy, Ralph Muller and Nevio Zagaria, 'Dracunculiasis (Guinea Worm Disease) and the Eradication Initiative', *Clinical Microbiology Reviews*, 15 (2) (April 2002), pp. 223–46

Caldwell, John C., 'Health Transition: The Cultural, Social and Behavioural Determinants of Health in the Third World', *Social Science and Medicine*, 36 (2) (1993), pp. 125–35

——, 'Routes to Low Mortality in Poor Countries', *Population and Development Review*, 12 (2) (June 1986), pp. 171–220

Carson, Rachel, *Silent Spring* (Boston, MA, 1962)

Carter, Eric, 'Development Narratives and the Uses of Ecology: Malaria Control in Northwest Argentina, 1890–1940', *Journal of Historical Geography*, 33 (2007), pp. 619–50

Casman, Elizabeth A., and Hadi Dowlatabadi, eds, *The Contextual Determinants of Malaria* (Washington, DC, 2002)

Cirollo, Vincent J., *Bullets and Bacilli: The Spanish-American War and Military Medicine* (New Brunswick, NJ, 2004)

Cochi, Stephen L., 'Polio Today: Are We on the Verge of Global Eradication?', *Journal of the American Medical Association*, 300 (7) (2008), pp. 839–41

Colgrove, James, 'The McKeown Thesis: A Historical Controversy and its Enduring Influence', *American Journal of Public Health*, 92 (5) (1 May 2002), pp. 725–29

——, *States of Immunity: The Politics of Vaccination in Twentieth-Century America* (Berkeley, CA, 2006)

Cueto, Marcos, *Cold War, Deadly Fevers: Malaria Eradication in Mexico, 1955–1975* (Baltimore, MD, 2007)

——, 'The Origins of Primary Health Care and Selective Primary Health Care', *American Journal of Public Health*, 94 (11) (November 2004), pp. 1864–74

——, *The Return of the Epidemics: Health and Society in Peru During the Twentieth Century* (Aldershot, 2001)

——, *The Value of Health: A History of the Pan American Health Organization* (Washington, DC, 2007)

——, ed., *Missionaries of Science: The Rockefeller Foundation in Latin America* (Bloomington, IN, 1994)

Dowdle, Walter R., and Stephen L. Cochi, 'Global Eradication of Poliovirus: History and Rationale', in *Molecular Biology of Picornaviruses*, ed. B. L. Semler and E. Wimmer (Washington, DC, 2002), pp. 473–78

——, and D. R. Hopkins, eds, *The Eradication of Infectious Diseases* (Chichester, West Sussex, and New York, 1998)

Dubos, Rene, *Man Adapting* (New Haven, CT, 1980)

Durbach, D. N., *Bodily Matters: The Anti-Vaccination Movement in England, 1853–1907* (Durham and London, 2005)

Easterly, William, *The White Man's Burden: Why the West's Efforts to Aid the Rest Have done so Much Ill and So Little Good* (New York, 2007)

Espinosa, Mariela, *Epidemic Invasions: Yellow Fever and the Limits of Cuban Independence, 1898–1930* (Chicago, IL, 2009)

Fantini, B., 'Anopheles Without Malaria: An Ecological and Epidemiological Puzzle', *Parassitologia*, 36 (1–2) (1994), pp. 83–106

Farid, M. A., 'Round Table: The Malaria Programme – from Euphoria to Anarchy', *World Health Forum*, 1 (1–2) (1980), pp. 8–33

Farley, John, *Brock Chisholm, the World Health Organization, and the Cold War* (Vancouver, BC, and Toronto, ON, 2008)

——, 'Mosquitoes or Malaria? Rockefeller Campaigns in the American South and Sardinia', *Parassitologia*, 36 (1–2) (1994), pp. 165–73

——, *To Cast Out Disease: A History of the International Health Division of the Rockefeller Foundation, 1913–1951* (Oxford and New York, 2004)

Fenner, F., D. A. Henderson, I. Aritya, Z. Jezek and E. D. Ladnyi, *Smallpox and Its Eradication* (Geneva, 1988)

Franco Agudelo, Saúl, *El Paludismo en América Latina* (Guadalajara, Mexico, 1990)

Frazer, Stuart M., 'Leicester and Smallpox: The Leicester Method', *Medical History*, 24 (3) (1980), pp. 315–32

Gabaldón, Arnoldo, 'Malaria Eradication in Venezuela: Doctrine, Practice and Achievements after Twenty Years', *American Journal of Tropical Medicine and Hygiene*, 32(2) 1983, pp. 203–11

——, 'The Nation-Wide Campaign Against Malaria in Venezuela', *Transactions of the Royal Society of Tropical Medicine and Hygiene*, 43 (2) (September 1949), pp. 113–64

——, *Una Política Sanitaria* (Caracas, Venezuela, 1965)

Gallup, John Luke, and Jeffrey D. Sachs, 'The Economic Burden of Malaria', *American Journal of Tropical Medicine and Hygiene*, 64 (1–2) (2001), pp. 85–96

Garrett, Laurie, *Betrayal of Trust: The Collapse of Public Health* (New York, 2000)

——, 'The Challenge of Global Health', *Foreign Affairs*, 14 (2007), pp. 14–38

Gladwell, Malcolm, Annals of Public Health, 'The Mosquito Killer', *New Yorker* (2 July 2001), pp. 42–51

Godlee, Fiona, 'WHO in Retreat: Is it Losing its Influence?', *British Medical Journal*, 309 (3 December 1994), pp. 1491–95

Greenough, Paul, 'Intimidation, Coercion and Resistance in the Final Stages of the South Asian Smallpox Eradication Campaign, 1973–1975', *Social Science and Medicine*, 41 (5) (September 1995), pp. 633–45

Hackett, Lewis W., *Malaria in Europe: An Ecological Study* (London, 1937)

Hardy, Anne, *The Epidemic Streets: Infectious Disease and the Rise of Preventive Medicine, 1866–1900* (Oxford, 1993)

Harrison, Gordon, *Mosquitoes, Malaria and Man: A History of the Hostilities Since 1880* (London, 1978)

Henderson, Donald A., 'Eradication: Lessons from the Past', *Morbidity and Mortality Weekly Report*, 48 (1) (31 December 1999) (supp. SU01), pp. 16–22

——, *Smallpox – The Death of a Disease. The Inside Story of Eradicating a Worldwide Killer* (Amherst, NY, 2009)

Hinman, E. H., *World Eradication of Infectious Diseases* (Springfield, IL, 1966)

Hochman, Gilberto, 'From Autonomy to Partial Alignment: National Malaria Programs in the Time of Global Eradication, Brazil, 1941–1961', *Canadian Bulletin of Medical History*, 15 (1) (2008), pp. 161–92

——, 'Priority, Invisibility, and Eradication: The History of Smallpox and the Brazilian Public Health Agenda', *Medical History*, 53 (2) (2009), pp. 229–52

Hopkins, Donald R., *The Greatest Killer: Smallpox in History* (Chicago, IL, 2002)

——, 'Perspectives from the Dracunculiasis Eradication Programme', *Bulletin of the WHO*, 76 (suppl. 2) 1998, pp. 38–41

——, 'Yaws in the Americas, 1950–1975', *The Journal of Infectious Diseases*, 136 (4) (October 1977), pp. 548–54

——, and E. Ruiz-Tiben, 'Strategies for Dracunculiasis Eradication', *Bulletin of the WHO*, 69 (5) (1991), pp. 523–40

Hotez, Peter J., *Forgotten People, Forgotten Diseases: The Neglected Tropical Diseases and their Impact on Global Health and Development* (Washington, DC, 2008)

Humphries, Margaret, *Malaria: Poverty, Race, and Public Health in the United States* (Baltimore, MD, and London, 2001)

——, *Yellow Fever and the South* (Baltimore, MD, 1992)

Jackson, J., 'Cognition and the Global Malaria Eradication Programme', *Parassitologia*, 40 (1–2) (1998), pp. 193–216

Jeffery, Geoffrey M., 'Malaria Control in the Twentieth Century', *American Journal of Tropical Medicine and Hygiene*, 25 (3) (1976), pp. 361–71

Jenner, Edward, *An Inquiry into the Causes and Effects of the Variolae Vaccinae, a Disease Discovered in Some Western Counties of England* (London, 1798)

Kunitz, Stephen J., *The Health of Populations: General Theories and Particular Realities* (Oxford, 2007)

Litsios, Socrates, 'Arnoldo Gabaldón's Independent Path for Malaria Control and Public Health in the Tropics: A Lost "Paradigm" for WHO', *Parassitologia*, 40 (1998), pp. 231–38

——, 'Criticism of WHO's Revised Malaria Eradication Strategy', *Parassitologia*, 42 (1–2) (2000), pp. 167–72

——, 'The Long and Difficult Road to Alma-Ata: A Personal Reflection', *International Journal of Health Services*, 32 (4) (2002), pp. 709–42

——, 'Malaria Control, the Cold War, and the Postwar Reorganization of International Assistance', *Medical Anthropology*, 17 (3) (1997), pp. 255–78

——, 'Rene J. Dubos and Fred L. Soper: Their Contrasting Views on Vector and Disease Eradication', *Perspectives in Biology and Medicine*, 41 (1) (Autumn 1997), pp. 138–49

——, *The Tomorrow of Malaria* (Wellington, 1996)

Löwy, Ilana, 'Epidemiology, Immunology and Yellow Fever: The Rockefeller Foundation in Brazil, 1923–1939', *Journal of the History of Biology*, 30 (1997), pp. 397–417

——, *Virus, Moustiques et Modernité: La Fièvre Jaune au Brésil entre Science et Politique* (Paris, 2001)

——, 'What/Who should be Controlled? Opposition to Yellow Fever Campaigns in Brazil, 1900–1939', in *Western Medicine as Contested Knowledge*, ed. Andrew Cunningham and Bridie Andrews, (Manchester, 1997), pp. 124–46

McKeown, Thomas, *The Modern Rise of Population* (New York, 1976)

——, *The Role of Medicine: Dream, Mirage or Nemesis?* (London, 1976)

Mitman, Greg, et al., *Landscapes of Exposure: Knowledge and Illness in Modern Environments*, Special Issue of *Osiris* (19) (2004)

Montgomery, Scott L., *The Scientific Voice* (New York and London, 1996)

Muraskin, William, *The Politics of International Health: The Children's Vaccine Initiative and the Struggle to Develop Vaccines for the Third World* (New York, 1998)

Needham, Cynthia A., and Richard Canning, *Global Disease Eradication: The Race for the Last Child* (Washington, DC, 2003)

Ogden, Horace G., *The CDC and the Smallpox Crusade* (Washington, DC, 1987)

Packard, Randall M., *The Making of a Tropical Disease: A Short History of Malaria* (Baltimore, MD, 2007)

——, 'Malaria Dreams: Postwar Visions of Health and Development in the Third World', *Medical Anthropology*, 17 (3) (1997), pp. 279–96

——, and Paulo Gadelha, '"A Land Filled with Mosquitoes": Fred L. Soper, the Rockefeller Foundation, and the *Anopheles gambiae* Invasion of Brazil', *Medical Anthropology*, 17 (3) (1997), pp. 215–38

Palmer, Steven, *Launching Global Health: The Caribbean Odyssey of the Rockefeller Foundation* (Ann Arbor, MI, 2010)

——, 'Migrant Clinics and Hookworm Science: Peripheral Origins of International Health, 1840–1920', *Bulletin of the History of Medicine*, 83 (4) (2009), pp. 676–709

Pampana, E. J., and P. F. Russell, *Malaria: A World Problem* (Geneva, 1955)

Riley, James C., *Rising Life Expectancy: A Global History* (Cambridge, UK and New York, 2001)

Roberts, Leslie L., 'Polio Eradication: Is it Time to Give Up?', *Science*, 312 (5775) (2006), pp. 832–35

——, and Martin Enserink, 'Malaria: Did They Really Say . . . Eradication?', *Science*, 318 (5856) (7 December 2007), pp. 1544–5

Russell, Edmund, *War and Nature: Fighting Humans and Insects with Chemicals from World War I to Silent Spring* (Cambridge and New York, 2001)

Russell, Paul F., *Man's Mastery of Malaria* (London and New York, 1955)

Sachs, Jeffrey D., *The End of Poverty: Economic Possibilities for Our Time* (London and New York, 2005)

Siddiqi, Javed, *World Health and World Politics: The World Health Organization and the UN System* (Columbus, SC, 1995)

Snowden, Frank M., *The Conquest of Malaria: Italy, 1900–1962* (New Haven, CT, and London, 2006)

Solomon, Susan G., Lion Murard and Patricl Zylberman, eds, *Shifting Boundaries of Public Health: Europe in the Twentieth Century*, (Rochester, NY, 2008)

Soper, Fred L., *Building the Health Bridge: Selections from the Works of Fred L. Soper*, ed. J. Austin Kerr (Ann Arbor, IN, 1970)

——, 'The Epidemiology of a Disappearing Disease: Malaria', *American Journal of Tropical Medicine and Hygiene*, 9 (1960), pp. 357–66

——, 'Problems to be Solved if the Eradication of Tuberculosis is to be Realized', *American Journal of Public Health*, 52 (5) (1 May 1962), pp. 734–45

——, 'Rehabilitation of the Eradication Concept in the Prevention of Communicable Diseases', *Public Health Reports*, 80 (10) (October 1965), pp. 855–69

——, *Ventures in World Health: The Memoirs of Fred Lowe Soper*, ed. John Duffy (Washington, DC, 1977)

——, and D. Bruce Wilson, *Anopheles Gambiae in Brazil, 1930 to 1940* (New York, 1943)

——, et al., *The Organization of Permanent Nation-Wide Anti-Aedes aegypti Measures in Brazil* (New York, 1943)

Spielman, Andrew, and Michael D'Antonio, *Mosquito: A Natural History of our Most Persistent and Deadly Foe* (New York, 2001)

Stapleton, Darwin H., 'Lessons of History? Anti-Malaria Strategies of the International Health Board and the Rockefeller Foundation from the

1920s to the Era of DDT', *Public Health Reports*, 119 (2) (March–April 2004), pp. 206–15

Stepan, Nancy Leys, *Beginnings of Brazilian Science: Oswaldo Cruz, Medical Research and Policy, 1890–1920* (New York, 1976)

——, 'The Interplay between Socio-Economic Factors and Medical Science: Yellow Fever Research, Cuba, and the United States', *Social Studies of Science*, 8 (4) (1978), pp. 397–423

——, '"The Only Serious Terror in these Regions": Malaria Control in the Brazilian Amazon', in *Disease in the History of Modern Latin America: From Malaria to AIDS*, ed. Diego Armus (Durham and London, 2003), pp. 25–50

——, *Picturing Tropical Nature* (London, 2001)

Strode, George, ed., *Yellow Fever* (New York, 1951)

Szreter, Simon R., *Health and Wealth: Studies in History and Policy* (Rochester, NY, 2005)

——, 'The Importance of Social Intervention in Britain's Mortality Decline *c.* 1850–1914: A Re-interpretation of the Role of Public Health', *Social History of Medicine*, 1 (1) (1988), pp. 1–38.

Tayeh, A., and S. Cairncross, 'Dracunculiasis Eradication by 2009: Will Endemic Countries Meet the Target?', *Tropical Medicine and International Health*, 12 (12) (2007), pp. 1403–8

Tucker, Jonathan B., *Scourge: The Once and Future Threat of Smallpox* (New York, 2001)

Weindling, Paul, ed., *International Health Organisations and Movements, 1918–1939* (Cambridge, 1995)

Wickett, John F., 'The Final Inch: The Eradication of Smallpox', *Social Scientist*, 30 (5–6) (May–June 2002), pp. 62–78

Wilkinson, Richard G., *Unhealthy Societies: The Afflictions of Inequality* (London and New York, 1996)

——, and Kate Pickett, *The Spirit Level: Why More Equal Societies Almost Always do Better* (London and New York, 2009)

Williams, Greer, *The Plague Killers* (New York, 1969)

Williamson, Stanley, *The Vaccination Controversy: The Rise, Reign and Fall of Compulsory Vaccination for Smallpox* (Liverpool, 2007)

Worboys, Michael, *Spreading Germs: Diseases, Theories, and Medical Practice in Britain, 1865–1900* (Cambridge, 2000)

World Health Organization, *The Global Eradication of Smallpox: The Final Report of the Global Commission for the Certification of Smallpox Eradication* (Geneva, 1980)

——, *The Declaration of Alma-Ata*: http://who.int/hpr/NPH/docs/declaration_almaata.pdf (accessed 10 April 2011)

——, 'Malaria Control: Survey and Recommendations', *Bulletin of the World Health Organization*, 1(2) 1948, pp. 215–52

Yekutiel, Perez, 'Lessons from the Big Eradication Campaigns', *World Health Forum*, 2(4) (1981), pp. 465–90

鸣 谢

本书源于2003年我为哥伦比亚大学梅尔曼公共卫生学院（Mailman School of Public Health）社会医学系公共卫生历史和伦理中心就疾病根除主题组织的"国际背景下的公共卫生史论坛"准备的一篇论文。我十分感谢该中心的戴维·罗斯曼（David Rothman）教授等人提供了一个让大家讨论公共卫生理念、互相启发思维的平台。

从那次经历中，我产生了写一本有关疾病根除主题的书的念头。我知道，根除理念的主要设计师之一，弗雷德·L. 索珀博士，已经把他自己的大量资料，包括日记、信件和论文，捐赠给位于华盛顿的美国国家医学图书馆，而且这些文件已经得到细致整理。我认为，通过描述索珀的生平和职业生涯，我可以搭建起一部作品的叙事架构和纪事体系，全面回顾根除理念从20世纪初诞生至今的历程。在此，我想对国家医学图书馆提供的丰富资源表示感谢，对那里许多人给我的帮助表示感谢，首先是医学史部负责人伊丽莎白·菲博士，她对完善国际国内公共卫生机构历史的诸多贡献广为人知。我要感谢斯蒂芬·格林伯格和克里斯特尔·史密斯，让我有机会看到索珀留下的资料；还要感谢医学史部历史学家戴维·坎托提供的一些建议，要感谢苏珊·斯皮克，帮助我在线整理有关索珀的资料，以及医学史部历史学家迈克尔·萨波尔和金尼·罗斯非常细心地帮助。

在洛克菲勒档案中心可以找到许多有关根除的资料，档案学家托马斯·罗森鲍姆在引导我浏览丰富的收藏资料时提供了巨大帮助，还有时任洛克菲勒档案中心主任达尔文·斯特普尔顿专门抽出时间与我讨论洛克菲勒基金会的事情，让我更好地了解了该基金会在国际卫生领域的工作。另外一个重要的信息来源是位于日内瓦的世卫组织总部图书馆，我在那里度过了两周时间，查阅有关世卫组织参与各种根除行动的档案。

我十分感谢梅隆基金会的支持，正是该基金会在2008年至2011年的帮助，让我有机会造访上述图书馆、接触到相关档案。

梅隆基金会的支持还让我了解当前有关根除的争论，资助我各处奔波采访当今根除项目和全球卫生倡议的一些主要"角色"，如盖茨基金会和卡特中心的一些专家。在巴西，我得以与从联邦到地方的各级官员讨论登革热控制及相关事项。

至少在作者看来，作品的生命力要归功于形成一个无形圈子的各类人士——他们在国际卫生领域的思想和作品对我来说意义重大，有些我随机采访的对象甚至都没有意识到他们的观点对我的重要性。在这里我要提到安妮-埃玛努埃勒·伯恩、马科斯·奎托、科林·利斯、斯蒂芬·帕尔默、西蒙·斯莱特、海伦·蒂利、阿尼萨·哈德姆、恩瓦舒库和葆拉·梅西亚。最后两人曾担任我的研究助理，提供了重要助力。我感谢他们高效的工作和在他们的协调下举行的各种讨论活动。

最重要的是，我想对科林·利斯和卡萝尔·萨蒂亚穆尔蒂的帮助表示感谢，他们两位本身也是经验丰富的作家，他们抽出时间仔细审读了本书原稿，提出了委婉但十分有必要的批评意见，给语句润色，修正了一些错误，并始终鼓励我完成此书。最后，我要感谢阿尔弗雷德·斯特潘；除了著作等身外，他还是位优秀的主编和批评家，从来不吝给予其他人鼓励，对我的作品也是如此。在这么多年思想和生活方方面面的交流之后，我只能由衷地说一声简单的"谢谢你"，尽管这不足以表达我的感谢之情。

新知
文库

01 《证据：历史上最具争议的法医学案例》[美] 科林·埃文斯 著　毕小青 译
02 《香料传奇：一部由诱惑衍生的历史》[澳] 杰克·特纳 著　周子平 译
03 《查理曼大帝的桌布：一部开胃的宴会史》[英] 尼科拉·弗莱彻 著　李响 译
04 《改变西方世界的 26 个字母》[英] 约翰·曼 著　江正文 译
05 《破解古埃及：一场激烈的智力竞争》[英] 莱斯利·罗伊·亚京斯 著　黄中宪 译
06 《狗智慧：它们在想什么》[加] 斯坦利·科伦 著　江天帆、马云霏 译
07 《狗故事：人类历史上狗的爪印》[加] 斯坦利·科伦 著　江天帆 译
08 《血液的故事》[美] 比尔·海斯 著　郎可华 译　张铁梅 校
09 《君主制的历史》[美] 布伦达·拉尔夫·刘易斯 著　荣予、方力维 译
10 《人类基因的历史地图》[美] 史蒂夫·奥尔森 著　霍达文 译
11 《隐疾：名人与人格障碍》[德] 博尔温·班德洛 著　麦湛雄 译
12 《逼近的瘟疫》[美] 劳里·加勒特 著　杨岐鸣、杨宁 译
13 《颜色的故事》[英] 维多利亚·芬利 著　姚芸竹 译
14 《我不是杀人犯》[法] 弗雷德里克·肖索依 著　孟晖 译
15 《说谎：揭穿商业、政治与婚姻中的骗局》[美] 保罗·埃克曼 著　邓伯宸 译　徐国强 校
16 《蛛丝马迹：犯罪现场专家讲述的故事》[美] 康妮·弗莱彻 著　毕小青 译
17 《战争的果实：军事冲突如何加速科技创新》[美] 迈克尔·怀特 著　卢欣渝 译
18 《最早发现北美洲的中国移民》[加] 保罗·夏亚松 著　暴永宁 译
19 《私密的神话：梦之解析》[英] 安东尼·史蒂文斯 著　薛绚 译
20 《生物武器：从国家赞助的研制计划到当代生物恐怖活动》[美] 珍妮·吉耶曼 著　周子平 译
21 《疯狂实验史》[瑞士] 雷托·U. 施奈德 著　许阳 译
22 《智商测试：一段闪光的历史，一个失色的点子》[美] 斯蒂芬·默多克 著　卢欣渝 译
23 《第三帝国的艺术博物馆：希特勒与"林茨特别任务"》[德] 哈恩斯－克里斯蒂安·罗尔 著　孙书柱、刘英兰 译

24 《茶：嗜好、开拓与帝国》[英]罗伊·莫克塞姆 著　毕小青 译

25 《路西法效应：好人是如何变成恶魔的》[美]菲利普·津巴多 著　孙佩妏、陈雅馨 译

26 《阿司匹林传奇》[英]迪尔米德·杰弗里斯 著　暴永宁、王惠 译

27 《美味欺诈：食品造假与打假的历史》[英]比·威尔逊 著　周继岚 译

28 《英国人的言行潜规则》[英]凯特·福克斯 著　姚芸竹 译

29 《战争的文化》[以]马丁·范克勒韦尔德 著　李阳 译

30 《大背叛：科学中的欺诈》[美]霍勒斯·弗里兰·贾德森 著　张铁梅、徐国强 译

31 《多重宇宙：一个世界太少了？》[德]托比阿斯·胡阿特、马克斯·劳讷 著　车云 译

32 《现代医学的偶然发现》[美]默顿·迈耶斯 著　周子平 译

33 《咖啡机中的间谍：个人隐私的终结》[英]吉隆·奥哈拉、奈杰尔·沙德博尔特 著　毕小青 译

34 《洞穴奇案》[美]彼得·萨伯 著　陈福勇、张世泰 译

35 《权力的餐桌：从古希腊宴会到爱丽舍宫》[法]让-马克·阿尔贝 著　刘可有、刘惠杰 译

36 《致命元素：毒药的历史》[英]约翰·埃姆斯利 著　毕小青 译

37 《神祇、陵墓与学者：考古学传奇》[德]C. W. 策拉姆 著　张芸、孟薇 译

38 《谋杀手段：用刑侦科学破解致命罪案》[德]马克·贝内克 著　李响 译

39 《为什么不杀光？种族大屠杀的反思》[美]丹尼尔·希罗、克拉克·麦考利 著　薛绚 译

40 《伊索尔德的魔汤：春药的文化史》[德]克劳迪娅·米勒-埃贝林、克里斯蒂安·拉奇 著　王泰智、沈惠珠 译

41 《错引耶稣：〈圣经〉传抄、更改的内幕》[美]巴特·埃尔曼 著　黄恩邻 译

42 《百变小红帽：一则童话中的性、道德及演变》[美]凯瑟琳·奥兰丝汀 著　杨淑智 译

43 《穆斯林发现欧洲：天下大国的视野转换》[英]伯纳德·刘易斯 著　李中文 译

44 《烟火撩人：香烟的历史》[法]迪迪埃·努里松 著　陈睿、李欣 译

45 《菜单中的秘密：爱丽舍宫的飨宴》[日]西川惠 著　尤可欣 译

46 《气候创造历史》[瑞士]许靖华 著　甘锡安 译

47 《特权：哈佛与统治阶层的教育》[美]罗斯·格雷戈里·多塞特 著　珍栎 译

48 《死亡晚餐派对：真实医学探案故事集》[美]乔纳森·埃德罗 著　江孟蓉 译

49 《重返人类演化现场》[美]奇普·沃尔特 著　蔡承志 译

50 《破窗效应：失序世界的关键影响力》[美]乔治·凯林、凯瑟琳·科尔斯 著　陈智文 译

51 《违童之愿：冷战时期美国儿童医学实验秘史》[美]艾伦·M.霍恩布鲁姆、朱迪斯·L.纽曼、格雷戈里·J.多贝尔 著　丁立松 译

52 《活着有多久：关于死亡的科学和哲学》[加]理查德·贝利沃、丹尼斯·金格拉斯 著　白紫阳 译

53 《疯狂实验史Ⅱ》[瑞士]雷托·U.施奈德 著　郭鑫、姚敏多 译

54 《猿形毕露：从猩猩看人类的权力、暴力、爱与性》[美]弗朗斯·德瓦尔 著　陈信宏 译

55 《正常的另一面：美貌、信任与养育的生物学》[美]乔丹·斯莫勒 著　郑嬿 译

56 《奇妙的尘埃》[美]汉娜·霍姆斯 著　陈芝仪 译

57 《卡路里与束身衣：跨越两千年的节食史》[英]路易丝·福克斯克罗夫特 著　王以勤 译

58 《哈希的故事：世界上最具暴利的毒品业内幕》[英]温斯利·克拉克森 著　珍栎 译

59 《黑色盛宴：嗜血动物的奇异生活》[美]比尔·舒特 著　帕特里曼·J.温 绘图　赵越 译

60 《城市的故事》[美]约翰·里德 著　郝笑丛 译

61 《树荫的温柔：亘古人类激情之源》[法]阿兰·科尔班 著　苢蓓 译

62 《水果猎人：关于自然、冒险、商业与痴迷的故事》[加]亚当·李斯·格尔纳 著　于是 译

63 《囚徒、情人与间谍：古今隐形墨水的故事》[美]克里斯蒂·马克拉奇斯 著　张哲、师小涵 译

64 《欧洲王室另类史》[美]迈克尔·法夸尔 著　康怡 译

65 《致命药瘾：让人沉迷的食品和药物》[美]辛西娅·库恩等 著　林慧珍、关莹 译

66 《拉丁文帝国》[法]弗朗索瓦·瓦克 著　陈绮文 译

67 《欲望之石：权力、谎言与爱情交织的钻石梦》[美]汤姆·佐尔纳 著　麦慧芬 译

68 《女人的起源》[英]伊莲·摩根 著　刘筠 译

69 《蒙娜丽莎传奇：新发现破解终极谜团》[美]让–皮埃尔·伊斯鲍茨、克里斯托弗·希斯·布朗 著　陈薇薇 译

70 《无人读过的书：哥白尼〈天体运行论〉追寻记》[美]欧文·金格里奇 著　王今、徐国强 译

71 《人类时代：被我们改变的世界》[美]黛安娜·阿克曼 著　伍秋玉、澄影、王丹 译

72 《大气：万物的起源》[英]加布里埃尔·沃克 著　蔡承志 译

73 《碳时代：文明与毁灭》[美]埃里克·罗斯顿 著　吴妍仪 译

74 《一念之差：关于风险的故事与数字》［英］迈克尔·布拉斯兰德、戴维·施皮格哈尔特 著 威治 译

75 《脂肪：文化与物质性》［美］克里斯托弗·E.福思、艾莉森·利奇 编著 李黎、丁立松 译

76 《笑的科学：解开笑与幽默感背后的大脑谜团》［美］斯科特·威姆斯 著 刘书维 译

77 《黑丝路：从里海到伦敦的石油溯源之旅》［英］詹姆斯·马里奥特、米卡·米尼奥－帕卢埃洛 著 黄煜文 译

78 《通向世界尽头：跨西伯利亚大铁路的故事》［英］克里斯蒂安·沃尔玛 著 李阳 译

79 《生命的关键决定：从医生做主到患者赋权》［美］彼得·于贝尔 著 张琼懿 译

80 《艺术侦探：找寻失踪艺术瑰宝的故事》［英］菲利普·莫尔德 著 李欣 译

81 《共病时代：动物疾病与人类健康的惊人联系》［美］芭芭拉·纳特森－霍洛威茨、凯瑟琳·鲍尔斯 著 陈筱婉 译

82 《巴黎浪漫吗？——关于法国人的传闻与真相》［英］皮乌·玛丽·伊特韦尔 著 李阳 译

83 《时尚与恋物主义：紧身褡、束腰术及其他体形塑造法》［美］戴维·孔兹 著 珍栎 译

84 《上穷碧落：热气球的故事》［英］理查德·霍姆斯 著 暴永宁 译

85 《贵族：历史与传承》［法］埃里克·芒雄－里高著 彭禄娴 译

86 《纸影寻踪：旷世发明的传奇之旅》［英］亚历山大·门罗 著 史先涛 译

87 《吃的大冒险：烹饪猎人笔记》［美］罗布·沃乐什 著 薛绚 译

88 《南极洲：一片神秘的大陆》［英］加布里埃尔·沃克 著 蒋功艳、岳玉庆 译

89 《民间传说与日本人的心灵》［日］河合隼雄 著 范作申译

90 《象牙维京人：刘易斯棋中的北欧历史与神话》［美］南希·玛丽·布朗 著 赵越 译

91 《食物的心机：过敏的历史》［英］马修·史密斯 著 伊玉岩 译

92 《当世界又老又穷：全球老龄化大冲击》［美］泰德·菲什曼 著 黄煜文 译

93 《神话与日本人的心灵》［日］河合隼雄 著 王华 译

94 《度量世界：探索绝对度量衡体系的历史》［美］罗伯特·P.克里斯 著 卢欣渝 译

95 《绿色宝藏：英国皇家植物园史话》［英］凯茜·威利斯、卡罗琳·弗里 著 珍栎 译

96 《牛顿与伪币制造者：科学巨匠鲜为人知的侦探生涯》［美］托马斯·利文森 著 周子平 译

97 《音乐如何可能？》［法］弗朗西斯·沃尔夫 著 白紫阳 译

98 《改变世界的七种花》［英］詹妮弗·波特 著 赵丽洁、刘佳 译

99 《伦敦的崛起：五个人重塑一座城》［英］利奥·霍利斯 著　宋美莹 译

100 《来自中国的礼物：大熊猫与人类相遇的一百年》［英］亨利·尼科尔斯 著　黄建强 译

101 《筷子：饮食与文化》［美］王晴佳 著　汪精玲 译

102 《天生恶魔？：纽伦堡审判与罗夏墨迹测验》［美］乔尔·迪姆斯代尔 著　史先涛 译

103 《告别伊甸园：多偶制怎样改变了我们的生活》［美］戴维·巴拉什 著　吴宝沛 译

104 《第一口：饮食习惯的真相》［英］比·威尔逊 著　唐海娇 译

105 《蜂房：蜜蜂与人类的故事》［英］比·威尔逊 著　暴永宁 译

106 《过敏大流行：微生物的消失与免疫系统的永恒之战》［美］莫伊塞斯·贝拉斯克斯-曼诺夫 著　李黎、丁立松 译

107 《饭局的起源：我们为什么喜欢分享食物》［英］马丁·琼斯 著　陈雪香 译　方辉 审校

108 《金钱的智慧》［法］帕斯卡尔·布吕克内 著　张叶　陈雪乔 译　张新木 校

109 《杀人执照：情报机构的暗杀行动》［德］埃格蒙特·科赫 著　张芸、孔令逊 译

110 《圣安布罗焦的修女们：一个真实的故事》［德］胡贝特·沃尔夫 著　徐逸群 译

111 《细菌》［德］汉诺·夏里修斯　里夏德·弗里贝 著　许嫚红 译

112 《千丝万缕：头发的隐秘生活》［英］爱玛·塔罗 著　郑嬿 译

113 《香水史诗》［法］伊丽莎白·德·费多 著　彭禄娴 译

114 《微生物改变命运：人类超级有机体的健康革命》［美］罗德尼·迪塔特 著　李秦川 译

115 《离开荒野：狗猫牛马的驯养史》［美］加文·艾林格 著　赵越 译

116 《不生不熟：发酵食物的文明史》［法］玛丽-克莱尔·弗雷德里克 著　冷碧莹 译

117 《好奇年代：英国科学浪漫史》［英］理查德·霍姆斯 著　暴永宁 译

118 《极度深寒：地球最冷地域的极限冒险》［英］雷纳夫·法恩斯 著　蒋功艳、岳玉庆 译

119 《时尚的精髓：法国路易十四时代的优雅品位及奢侈生活》［美］琼·德让 著　杨冀 译

120 《地狱与良伴：西班牙内战及其造就的世界》［美］理查德·罗兹 著　李阳 译

121 《骗局：历史上的骗子、赝品和诡计》［美］迈克尔·法夸尔 著　康怡 译

122 《丛林：澳大利亚内陆文明之旅》［澳］唐·沃森 著　李景艳 译

123 《书的大历史：六千年的演化与变迁》［英］基思·休斯敦 著　伊玉岩、邵慧敏 译

124 《战疫：传染病能否根除？》［美］南希·丽思·斯特潘 著　郭骏、赵谊 译